Anatomie

En bref...

Charles G.D. Brook, Nicholas J. Marschall
Endocrinologie.
Traduction de la 3e édition anglaise par Georges Hennen

Martin Buysschaert
Diabétologie clinique. 2e édition

John H. Byrne, Stanley G. Schultz
Transport membranaire et bioélectricité.
Traduction de la 2e édition américaine par G. Brûlé et G. Czternasty.
Révision scientifique par M. Trabalon

Paul Depovere
Chimie générale, 2e édition

Paul Depovere
Chimie organique

James D. Fix
Neuroanatomie. 2e édition
Traduction de la 2e édition américaine par Antoine Dhem

Gerd Herold
Médecine interne - Une approche systématique.
Traduit de l'allemand par Frédéric et Anne Marenne

Christian Moussard
Biochimie structurale et métabolique.
Médecine, pharmacie, sciences.

Christian Moussard, Roger Gibey, Martine Bénédini
Biochimie structurale et métabolique. QCM et questions de révision
Médecine, pharmacie, sciences.

Michael Neal
Pharmacologie médicale, 2e édition française
Traduction de la 4e édition anglaise par Livia Giurgea
Révision scientifique par Marie-Paule Mingeot

Robert F. Schmidt
Physiologie.
Traduction de la 2e édition allemande par Hubert Karmann et Nathalie Flacke.
Révision scientifique par Etienne Savin

Adam D. Timmis, Anthony Nathan
Cardiologie.
Traduction de la 3e édition anglaise par René Krémer

Albert Van de Vorst
Mémophysique - Synthèse des formules et des lois essentielles de la physique

Robert H. Whitaker, Neil R. Borley
Anatomie - Angéiologie - Nerfs crâniens et nerfs rachidiens - Organigrammes généraux/rappels osseux, articulaires et musculaires
Traduction de la 2e édition américaine par François Beauthier, Jean-Pol Beauthier et Philippe Lefèvre

En bref...

Anatomie

Angéiologie
Nerfs crâniens et nerfs rachidiens
Organigrammes généraux
Rappels osseux, articulaires et musculaires

Robert H. Whitaker, Neil R. Borley

Traduction de la 2e édition anglaise par
François Beauthier (médecin, Haute École Charleroi Europe),
Jean-Pol Beauthier (médecin légiste, Haute École Charleroi Europe, Université libre de Bruxelles)
et Philippe Lefèvre (Haute École Charleroi Europe, Université libre de Bruxelles).

de boeck

Ouvrage original
Instant Anatomy, Second Edition by R.H. Whitaker and N.R. Borley

Pour toute information sur notre fonds et les nouveautés dans votre domaine de spécialisation, consultez notre site web : **www.deboeck.com**

1re édition
Éditions De Boeck Université
7, rue Jacquemont, F-75017 Paris
rue des Minimes 39, B-1000 Bruxelles
Pour la traduction et l'adaptation française

Imprimé en Espagne

Dépôt légal :
Bibliothèque Nationale, Paris : mars 2003
Bibliothèque Royale Albert Ier, Bruxelles : 2003/0074/76
ISBN 2-7445-0155-7

Avant-propos à la seconde édition

Nous avons été agréablement surpris du succès de ce livre et nous restons reconnaissants à tous les étudiants et collègues qui ont formulé des critiques constructives.

Quelques erreurs et omissions persistaient dans le texte original et nous espérons que la plupart ont été rectifiées.

Nous avons résisté à la tentation de ceux qui nous ont proposé d'illustrer chaque muscle, alors qu'une telle information peut être trouvée dans d'autres ouvrages plus volumineux. Une telle démarche nous aurait fait perdre la compacité de l'ouvrage, qualité qui paraît tellement populaire auprès des étudiants.

Nous avons par contre augmenté la section intéressant le système nerveux autonome, spécialement en ce qui concerne la tête, le cou et l'abdomen, ces régions restant étranges dans l'esprit de nombreux étudiants. Nous en suspectons d'autres tout aussi importantes sur le plan de l'examen neurologique et abdominal !

Nous y avons associé notre schéma favori, à savoir la vue latérale du sinus caverneux et nous pensons qu'elle peut apporter une aide considérable à la compréhension de la vue coronale conventionnelle retrouvée dans tous les « textbooks » classiques.

L'on pourrait nous critiquer pour avoir attribué autant d'importance à certains aspects de l'anatomie, mais nous avons pensé utile de détailler certains domaines paraissant parfois moins utiles mais fort difficiles pour les étudiants. Conscients des problèmes rencontrés, nous avons ainsi orienté nos divers choix, sachant que les lecteurs pourront approfondir leurs connaissances dans d'autres ouvrages plus complets et plus détaillés.

Nous restons engagés à enseigner l'anatomie de manière relativement classique, sans nécessairement tomber dans le travers de la complexité rencontrée dans certains types d'enseignement, estimant qu'il faut réserver cela à l'enseignement dans le secteur de la chirurgie.

Nous espérons que cette deuxième édition va démontrer son utilité et servir de source d'inspiration à nos étudiants et susciter quelques vocations chirurgicales.

Robert WHITAKER
Neil BORLEY
Cambridge et Oxford, 2000.

Avant-propos de la première édition

Combien de fois n'a-t-on pas perdu un temps précieux à rechercher telle structure artérielle ou nerveuse dans les excellents traités d'anatomie mis à notre disposition à l'heure actuelle, uniquement afin de trouver de petits détails dispersés en divers endroits de ces ouvrages ?

C'est la raison pour laquelle nous avons pensé qu'il était utile de rédiger un ouvrage permettant de trouver rapidement une référence donnée.

Nous comprenons qu'il ne s'agit pas d'un livre complet destiné à l'étude de l'anatomie mais bien d'un ouvrage utile, en association avec les traités classiques dont les textes sont plus détaillés.

Les deux auteurs ont suffisamment de contacts récents avec les étudiants en anatomie, quel que soit leur niveau, pour se rappeler les problèmes que chacun peut rencontrer et qu'eux-mêmes ont également observé jadis.

Ce livre devient ainsi une véritable compilation de ces divers écueils.

Il est conçu pour les étudiants en médecine et pour les futurs chirurgiens, afin de leur permettre d'approfondir leurs connaissances. Nous pensons que cet ouvrage peut s'avérer idéal pour ces personnes.

Il reste néanmoins adapté à tous les cliniciens qui ont besoin de se remémorer les aspects anatomiques, à tout moment de leur carrière. Il peut s'avérer utile à toutes les disciplines autres (radiologues, physiothérapeutes, professions paramédicales...).

En raison de la présentation de l'ouvrage, il est certain que nous avons dû réaliser une sélection de la matière abordée, au détriment de certains détails figurant dans les textes plus complets.

L'iconographie originale des auteurs a été redessinée par Jane Fallows, illustrateur médical auquel les auteurs doivent, pour sa technique et sa patience, une immense gratitude.

Robert WHITAKER
Neil BORLEY
Cambridge, 1994.

Notes des auteurs

Les illustrations intéressent la partie droite du corps, en vue coronale (frontale), sauf indications particulières.

Les deux seules exceptions sont le plexus cervical et le plexus brachial, qu'il faut différencier en fonction de leur latéralité. Ils sont illustrés de manière conventionnelle.

Lorsqu'il y a risque de confusion, un petit encart est ajouté afin d'indiquer la latéralité du schéma.

Les noms éponymes sont mentionnés lorsqu'ils sont utilisés dans le langage courant.

Les abréviations suivantes sont régulièrement utilisées dans le texte. Elles sont évitées dans les titres et dans les descriptions, où elles risqueraient de perturber le lecteur et de nuire ainsi à la compréhension du texte.

a.	artère	lig.	ligament	post.	postérieur
aa.	artères	ligg.	ligaments	prox.	proximal
ant.	antérieur	m.	muscle	SNC	système nerveux central
dist.	distal	méd.	médial	sup.	supérieur
ext.	externe	mm.	muscles	v.	veine
inf.	inférieur	n.	nerf	vv.	veines
int.	interne	nn.	nerfs		
lat.	latéral	NC	nerf crânien		

Notes des traducteurs

Quelques ajouts utiles à la compréhension ont été formulés par les traducteurs.

Le « Whitaker » est le support schématique – mais complet – idéal au « Moore & Dalley », ouvrage fondamental traduit et publié en 2002.

De nombreux **renvois** à cet ouvrage (ainsi qu'à d'autres traités et atlas d'anatomie en langue française de la même maison d'édition) facilitent le travail du lecteur, lorsqu'il se trouve confronté à la nécessaire poursuite de sa recherche complémentaire.

Ces renvois sont libellés de la manière suivante :

Moore et Dalley – *Anatomie médicale*	(M&D ...)
Gosling – *Atlas d'anatomie humaine*	(G ...)
Beauthier & Lefèvre – *Traité d'anatomie, de la théorie à la pratique palpatoire* – trois tomes	(B&L, t1 ...) (B&L, t2 ...) (B&L, t3 ...)
Beauthier, Lefèvre, Louryan, Claux – CD ROM – *L'appareil locomoteur, anatomie pratique, imagerie médicale et examen clinique*	(B&L, CD ...)

Pour la bibliographie complémentaire, nous renvoyons à l'immense ouvrage *Anatomie médicale*, de Moore et Dalley (M&D, 1113).

La **terminologie** utilisée est basée sur l'adaptation française, approuvée par le Collège Médical Français des Professeurs d'Anatomie, de la nomenclature latine officielle. Cette dernière est reconnue par l'*International Federation of Associations of Anatomists (IFAA)*[1].

Toutefois, en accord avec l'éditeur, certains termes encore fréquemment utilisés de l'ancienne terminologie française traditionnelle seront mentionnés entre parenthèses. Il en sera de même pour les éponymes.

Tout comme les auteurs, il est bien évident que les traducteurs sont à l'écoute de toutes les remarques utiles pouvant être formulées par les lecteurs. Les contacts par messagerie électronique sont les bienvenus.

jeanpol.beauthier@hnbe.com
philippe.lefevre@hnbe.com
francois.beauthier@skynet.be

1. Federative Committee on Anatomical Terminology, *Terminologia Anatomica*, Stuttgart – New York, Thiem, 1998.

1
Artères

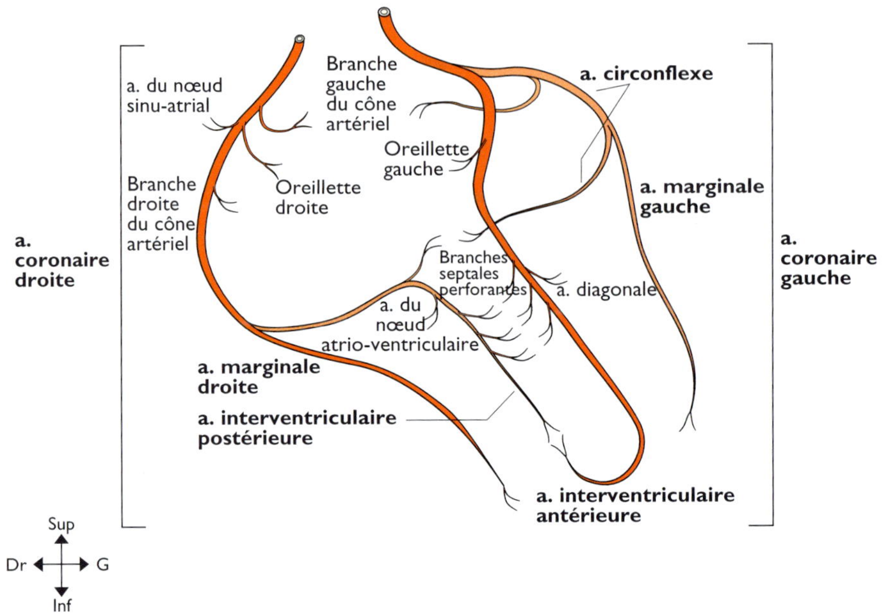

Artères coronaires

1. Artères coronaires

Origine : aorte ascendante
Terminaison : myocarde

1.1 *Artère coronaire droite*

L'a. coronaire droite prend son origine du sinus aortique droit. Elle se dirige en avant entre le tronc pulmonaire et l'auricule droite pour atteindre le sillon atrio-ventriculaire. Elle descend dans ce sillon à la face antérieure du bord droit du cœur et se poursuit ensuite à la face inférieure du cœur.

L'a. coronaire droite se termine à la jonction du sillon atrio-ventriculaire et du sillon interventriculaire postérieur en s'anastomosant avec le rameau circonflexe de l'artère coronaire gauche. Elle donne naissance à cet endroit, à l'artère interventriculaire postérieure.

L'a. coronaire droite irrigue l'oreillette droite et une partie de l'oreillette gauche, le nœud sinu-atrial dans 60 % des cas, le ventricule droit, la partie postérieure du septum interventriculaire et le nœud atrio-ventriculaire dans 80 % des cas.

1.2 *Artère coronaire gauche*

L'a. coronaire gauche émane du sinus aortique gauche. Elle se dirige latéralement et en arrière du tronc pulmonaire et en avant de l'auricule gauche pour atteindre le sillon atrio-ventriculaire où elle se divise en artère interventriculaire antérieure et en artère circonflexe.

L'a. circonflexe chemine dans le sillon atrio-ventriculaire autour du bord gauche du cœur et s'anastomose avec l'a. coronaire droite (*NDT* : à la face postéro-inférieure du cœur).

L'a. interventriculaire antérieure descend à la face antérieure du cœur dans le sillon interventriculaire jusqu'à l'apex du cœur qu'elle contourne pour cheminer dans le sillon interventriculaire postérieur. À cet endroit, elle s'anastomose avec le rameau interventriculaire postérieur de l'a. coronaire droite.

L'a. coronaire gauche irrigue l'oreillette gauche, le ventricule gauche, la partie antérieure du septum interventriculaire, le nœud sinu-atrial dans 40 % des cas et le nœud atrio-ventriculaire dans 20 % des cas.

1.3 *Prédominance*

Dans approximativement 10 % des cœurs, l'a. interventriculaire postérieure provient de l'a. circonflexe (a. coronaire gauche). Dans de telles situations, la majeure partie du ventricule gauche ainsi que le septum interventriculaire sont ainsi vascularisés par l'a. coronaire gauche uniquement.

Le terme de dominance coronaire gauche qualifie ce type de variante anatomique.

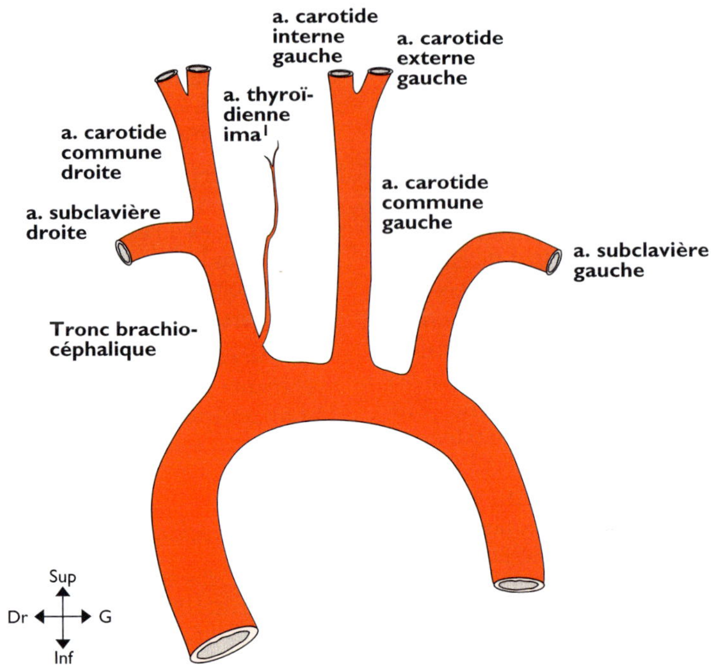

Aorte ascendante et arc aortique

1. *NDT*: c'est la plus inférieure des aa. thyroïdiennes, présente chez environ 10 % des individus (M&D 1027).

2. Aorte ascendante et arc aortique

Origine : ventricule gauche

Terminaison : aorte descendante

2.1 *Aorte ascendante*

L'aorte ascendante s'élève du vestibule du ventricule gauche à hauteur du 3ème cartilage costal gauche et chemine au-dessus et légèrement à droite d'un point situé derrière le sternum au niveau de l'angle sternal (en regard du deuxième cartilage costal) où elle devient l'arc aortique. Elle est entourée du péricarde fibreux et du péricarde séreux.

L'aorte ascendante est en rapport avec :

- en avant : l'auricule droite, l'infundibulum pulmonaire (cône artériel) et le tronc pulmonaire ;
- en arrière : l'oreillette gauche, l'a. pulmonaire droite et la bronche principale droite ;
- latéralement à gauche : le tronc pulmonaire et l'auricule gauche ;
- latéralement à droite : la veine cave supérieure et l'oreillette droite.

2.2 *Arc aortique*

L'arc aortique commence en arrière de l'angle sternal [angle de Louis] au niveau du second cartilage costal et se dirige en arrière et à gauche, passant au-dessus de la bronche principale gauche. Il prend fin à hauteur du corps de la 4ème vertèbre thoracique (face latérale gauche).

Son point culminant est situé au centre du manubrium sternal. C'est à ce niveau qu'émergent ses trois branches principales.

En avant et à gauche de l'arc aortique se situent (d'avant en arrière) le nerf phrénique gauche, les ramifications vagales et sympathiques du plexus cardiaque, et le nerf vague gauche.

La veine intercostale supérieure gauche chemine devant l'arc aortique, en avant du nerf vague et en arrière du nerf phrénique.

La plèvre et le poumon gauche se situent latéralement par rapport à ces diverses structures.

La trachée, le plexus cardiaque profond, le nerf laryngé récurrent gauche, l'œsophage, le conduit thoracique et le corps de la 4ème vertèbre thoracique sont situés en arrière et à droite de l'arc aortique.

L'arc aortique surplombe l'a. pulmonaire droite, la bronche principale gauche, le ligament artériel (*NDT* : reliquat fibreux du conduit artériel [Botal], communication fœtale entre le tronc pulmonaire et l'arc aortique) et le nerf laryngé récurrent gauche.

Le tronc brachio-céphalique, l'a. carotide commune gauche et l'a. subclavière gauche naissent de la face supérieure de l'arc aortique.

Les barorécepteurs et les chémorécepteurs se situent au sein de l'adventice de l'aorte ascendante et de l'arc aortique.

2.3 *Tronc brachio-céphalique*

Il naît de la convexité de l'arc aortique derrière le manubrium sternal et se dirige vers le haut, en arrière et à droite.

Il donne naissance à l'artère subclavière droite et à l'artère carotide commune, en arrière de l'articulation sterno-claviculaire droite.

La veine brachio-céphalique gauche et la veine thyroïdienne inférieure droite (qui s'abouche dans la veine brachio-céphalique gauche et les vestiges du thymus) cheminent en avant du tronc brachio-céphalique.

Le tronc brachio-céphalique se situe initialement en avant de la trachée pour se retrouver ensuite sur sa face latérale droite.

À droite de ce tronc, se situent la veine brachio-céphalique droite, la partie supérieure de la veine cave supérieure, la plèvre et les rameaux cardiaques du nerf vague. Le tronc principal du nerf vague se situe plus en arrière et latéralement.

L'artère carotide commune gauche se situe en arrière et à gauche de l'origine du tronc brachio-céphalique.

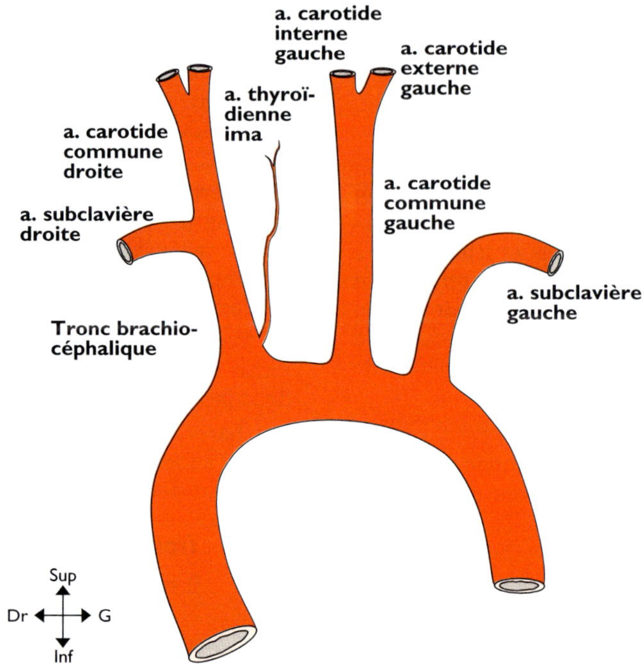

Aorte ascendante et arc aortique

2.4 Artères carotides communes

L'artère carotide commune droite naît du tronc brachio-céphalique, se divisant en arrière de l'articulation sterno-claviculaire droite, alors que l'artère carotide commune gauche provient de la convexité de l'arc aortique.

Toutes deux se terminent en bifurcation à hauteur du bord supérieur du cartilage thyroïdien (CIV).

2.5 Artère carotide commune gauche (partie thoracique)

La veine brachio-céphalique gauche et les vestiges thymiques cheminent devant la partie thoracique de l'artère carotide commune gauche.

L'artère subclavière gauche et la trachée se trouvent à l'arrière de la partie la plus basse de l'artère carotide commune gauche. Le nerf laryngé récurrent gauche, le conduit thoracique et la face latérale gauche de l'œsophage cheminent en arrière de la partie plus crâniale de l'artère carotide commune gauche.

À droite de son origine naît le tronc brachio-céphalique. En haut, ce sont les veines thyroïdiennes inférieures, la glande thyroïde (*NDT*) et la trachée qui la bordent à droite. À gauche se situent le nerf vague, le nerf phrénique gauche, la plèvre et le poumon gauche.

2.6 Artères carotides communes droite et gauche (partie cervicale)

Ces artères grimpent dans le cou (un peu latéralement) à partir d'un point situé à l'arrière de l'articulation sterno-claviculaire et se terminent au niveau du bord supérieur du cartilage thyroïdien. À cet endroit précis, se situe une dilatation, le sinus carotidien, contenant les chémorécepteurs. Entre les artères carotides communes gauche et droite se localisent de bas en haut la trachée, les nerfs laryngés récurrents, la glande thyroïde, le larynx et le pharynx.

Chaque artère carotide est enveloppée dans une gaine qu'elle partage avec la veine jugulaire interne (située en dehors) et le nerf vague (se situant entre l'artère et la veine, et en arrière de ceux-ci). C'est la gaine carotidienne ou *vagina carotica* (*NDT*).

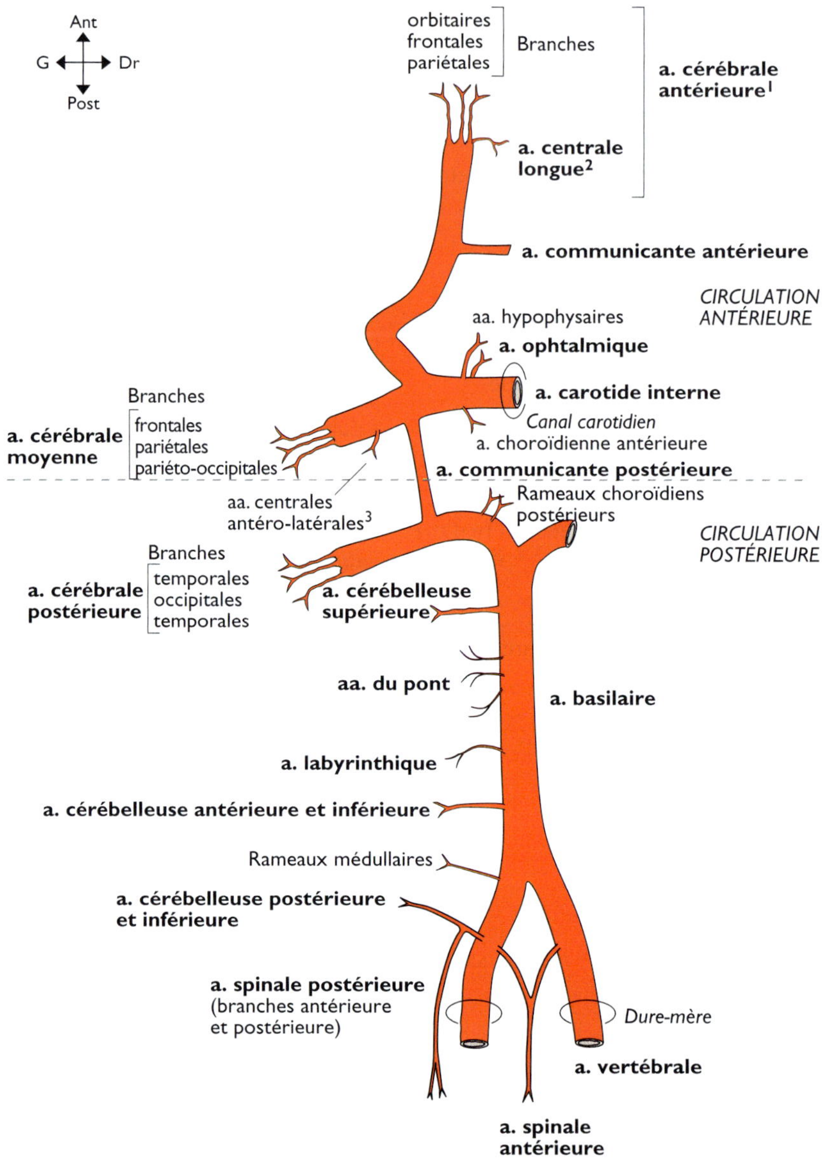

Artère carotide interne, système vertébro-basilaire et cercle artériel (Willis)

N.B. :
– L'a. labyrinthique naît habituellement de l'a. cérébelleuse antéro-inférieure.
– L'a. spinale postérieure peut naître de l'a. vertébrale.

1. On lui distingue habituellement une partie précommunicante et une partie post-communicante (ou a. péricalleuse).
2. a. récurrente [Heubner]
3. ou aa. thalamo-striées antéro-latérales

3. Artère carotide interne, système vertébro-basilaire & cercle artériel de l'encéphale [Willis]

Origine : bifurcations des artères carotides communes (CIV) et premières parties des artères subclavières

Terminaison : branches terminales

L'a. carotide interne — à partir de la bifurcation carotidienne — s'incurve légèrement vers l'arrière afin d'atteindre le canal carotidien au travers duquel elle pénètre dans le crâne, où elle se termine en artères cérébrales moyenne et antérieure (M&D 893).

Elle présente à son origine, une dilatation dans laquelle se trouvent le sinus carotidien et le corps carotidien[1].

Dans la région cervicale, elle est croisée latéralement, de bas en haut, par le rameau pharyngien du nerf vague (NC X), le nerf glosso-pharyngien (NC IX), le muscle stylo-pharyngien et le muscle stylo-glosse.

Elle chemine sur la paroi pharyngienne et le fascia pharyngo-basilaire (M&D 1053-1055).

Dans le canal carotidien, elle s'incurve à 90 degrés vers l'avant et vers la ligne médiane afin de traverser la partie pétreuse de l'os temporal, en dedans de l'oreille moyenne.

Elle se redresse ensuite à 90 degrés vers le haut et franchit la partie supérieure du foramen déchiré.

Elle s'incline ensuite à 90 degrés vers l'avant, latéralement par rapport au corps de l'os sphénoïde. Elle imprime d'ailleurs un sillon sur ce dernier.

Elle se situe ainsi sur la partie médiale du sinus caverneux en compagnie du n. abducens (NC VI), ce dernier longeant la face latérale de l'artère.

À la partie antérieure du sinus caverneux, elle s'incurve de 90 degrés vers le haut et ensuite de 90 degrés vers l'arrière.

Elle se situe alors en dedans du processus clinoïde antérieur et en dehors de l'infundibulum (tige hypophysaire) et du chiasma optique.

Elle se ramifie en branches terminales à la face médiale du lobe temporal.

L'**artère cérébrale antérieure** est formée par la bifurcation de l'artère carotide interne. Elle chemine en avant au-dessus du nerf optique puis se courbe au-dessus du genou du corps calleux sur la face médiale des hémisphères cérébraux où elle se divise en branches terminales.

L'**artère cérébrale moyenne**[2] naît de la bifurcation de l'artère carotide interne. Elle chemine latéralement dans le sillon latéral (scissure de Sylvius). Elle se dirige ensuite en haut et en arrière dans ce même sillon, pour se ramifier en ses branches terminales.

L'**artère basilaire**[3] est formée par l'union des artères vertébrales droite et gauche (cfr. artère subclavière, pp. 16-19) juste en avant de la limite entre le pont et la moelle allongée (M&D 894).

Elle grimpe ensuite, intimement logée entre le pont et le clivus[4], dans une fine dépression située à la face antérieure du pont.

Atteignant le bord supérieur du pont, elle se divise alors en artères cérébrales postérieures.

L'**artère cérébrale postérieure** est formée par la bifurcation de l'artère basilaire. Elle chemine latéralement autour du pédoncule cérébral et circule postérieurement au-dessus de la tente du cervelet à la face inféro-médiale du lobe occipital où elle se divise en ses branches terminales.

(Les autres branches de l'a. carotide interne, non illustrées ici, sont les artères carotico-tympanique, ptérygoïdienne et caverneuse.)

1

1. *NDT* : ou glomus carotidien.
2. *NDT* : anc. a. sylvienne.
3. Anc. tronc basilaire. Elle est ainsi appelée en raison de ses rapports étroits avec la base du crâne (*NDT* et M&D 894).
4. Le clivus est le plan incliné s'étend du dorsum sellae (anc. lame quadrilatère de l'os sphénoïde) au foramen magnum (M&D 894).

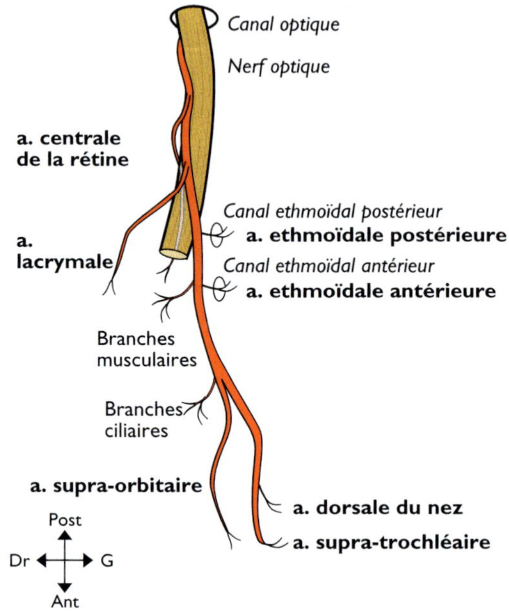

Artère ophtalmique

N.B. : vue supéro-latérale droite.

4. Artère ophtalmique

Origine : artère carotide interne
Terminaison : branches terminales intra-orbitaires (G 7.56, M&D 908-914)

Elle naît de l'artère carotide interne en dedans des processus clinoïdes antérieurs, et chemine en avant à travers le canal optique dans le manchon dural[5]. Elle se situe latéralement et sous le n. optique (NC II).

De petites branches artérielles vascularisent la partie proximale du NC II.

Dans l'orbite, l'artère quitte le manchon dural et se dirige en avant sur la face latérale du n. optique. Elle le croise ensuite en haut et se dirige vers la partie médiale de l'orbite[6].

Elle continue ensuite sa course en avant et en dedans, entre le m. oblique supérieur et le m. droit médial, traversant le cône musculaire et gagner la face médiale de l'orbite.

L'a. ophtalmique se termine au niveau du bord médial de l'orbite, en profondeur du tarse de la paupière supérieure, en branches quittant l'orbite pour s'anastomoser avec les ramifications de l'a. faciale.

4.1 *Artère centrale de la rétine*

Cette petite mais importante artère terminale vascularise le n. optique et la rétine.

Elle quitte l'artère ophtalmique sous le n. optique. À mi-chemin du parcours orbitaire du nerf optique, elle pénètre d'abord dans le manchon dural et ensuite dans le nerf lui-même.

1

Ne sont pas illustrées ici :

- certaines branches de l'a. ophtalmique :
  - a. méningée antérieure
  - aa. palpébrales médiales
- certaines branches de l'a. lacrymale :
  - aa. palpébrales latérales
  - a. zygomatique
  - a. méningée récurrente
- rameaux émanant des branches musculaires :
  - a. ciliaire antérieure.

5. Gaine entourant le NC II, formée par la dure-mère.
6. *NDT* : notons que dans 10 % des cas, l'a. ophtalmique passe sous le n. optique.

1

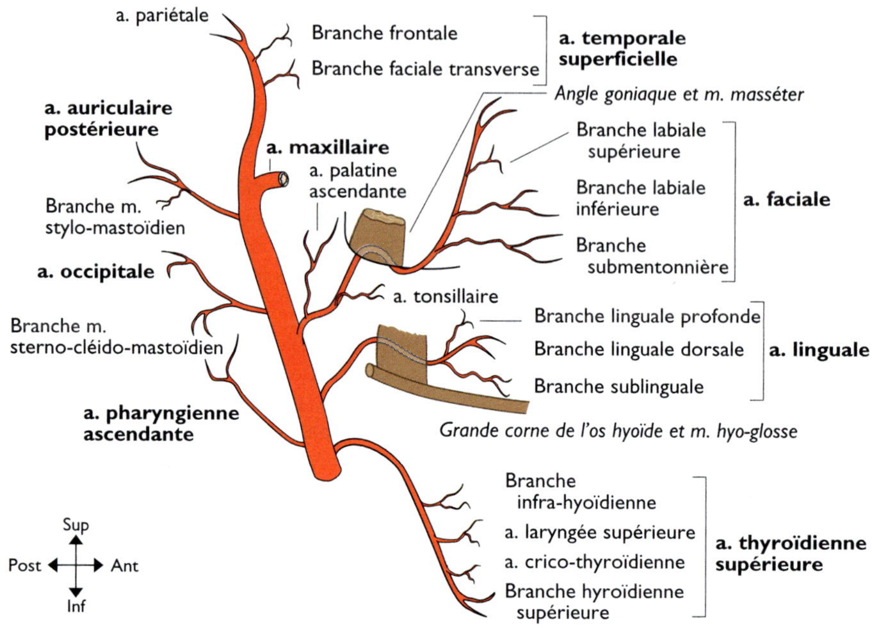

Artère carotide externe

5. Artère carotide externe

Origine : naissance à hauteur du bord supérieur du cartilage thyroïdien (C4)
Terminaison : branches terminales dans la glande parotide en arrière du col de la mandibule

L'artère naît de la bifurcation de l'a. carotide commune, dans la gaine carotidienne.

Elle se situe d'abord en avant et en dedans de l'a. carotide interne mais se spiralise autour d'elle pour venir se situer sur sa face latérale à hauteur de C2.

Elle s'incurve au départ légèrement vers l'avant pour se diriger ensuite vers l'arrière et pénétrer dans la glande parotide entre le lobe superficiel et le lobe profond (G 7.13).

Durant son parcours, elle est croisée par les structures suivantes (de bas en haut) :

- la racine supérieure de l'anse cervicale,
- le n. hypoglosse (NC XII),
- le ventre postérieur du m. digastrique (G 7.19),
- le m. stylo-hyoïdien,
- le ligament stylo-hyoïdien,
- et le n. facial (NC VII) (qui se poursuit dans la glande parotide).

De bas en haut, entre la carotide externe et la carotide interne se situent :

- la branche pharyngienne du n. vague (NC X),
- le n. glosso-pharyngien (NC IX),
- les mm. stylo-pharyngien et stylo-glosse.

L'a. carotide externe repose en arrière et de bas en haut, sur :

- la paroi pharyngienne,
- le n. laryngé supérieur, branche du NC X,
- et le lobe profond de la glande parotide.

5.1 *Artère thyroïdienne supérieure*

Elle naît de la face antérieure de l'a. carotide externe à proximité de son origine et se dirige vers le bas et en avant en profondeur du m. omohyoïdien et latéralement par rapport au m. constricteur inférieur du pharynx et au n. laryngé externe (rameau du NC X), pour atteindre le pôle supérieur de la glande thyroïde.

5.2 *Artère linguale*

Elle se dirige en haut et s'incurve au-dessus de la grande corne de l'os hyoïde. Elle chemine en dedans et profondément par rapport au m. hyoglosse, pour se terminer dans la masse charnue de la langue (*NDT* : en a. sublinguale et en a. profonde de la langue).

5.3 *Artère faciale*

Elle naît de la face antéro-médiale de l'a. carotide externe et passe au-dessus de l'os hyoïde en profondeur du m. digastrique. Elle se dirige ensuite vers le haut et atteint la face postérieure de la glande submandibulaire où elle s'enfonce profondément, se situant en dedans du corps de la mandibule.

Elle repose sur le m. constricteur supérieur du pharynx, tout juste en dehors de la tonsille palatine.

Elle adopte ensuite un trajet sinueux contournant le bord inférieur de la mandibule, juste en avant du m. masséter, où elle est aisément palpable (G 7.24).

Elle chemine ensuite à travers les tissus superficiels de la face — immédiatement sous-jacente au m. platysma (M&D 865) — en direction de l'angle latéral de la bouche, où elle s'incurve vers le haut pour atteindre l'angle médial (canthus) de l'œil.

D'autres branches — non illustrées ici — sont les aa. glandulaires destinées à la glande submandibulaire, ainsi que l'a. latérale du nez.

5.4 *Artère temporale superficielle*

Elle se dirige vers le haut entre les lobes profond et superficiel de la glande parotide, passant sur l'extrémité postérieure du processus zygomatique (où elle est aisément palpable). Elle se termine dans les tissus sous-cutanés de la partie latérale du cuir chevelu.

1

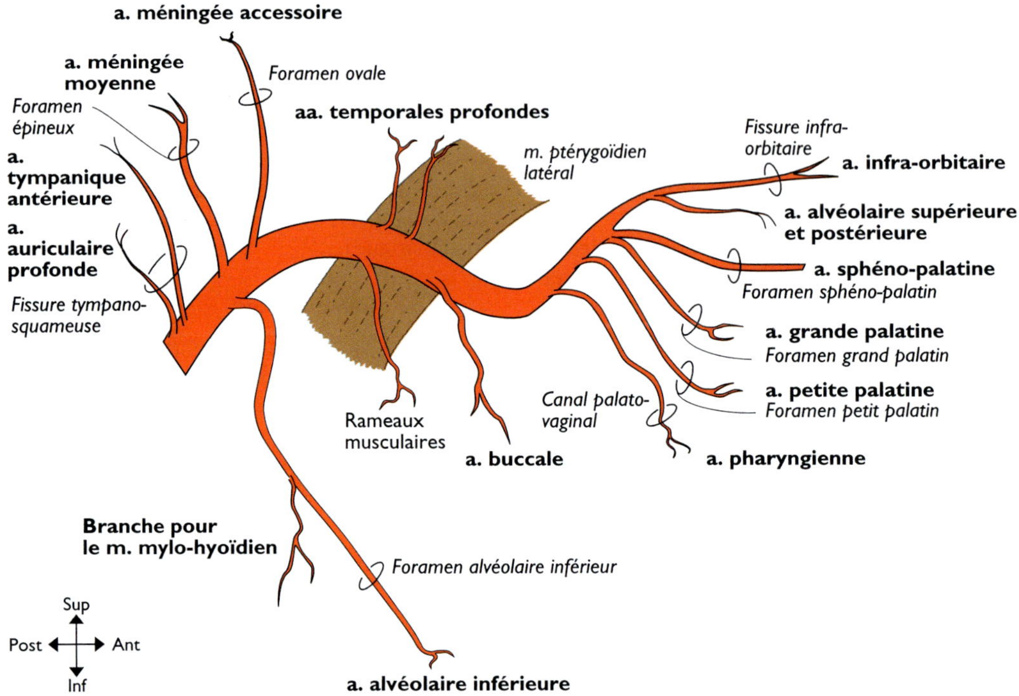

Artère maxillaire

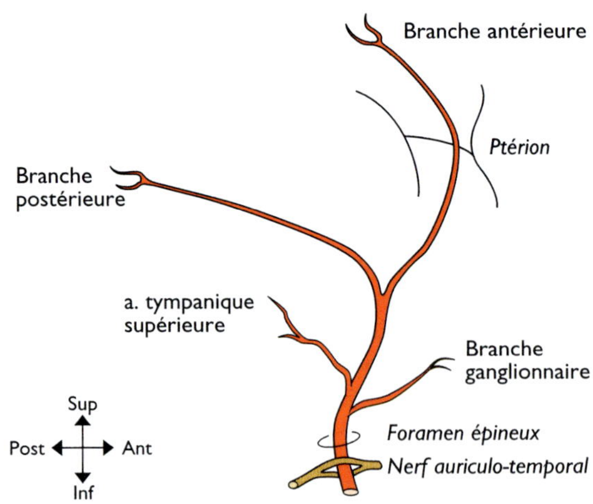

Artère méningée moyenne

6. Artère maxillaire

Origine : a. carotide externe, dans la glande parotide

Terminaison : branches terminales dans la fosse ptérygo-palatine

Elle naît de l'a. carotide externe, dans la glande parotide, en arrière du col de la mandibule et se termine en a. sphéno-palatine.

L'a. maxillaire est divisée en trois parties selon ses rapports avec le m. ptérygoïdien latéral (M&D 920).

La **première partie**[7] est postérieure au m. ptérygoïdien latéral (G 7.23).

Elle chemine profondément par rapport au col de la mandibule entre l'os et le ligament sphéno-mandibulaire. Elle se dirige en avant, latéralement par rapport au n. alvéolaire inférieur, pour atteindre le bord du m. ptérygoïdien latéral.

La **deuxième partie**[8] se dirige en avant et en dedans, entre les deux chefs du m. ptérygoïdien latéral, entre les branches antérieures et postérieures du n. mandibulaire (NC V_3, voir p. 99).

La **troisième partie**[9] de l'artère maxillaire est antérieure par rapport au m. ptérygoïdien latéral. Elle quitte le m. ptérygoïdien latéral pour pénétrer dans la fosse ptérygo-palatine, où elle se divise en branches terminales accompagnant les rameaux nerveux issus du n. maxillaire (NC V_2).

6.1 *Artère alvéolaire inférieure*

Elle chemine en arrière, latéralement et sous le n. alvéolaire inférieur, sur la face médiale du ramus mandibulaire.

L'artère pénètre dans l'os à cet endroit, par le foramen mandibulaire.

Elle parcourt ainsi le canal mandibulaire et se distribue à la gencive et aux dents. Elle se termine en a. mentonnière, passant par le foramen mentonnier.

Notons d'autres branches non illustrées à savoir :

- de l'a. maxillaire, troisième partie :
  - a. du canal ptérygoïdien
- de l'a. alvéolaire inférieure
  - aa. dentaires
  - a. mentonnière
- de l'a. infra-orbitaire
  - aa. dentaires
  - aa. alvéolaires antérieures et supérieures
- de l'a. alvéolaire postérieure et supérieure
  - aa. dentaires

1

7. Artère méningée moyenne

Origine : 1ère partie de l'artère maxillaire

Terminaison : branches terminales

L'artère méningée moyenne naît de la face supérieure et médiale de la première partie de l'artère maxillaire.

Elle chemine ensuite entre les deux racines du nerf auriculo-temporal à l'endroit où il passe verticalement dans le foramen épineux de la grande aile du sphénoïde.

Après un court trajet latéral sur la grande aile du sphénoïde dans la fosse crânienne moyenne, elle se divise en rameaux antérieur et postérieur.

La **branche antérieure** chemine en avant et latéralement sur le plancher de la fosse crânienne moyenne sous la dure-mère et marque son empreinte sur la grande aile du sphénoïde à l'endroit où elle passe au-dessus de l'union entre la petite aile et la grande aile de l'os sphénoïde.

Elle peut — à ce niveau — creuser l'os profondément et l'on peut voir apparaître un véritable tunnel à l'apex de la grande aile.

Elle chemine en regard de la face interne du ptérion (au niveau de l'os pariétal).

La **branche postérieure** chemine presque horizontalement en arrière et latéralement, à la face interne de la partie squameuse[10] de l'os temporal pour rejoindre la partie inférieure de l'os pariétal où elle se ramifie en branches terminales.

L'anatomie de surface de cette région est importante à connaître, en raison des hémorragies épidurales pouvant être provoquées par les lésions de cette a. méningée moyenne.

La branche antérieure se situe 3 cm au dessus du milieu de l'arc zygomatique

La branche postérieure se trouve à la rencontre d'une ligne verticale passant par le processus mastoïde et d'une ligne horizontale passant par le bord supra-orbitaire. (M&D 839, 883, 920)

7. Partie mandibulaire.
8. Partie ptérygoïdienne.
9. Partie ptérygo-palatine.
10. *NDT* : anc. écaille.

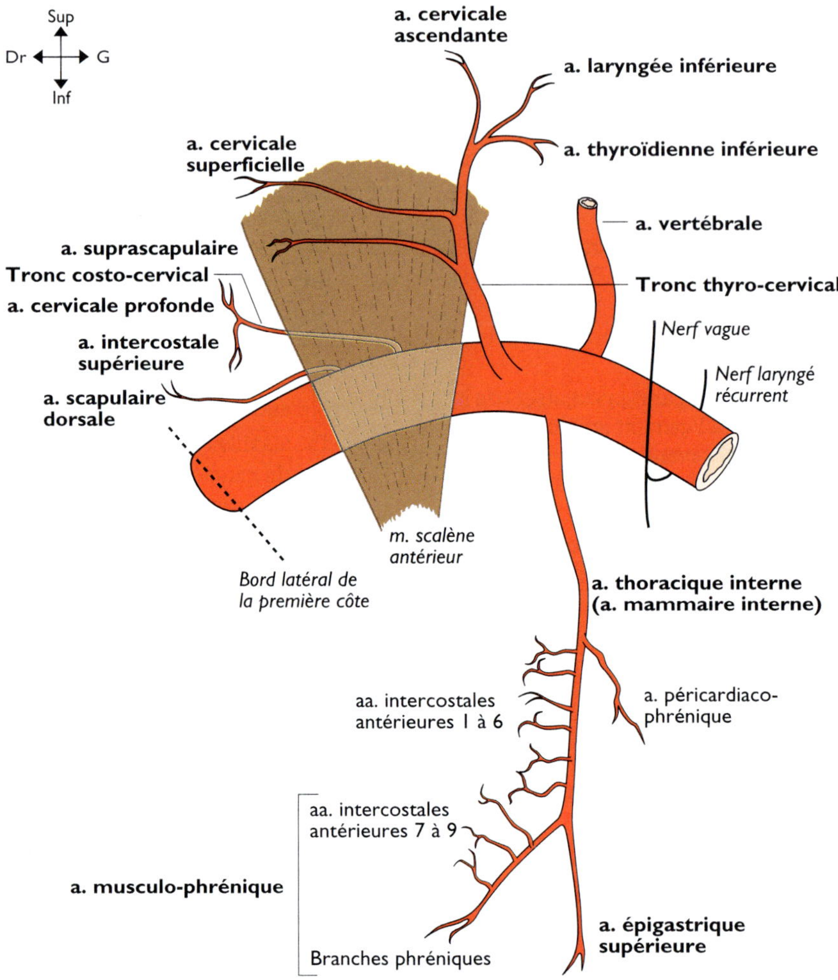

Artère subclavière

Notes :
(1) L'a. cervicale superficielle est appelée a. cervicale transverse lorsqu'elle donne naissance à l'a. scapulaire dorsale (alors que cette dernière naît classiquement de la deuxième partie de l'a. subclavière.
(2) Le rameau phrénique de l'a. musculo-phrénique s'anastomose avec l'a. phrénique inférieure.

8. Artère subclavière

Origine : artère subclavière droite : tronc brachio-céphalique, artère subclavière gauche : arc aortique

Terminaison : artère axillaire

Les artères subclavières s'érigent respectivement comme mentionné ci-dessus et se terminent au bord latéral de la 1ère côte où elles deviennent les artères axillaires.

Elles comportent trois parties, en fonction de leur situation par rapport au m. scalène antérieur :

- 1ère partie : médiale (3 branches)
- 2ème partie : postérieure (2 branches)
- 3ème partie : latérale (pas de branche)

8.1 Artère subclavière droite — 1ère partie

L'artère naît du tronc brachio-céphalique à l'arrière de l'articulation sterno-claviculaire droite. Elle se situe d'abord en arrière de l'artère carotide commune droite.

Elle chemine ensuite au-dessus et latéralement par rapport à cette dernière afin d'atteindre le bord médial du m. scalène antérieur.

Le nerf vague (NC X) — et ses branches cardiaques —, les nerfs sympathiques, la veine jugulaire interne et les veines vertébrales se trouvent en avant de cette première portion.

L'anse subclavière (rameaux nerveux sympathiques) réalise une boucle autour de l'artère afin de se trouver d'abord en avant puis en arrière de celle-ci[11].

Comme l'artère se courbe latéralement, la membrane supra-pleurale et le nerf laryngé récurrent droit se situent en dessous et en arrière de celle-ci (G 7.11).

8.2 Artère subclavière gauche — 1ère partie

L'a. subclavière gauche naît de l'arc aortique juste en arrière et légèrement à gauche de l'origine de l'a. carotide commune gauche à hauteur du disque intervertébral TIII-TIV.

Elle passe au-dessus puis derrière la jonction sterno-claviculaire gauche. Elle se courbe latéralement au-dessus de la membrane supra-pleurale jusqu'au bord médial du m. scalène antérieur.

L'artère carotide commune gauche, la veine brachio-céphalique gauche, le nerf vague gauche — et ses branches cardiaques — et le nerf phrénique gauche se situent en avant de l'artère subclavière gauche dans le thorax.

La face gauche de l'œsophage, le conduit thoracique et le m. long du cou sont situés en arrière de celle-ci.

La trachée, le nerf récurrent et le conduit thoracique (plus crânial) sont situés en dedans de l'a. subclavière gauche.

8.3 Artère subclavière — 2ème partie

L'artère se situe en arrière du m. scalène antérieur et en avant du m. scalène moyen.

Le nerf phrénique et la veine subclavière (située légèrement en dessous du nerf) se situent en avant du muscle scalène antérieur.

La membrane supra-pleurale [Sibson] et le tronc inférieur du plexus brachial se localisent en arrière et au-dessous[12] de l'a. subclavière. Les troncs supérieur et moyen du plexus brachial se situent au-dessus de l'a. subclavière.

8.4 Artère subclavière — 3ème partie

Cette partie débute au bord latéral du m. scalène antérieur et s'étend jusqu'au bord latéral de la première côte où elle devient l'artère axillaire.

Ses rapports de proximité sont :

- en avant : la v. jugulaire externe et ses affluents ;
- en avant et en bas : la v. subclavière ;
- en arrière et en bas : le tronc inférieur du plexus brachial et la première côte ;
- en arrière et en haut : les troncs supérieur et moyen du plexus brachial.

8.5 Artère vertébrale[13]

(voir aussi carotide interne, système vertébro-basilaire et cercle artériel [Willis], p 8-9)

Elle naît de la face postérieure et supérieure de la première partie de l'a. subclavière. Elle se termine à l'endroit où les deux artères vertébrales s'unissent pour former l'artère basilaire à la limite inférieure du pont.

11. Classiquement, quatre anses sont ainsi décrites autour de l'a. subclavière et par la suite, de l'a. axillaire. Ce sont — de dedans en dehors — l'anse du NC X (n. laryngé récurrent droit), l'anse subclavière (sympathique), l'anse du n. phrénique (rameau sympathique) et plus loin, au niveau de l'a. axillaire, l'anse des nn. pectoraux. (*NDT* : voir B&L, CD a. subclavière)

12. *NDT* : légèrement.

13. On peut schématiquement lui décrire trois parties : une partie cervicale, une partie vertébrale et une partie sub-occipitale (*NDT* et M&D 1027).

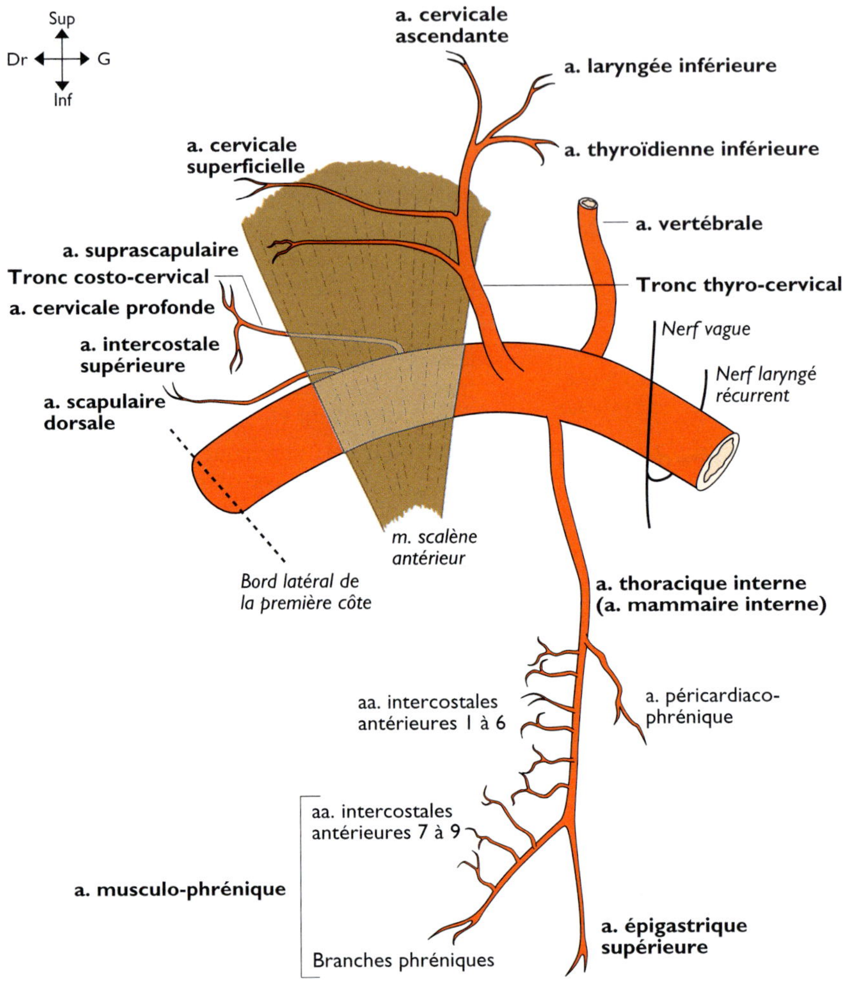

Artère subclavière

Notes :
(1) L'a. cervicale superficielle est appelée a. cervicale transverse lorsqu'elle donne naissance à l'a. scapulaire dorsale (alors que cette dernière naît classiquement de la deuxième partie de l'a. subclavière.
(2) Le rameau phrénique de l'a. musculo-phrénique s'anastomose avec l'a. phrénique inférieure.

Elle s'incurve vers l'arrière et pénètre dans un espace pyramidal délimité par le bord médial du m. scalène antérieur et le bord latéral du m. long du cou.

Au niveau de l'apex de cet espace, elle s'engage dans le foramen transversaire de la sixième vertèbre cervicale, derrière son tubercule antérieur (tubercule carotidien de Chassaignac)[14].

En avant de la première partie de l'a. vertébrale, se situent l'a. carotide commune, la v. vertébrale et plus en dedans, l'a. thyroïdienne inférieure et le ganglion cervical moyen[15].

À gauche, le conduit thoracique croise l'artère en avant.

En arrière de l'a. vertébrale, se situent les branches ventrales de C7 et C8, de même que le ganglion cervical inférieur (stellaire), plus en dedans.

La seconde partie de l'a. vertébrale grimpe dans les foramina tranversaires des vertèbres cervicales, de CVI à CI, accompagnée par les nerfs sympathiques et les veines vertébrales.

Elle se dirige alors en arrière, derrière la masse latérale de l'atlas avant de se courber en dedans au-dessus de son arc postérieur.

Elle s'oriente ensuite vers l'avant et traverse la membrane atlanto-occipitale en dehors de la jonction cervico-médullaire.

Elle traverse ensuite la dure-mère et l'arachnoïde afin de monter en direction de la ligne médiane en avant de la moelle allongée. Elle y rejoint l'a. vertébrale controlatérale à hauteur du bord inférieur du pont pour former l'a. basilaire.

(Notons encore d'autres branches, non illustrées, à savoir les rameaux spinaux, méningés et musculaires.)

8.6 Artère thoracique interne[16]

Cette artère naît de la face antérieure de la première partie de l'a. subclavière et se dirige en bas, derrière la veine brachio-céphalique et le nerf phrénique afin d'atteindre la coupole pleurale.

Elle se dirige ensuite en dedans et se retrouve ainsi en arrière des 6 premiers cartilages costaux, entre les mm. intercostaux internes et les mm. thoraciques transverses.

Elle se termine à hauteur du 6ème espace intercostal et donne naissance aux aa. épigastrique supérieure et musculo-phrénique (M&D 294).

(D'autres branches non illustrées, sont les rameaux médiastinaux, thymiques, sternaux et perforants[17]).

8.7 Artère thyroïdienne inférieure

L'a. thyroïdienne inférieure grimpe le long du chef médial du m. scalène antérieur.

Immédiatement sous le tubercule antérieur de C6, elle se courbe en dedans pour atteindre la glande thyroïde dans sa partie la plus inférieure.

Elle chemine entre :

- les vaisseaux vertébraux en arrière
- et la gaine carotidienne et la chaîne sympathique en avant.

Ses branches terminales sont souvent intriquées au n. laryngé récurrent.

D'autres branches de l'artère thyroïdienne inférieure, non illustrées, sont les rameaux glandulaires, pharyngiens, œsophagiens et trachéaux.

8.8 Artère intercostale supérieure

Cette artère chemine vers le bas, en avant du col des deux premières côtes afin de fournir les artères intercostales postérieures des deux premiers espaces intercostaux.

14. *NDT* : dans 90 % des cas.
15. Lorsqu'il existe (*NDT* et M&D 1030).
16. Ou a. mammaire interne.
17. *NDT* : ou mammaires, pour la surface du thorax et la glande mammaire.

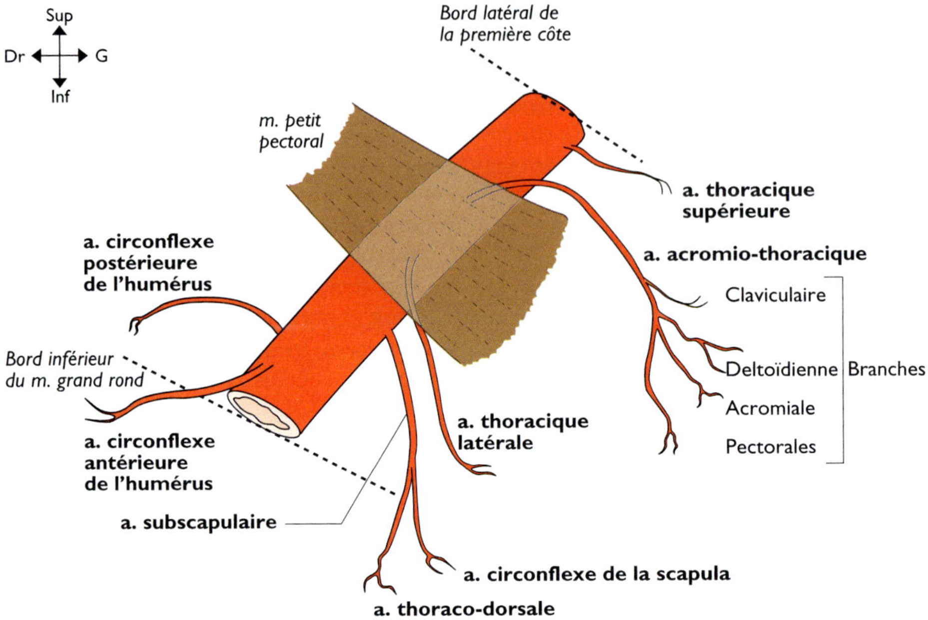

Artère axillaire

9. Artère axillaire

Origine : artère subclavière
Terminaison : artère brachiale

Cette artère continue l'artère subclavière. Elle commence au bord latéral de la première côte et se termine au bord inférieur du m. grand rond pour devenir l'artère brachiale. Elle est divisée en trois parties par rapport à sa situation vis-à-vis du m. petit pectoral. Elle est enveloppée dans un fascia émanant du fascia prévertébral.

La première partie de l'a. axillaire est située en dedans du bord supérieur du m. petit pectoral et présente une branche.

Le fascia clavi-pectoral, les nn. subclavier et pectoral latéral sont situés en avant de l'artère.

La veine axillaire est située en dedans de l'a. axillaire tandis que la partie supérieure du m. dentelé antérieur, le nerf thoracique long, le nerf pectoral médial et le faisceau médial du plexus brachial sont situés derrière elle.

Les faisceaux latéral et postérieur du plexus brachial sont situés en dehors de cette première partie de l'a. axillaire.

La deuxième partie de l'a. axillaire est située derrière le m. petit pectoral et donne naissance à deux branches.

La veine axillaire et le faisceau médial du plexus brachial sont situés en dedans de cette seconde partie de l'artère axillaire.

Derrière l'artère, se situent le faisceau postérieur et le m. subscapulaire, tandis que le faisceau latéral du plexus brachial se situe en dehors de l'artère.

La troisième partie de l'a. axillaire s'étend du bord inférieur du m. petit pectoral au bord inférieur du m. grand rond et donne naissance à trois branches.

En avant de l'artère, l'on trouve le m. grand pectoral, le fascia clavi-pectoral et le nerf médian. La veine axillaire et le nerf ulnaire sont situés en dedans de l'artère.

Le nerf radial, le m. grand rond, le m. subscapulaire et le tendon du m. grand dorsal sont situés derrière l'artère.

Latéralement par rapport à l'a. axillaire, on observe le nerf musculo-cutané, la racine latérale du nerf médian, le tendon du m. biceps brachial (chef long) dans le sillon intertuberculaire (ou coulisse bicipitale) et le m. coraco-brachial.

Artère circonflexe humérale postérieure

Cette artère chemine en arrière au travers de l'espace quadrangulaire avec le nerf axillaire afin de vasculariser la ceinture scapulaire et les muscles avoisinants.

Note : l'artère thoracique latérale et les branches pectorales émanant de l'a. acromio-thoracique sont d'importants vaisseaux nourriciers du sein.

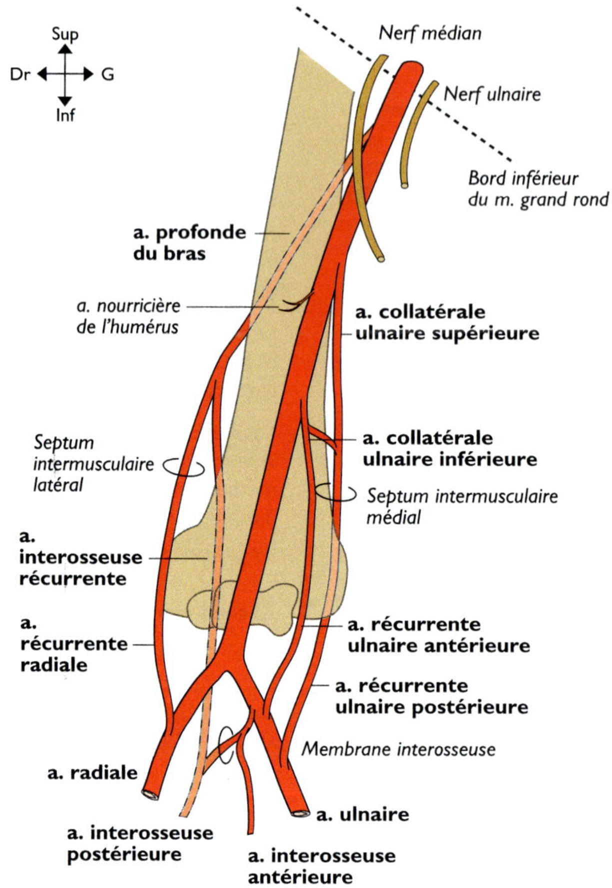

Artère brachiale

10. Artère brachiale

Origine : artère axillaire

Terminaison : artères radiale et ulnaire

L'a. brachiale continue l'a. axillaire. Elle débute au bord inférieur du m. grand rond et se termine en artères radiale et ulnaire dans la fosse cubitale à hauteur du col du radius.

Elle se situe en son origine, en dedans de l'humérus. Elle le contourne ensuite pour se retrouver en avant de celui-ci.

Elle est superficielle durant tout son trajet et est accompagnée par ses veines satellites.

Elle est croisée de dehors en dedans, par :

- le nerf médian au tiers moyen du bras
- l'aponévrose bicipitale dans la fosse cubitale

Le nerf ulnaire (au tiers supérieur du bras) et le nerf médian (en région distale du bras) se localisent en dedans de l'a. brachiale.

Latéralement par rapport à l'a. brachiale, nous trouvons le nerf médian (au tiers supérieur du bras) et le nerf musculo-cutané.

Le m. coraco-brachial, le m. biceps brachial et son tendon, se situent également latéralement par rapport à l'a. brachiale.

L'a. brachiale repose en arrière, d'abord sur le chef long puis sur le chef médial du m. triceps brachial, et enfin sur le m. brachial au tiers inférieur du bras.

10.1 *Artère profonde du bras*

Cette artère quitte la face postéro-médiale de l'a. brachiale juste sous le m. grand rond. Elle chemine vers l'arrière entre le chef long et le chef médial du m. triceps brachial en compagnie du n. radial. Elle se loge ensuite — toujours accompagnée par le n. radial — dans le sillon du n. radial, avant de se diviser en ses branches terminales.

Elle participe, par ses branches descendantes (a. collatérale radiale et a. collatérale moyenne, respectivement à topographie antérieure et postérieure), aux anastomoses artérielles entourant l'articulation du coude.

L'a. collatérale radiale s'anastomose avec l'a. récurrente radiale. L'a. collatérale moyenne rejoint l'a. interosseuse récurrente (*NDT* : B&L, t1 332-333 et M&D 750).

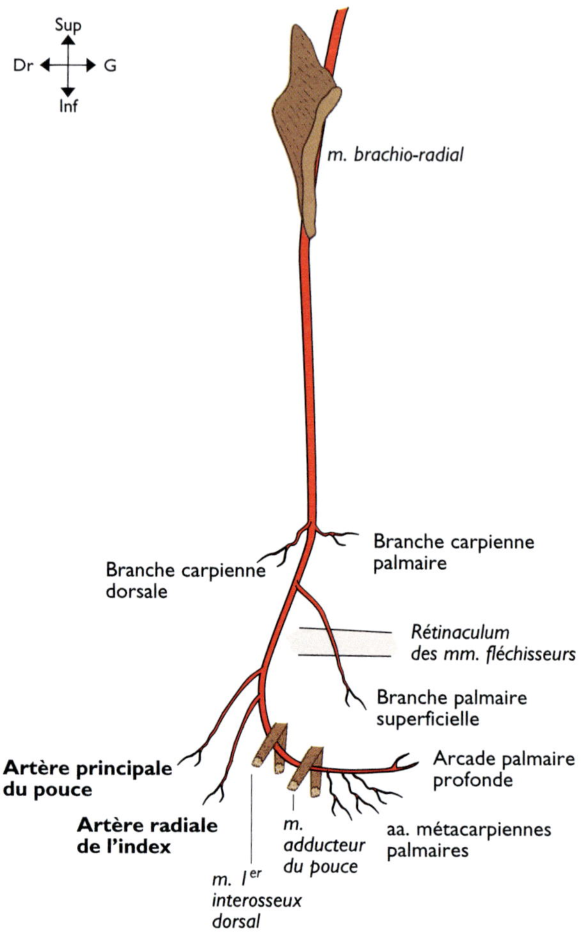

Artère radiale

11. Artère radiale

Origine : artère brachiale dans la partie moyenne de la fosse cubitale
Terminaison : arcade palmaire profonde

L'artère radiale naît de la bifurcation de l'artère brachiale dans la fosse cubitale à hauteur du col du radius. Elle passe en avant du tendon bicipital (*NDT* : et en arrière de l'aponévrose bicipitale) pour se retrouver ainsi sur le m. supinateur.

Elle descend ensuite le long de la face radiale (latérale) de l'avant-bras reposant consécutivement sur le m. rond pronateur, sur le chef radial du m. fléchisseur superficiel des doigts, sur le m. long fléchisseur du pouce et sur l'insertion du m. carré pronateur. À l'extrémité distale du radius, ses pulsations sont palpables, en dehors du tendon du m. fléchisseur radial du carpe.

La branche superficielle du nerf radial se situe en dehors de l'artère au niveau de l'avant-bras.

L'a. radiale émet une branche carpienne palmaire qui contribue à la formation de l'arcade carpienne palmaire (M&D 752).

Elle donne ensuite une branche palmaire superficielle qui vascularise les muscles thénariens avant de s'anastomoser à l'arcade palmaire superficielle.

L'artère radiale passe ensuite sous les tendons du m. long abducteur du pouce et du m. court extenseur du pouce afin de pénétrer dans la tabatière anatomique.

Elle chemine dans la tabatière anatomique sur les os scaphoïde et trapèze, sous le tendon du m. long extenseur du pouce.

Elle émet une branche carpienne dorsale destinée à l'arcade carpienne dorsale, vascularisant l'articulation du poignet, les faces dorsales des os métacarpiens et donnant naissance aux aa. digitales dorsales (M&D 750).

L'a. radiale donne alors deux vaisseaux :

- l'a. principale du pouce
- l'a. radiale de l'index (celle-ci peut provenir de l'a. principale du pouce)

Elle descend ensuite entre les deux chefs du m. 1er interosseux dorsal, puis entre les deux chefs du m. adducteur du pouce afin de pénétrer dans la paume et former l'arcade palmaire profonde. L'arcade palmaire profonde se situe 1 cm plus haut (proximalement) que l'arcade palmaire superficielle (naissant de l'a. ulnaire).

Cette arcade palmaire profonde donne naissance aux aa. métacarpiennes palmaires. Elle émet également une branche récurrente destinée à l'arcade carpienne palmaire, ainsi que trois branches perforantes qui s'anastomosent avec les aa. métacarpiennes dorsales.

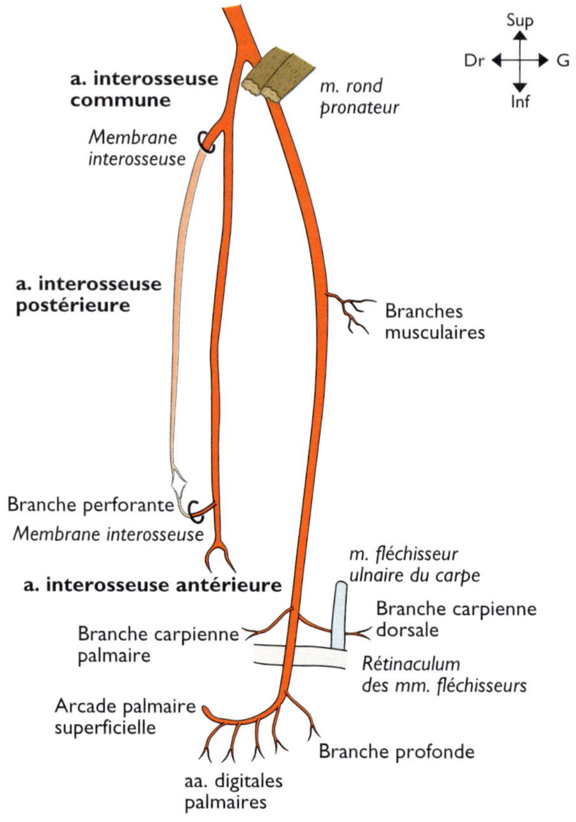

Artère ulnaire

NDT : l'arcade palmaire profonde donne naissance aux aa. métacarpiennes palmaires.

L'arcade palmaire superficielle — avec les aa. métacarpiennes palmaires — fournit les aa. digitales communes palmaires.

Chaque a. digitale commune palmaire se divise en aa. digitales propres palmaires (qui donnent une branche dorsale).

Les aa. métacarpiennes dorsales naissent de l'arcade carpienne dorsale (elle-même alimentée par des branches perforantes en provenance de l'arcade palmaire profonde).

Les aa. métacarpiennes dorsales émettent les aa. digitales dorsales. (voir aussi M&D 773)

12. Artère ulnaire

Origine : artère brachiale

Terminaison : arcade palmaire superficielle

L'artère naît de la bifurcation de l'artère brachiale dans la fosse cubitale, à proximité du col du radius, juste sur le côté médial du tendon du m. biceps brachial (M&D 751).

Elle quitte la fosse cubitale sous le chef profond du m. rond pronateur et sous l'arcade fibreuse du m. fléchisseur superficiel des doigts juste en dehors du n. médian. Elle passe en arrière de ce nerf et descend le long du bord ulnaire de l'avant-bras.

Elle repose — avec le n. ulnaire médialement disposé — sur le m. fléchisseur profond des doigts.

Elle chemine latéralement par rapport au m. fléchisseur ulnaire du carpe avant de passer superficiellement au rétinaculum des mm. fléchisseurs.

Les branches carpiennes dorsale et palmaire de l'a. ulnaire contribuent — avec les artères homologues émanant de l'a. radiale — à la formation des arcades carpiennes palmaire et dorsale.

L'a. ulnaire émet alors une branche profonde destinée à l'arcade palmaire profonde, avant de former l'arcade palmaire superficielle.

Notons que le sommet de l'arcade palmaire superficielle se trouve dans la paume, au même niveau que le bord distal du pouce en extension (M&D 773).

L'arcade palmaire superficielle vascularise l'éminence hypothénar et donne naissance aux aa. digitales palmaires.

À hauteur du m. rond pronateur, l'a. ulnaire émet l'a. interosseuse commune qui se divise en aa. interosseuses antérieure et postérieure.

12.1 *Artère interosseuse antérieure*

Elle descend à la face antérieure de la membrane interosseuse avec la branche interosseuse antérieure du n. médian. Elle se situe entre le m. fléchisseur profond des doigts en dedans et le m. long fléchisseur du pouce en dehors.

Ses branches perforent la membrane interosseuse afin de vasculariser les mm extenseurs.

Au-dessus du m. carré pronateur, elle émet une petite branche (*NDT* : la branche carpienne palmaire) qui descend en profondeur du muscle afin de rejoindre l'arcade carpienne palmaire.

L'a. interosseuse antérieure se dirige ensuite en arrière et au travers de la membrane interosseuse afin de s'anastomoser avec l'artère interosseuse postérieure qui descend pour rejoindre l'arcade carpienne dorsale.

12.2 *Artère interosseuse postérieure*

Elle chemine en arrière, d'abord au-dessus puis derrière la membrane interosseuse.

Elle descend ensuite entre le m. supinateur (en avant) et le m. long abducteur du pouce (en profondeur), accompagnée de la branche profonde du n. radial (nerf interosseux postérieur) pour atteindre les mm. extenseurs de l'avant-bras qu'elle vascularise.

Elle s'anastomose avec les branches distales de l'a. interosseuse antérieure et l'arcade carpienne dorsale.

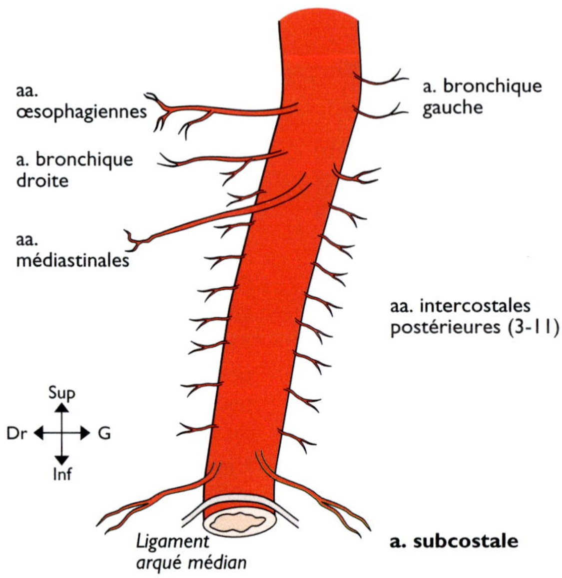

Aorte thoracique (aorte descendante, partie thoracique)

13. Aorte thoracique (descendante)

Origine : arc aortique

Terminaison : aorte abdominale

Celle-ci continue l'arc aortique en prenant naissance sur la face latérale gauche du corps de TIV. Elle se termine à hauteur de TXII, c'est-à-dire au niveau de son passage dans l'abdomen.

Elle marque de son empreinte les faces latérales gauches des corps vertébraux de TIV à TVI. Elle s'incline ensuite en dedans afin de se situer sur la ligne médiane au-dessus de la dernière vertèbre thoracique.

Elle quitte le thorax à hauteur de TXII en arrière du ligament arqué médian du diaphragme et se continue par l'aorte abdominale.

En avant, de haut en bas, se situent le hile pulmonaire gauche (en particulier la bronche principale gauche), le péricarde, l'oreillette gauche, l'œsophage et le diaphragme.

En arrière se trouvent les cols des côtes de TV et TVI et la chaîne sympathique correspondante, les corps vertébraux et les veines hémi-azygos.

À sa droite, se trouvent la plèvre et le poumon droits ainsi que le conduit thoracique.

L'œsophage et ses plexus nerveux avoisinants sont initialement sur sa droite mais plus distalement ils traversent l'aorte pour se retrouver en avant puis sensiblement à gauche.

Sur sa face gauche se trouvent la plèvre et le poumon gauche.

(D'autres branches, non illustrées ici, sont les rameaux péricardiques.)

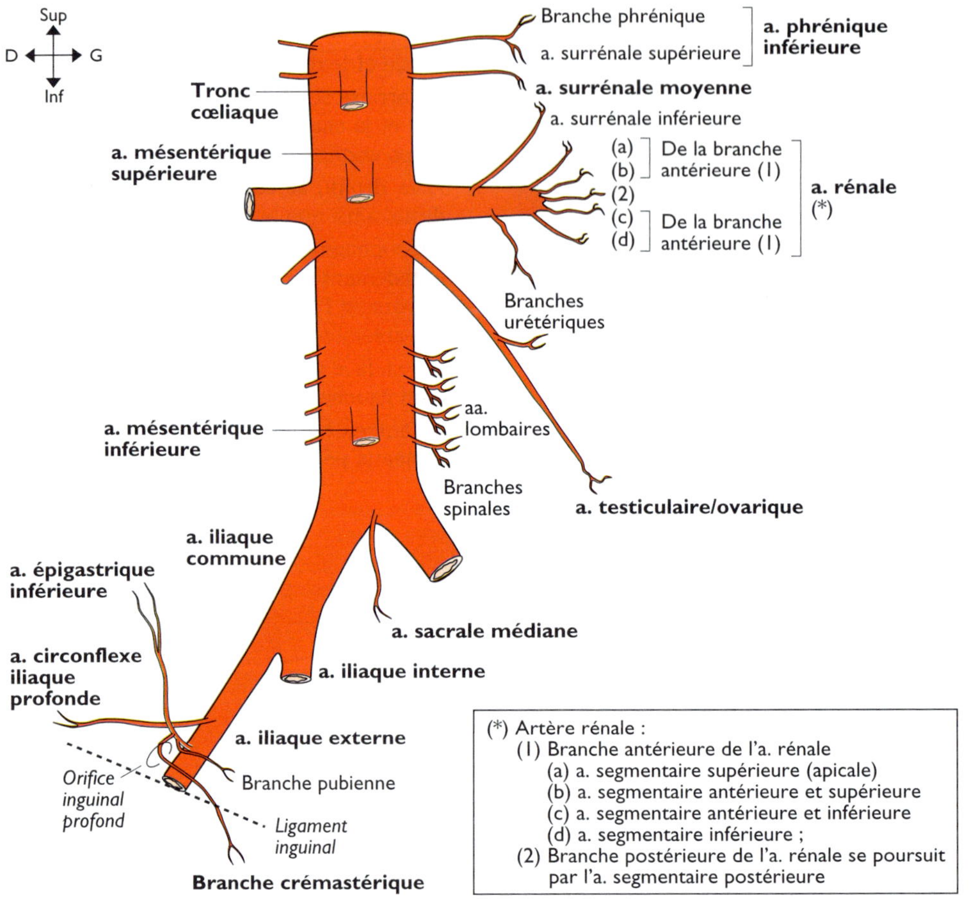

Aorte abdominale et artère iliaque externe

14. Aorte abdominale

Origine : aorte descendante, partie thoracique

Terminaison : artères iliaques communes

Cette artère principale est une partie de l'aorte descendante, et est ainsi la continuation de l'aorte thoracique dès que celle-ci franchit, en arrière et sur la ligne médiane, le ligament arqué médian du diaphragme au niveau de TXII. Elle se termine légèrement à gauche de la ligne médiane à hauteur de LIV où elle se divise en artères iliaques communes droite et gauche.

Sont antérieurs à l'aorte abdominale et de haut en bas :

- le tronc cœliaque et ses branches
- le plexus cœliaque
- la bourse omentale
- l'artère mésentérique supérieure
- la veine rénale gauche
- le corps du pancréas
- l'émergence des artères testiculaires/ovariques
- la quatrième partie du duodénum
- le péritoine pariétal postérieur
- la racine du mésentère
- l'artère mésentérique inférieure

Sont postérieurs à l'aorte abdominale :

- les artères lombaires et les veines lombaires gauches
- le ligament longitudinal antérieur
- les corps vertébraux et les disques intervertébraux

À sa droite se situent :
- la citerne du chyle
- le conduit thoracique
- la veine azygos
- le pilier droit du diaphragme
- la veine cave inférieure

À sa gauche se situent :
- le pilier gauche du diaphragme
- le ganglion cœliaque gauche
- l'angle duodéno-jéjunal (bord supérieur de LII)
- le tronc sympathique
- les vaisseaux mésentériques inférieurs

Des deux côtés, le n. phrénique, les vaisseaux surrénaux et rénaux sont latéraux tandis que l'artère sacrale médiane est distale par rapport à la bifurcation aortique.

14.1 Artères iliaques communes

Elles naissent à la bifurcation aortique, soit à hauteur de LIV légèrement à gauche de la ligne médiane et cheminent latéralement et en bas entre LV et SI. À cet endroit, en avant de l'articulation sacro-iliaque, elles se divisent en artères iliaques externe et interne.

En avant de chaque vaisseau se situent les branches sympathiques du plexus hypogastrique supérieur, l'uretère (près de la bifurcation terminale des vaisseaux), le péritoine et l'intestin grêle.

De plus, l'artère rectale supérieure passe en avant de l'artère iliaque commune gauche.

En arrière de chaque vaisseau se situent : le tronc sympathique, le nerf obturateur, le tronc lombo-sacral, l'a. ilio-lombaire, et les corps vertébraux de LIV et LV ainsi que leur disque intervertébral.

De plus en arrière et à droite, nous trouvons les parties terminales des veines iliaques communes ainsi que l'origine de la veine cave inférieure. La veine iliaque commune gauche se situe en arrière et en dedans par rapport à l'a. iliaque commune gauche. Le m. grand psoas est latéralement situé par rapport aux vaisseaux précités.

14.2 Artère gonadique (testiculaire ou ovarique)

Elle descend en passant obliquement et vers le bas sur la paroi abdominale postérieure[18] jusqu'au niveau de l'artère iliaque externe.

Les aa. testiculaires cheminent latéralement le long de la ligne terminale du bassin, pour atteindre l'anneau inguinal profond, pénétrer ainsi dans le canal inguinal et participer au cordon spermatique.

Les vaisseaux ovariques croisent la partie initiale des vaisseaux iliaques externes puis cheminent dans la partie médiale du lig. suspenseur de l'ovaire et rentrent dans la partie supéro-latérale du lig. large.

Les rapports communs des artères dans les deux sexes sont les suivants :
- à gauche et en arrière :
  - le m. grand psoas
  - le n. génito-fémoral
  - l'uretère
  - l'a. iliaque externe
- à gauche et en avant :
  - la v. mésentérique inférieure
  - l'a. colique gauche
  - le mésosigmoïde
- à droite et en arrière :
  - la v. cave inférieure
  - le m. grand psoas
  - le n. génito-fémoral
  - l'uretère
  - l'a. iliaque externe
- à droite et en avant :
  - la troisième partie du duodénum
  - l'a. colique droite
  - le mésentère de l'iléum

15. Artère iliaque externe

Origine : a. iliaque commune
Terminaison : a. fémorale

L'a. iliaque externe, issue de l'a. iliaque commune, descend latéralement et passe sous le ligament inguinal, à mi-distance entre l'épine iliaque antérieure et supérieure et la symphyse pubienne. Elle devient ensuite dès ce franchissement, l'a. fémorale.

Le bord médial du m. grand psoas se situe en arrière et latéralement par rapport à l'a. iliaque externe, tandis que la v. fémorale se situe en dedans d'elle.

En avant et en dedans, elle est en rapport avec le péritoine et l'intestin grêle. Ajoutons encore à gauche, un rapport avec le côlon sigmoïde.

Elle est croisée successivement (à partir de son origine) par l'uretère, les vaisseaux testiculaires/ovariques, la branche génitale du n. génito-fémoral, la v. circonflexe iliaque profonde et le conduit déférent (chez l'homme) ou le ligament rond (chez la femme).

18. *NDT* : en situation rétropéritonéale.

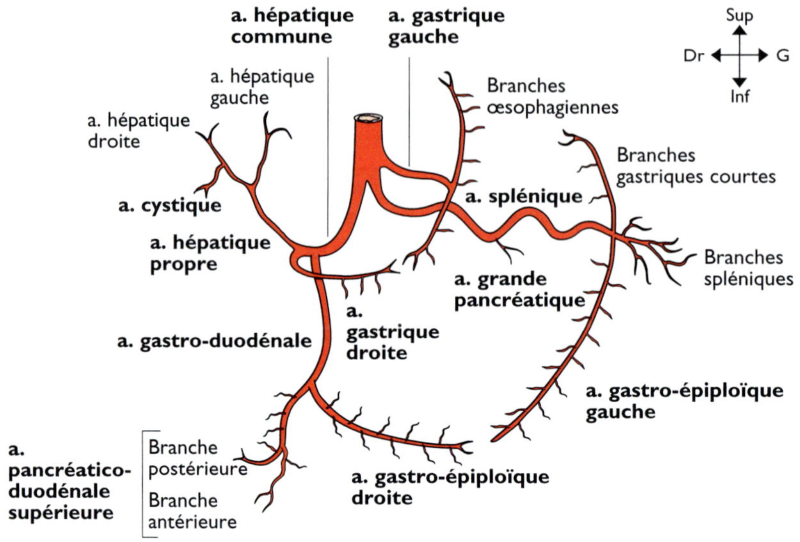

Tronc cœliaque

16. Tronc cœliaque

Origine : aorte abdominale à hauteur du bord inférieur de TXII

Terminaison : branches terminales : aa. gastrique gauche, splénique et hépatique commune

Le tronc cœliaque naît de la face antérieure de l'aorte abdominale au niveau du bord inférieur de TXII et se divise après un court trajet (de l'ordre du centimètre) en ses trois branches terminales[19].

16.1 *Artère gastrique gauche*

Elle chemine vers le haut et latéralement par rapport à la paroi postérieure de la bourse omentale, pour atteindre l'apex de cette structure à la jonction œsophago-gastrique (ou cardio-œsophagienne). Elle se divise à ce niveau en branches œsophagiennes qui vascularisent le tiers inférieur de l'œsophage au travers de l'hiatus œsophagien (du diaphragme).

Ses branches gastriques terminales courent vers le bas le long de la portion supérieure de la petite courbure gastrique pour s'anastomoser avec l'a. gastrique droite. (M&D 231)

16.2 *Artère splénique*

Elle se dirige latéralement à gauche, se courbe légèrement vers le haut, cheminant en arrière de la bourse omentale. Son trajet est fort sinueux, le long du bord supérieur du pancréas, passant respectivement en avant du pilier gauche du diaphragme, de la glande surrénale gauche et du pôle supérieur du rein gauche avant d'entrer dans le ligament liéno-rénal (ou spléno-rénal) pour atteindre le hile splénique.

16.3 *Artère hépatique commune*

Elle chemine vers le bas et latéralement vers la droite dans la paroi postérieure de la bourse omentale jusqu'à la première partie du duodénum où elle émet d'abord l'a. gastro-duodénale et ensuite l'a. gastrique droite[20]. Elle se courbe ensuite vers l'avant et devient l'a. hépatique propre. Elle passe ensuite dans le repli péritonéal formant le bord inférieur de la bourse omentale et du foramen épiploïque [hiatus de Winslow].

Elle rejoint la veine porte par la gauche et vient ensuite se placer en avant de celle-ci. Le conduit cholédoque se situe également en avant de la v. porte, et à la droite de l'a. hépatique propre. Ces trois éléments grimpent ainsi dans le bord libre du petit omentum (bord antérieur du foramen épiploïque).

L'a. hépatique propre se divise en pénétrant dans le foie, en aa. hépatiques gauche et droite.

16.4 *Artère gastro-duodénale*

Elle descend directement derrière la première partie du duodénum à gauche du conduit cholédoque et se divise en branches terminales, au bord supérieur du pancréas.

16.5 *Artère gastrique droite*

Elle provient de l'a. hépatique lorsque celle-ci pénètre dans le petit omentum. Elle chemine le long de la petite courbure gastrique pour s'anastomoser avec l'artère gastrique gauche.

19. *NDT* : notons les variantes anatomiques du tronc cœliaque.

20. *NDT* : l'a. gastrique droite peut naître également de l'a. hépatique propre.

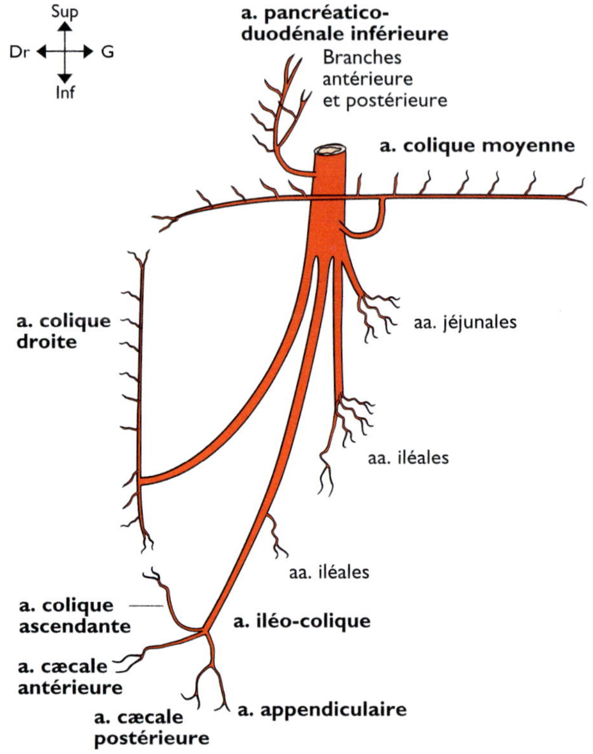

Artère mésentérique supérieure

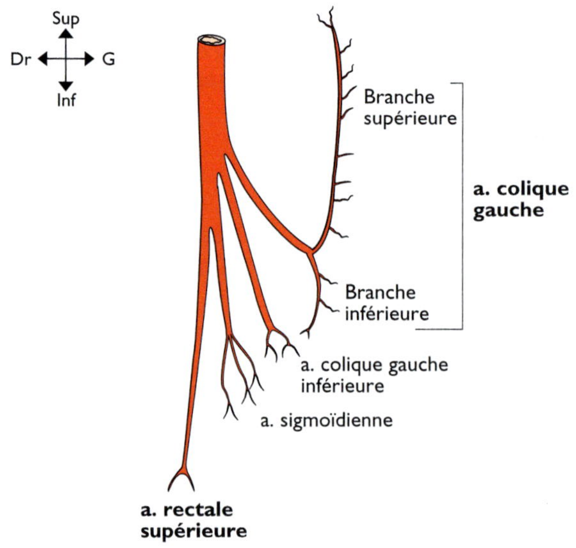

Artère mésentérique inférieure

17. Artère mésentérique supérieure

Origine : aorte abdominale

Terminaison : branches terminales

L'artère mésentérique supérieure naît de la face antérieure de l'aorte abdominale au niveau de LI. Elle se dirige en bas en passant en avant de la veine rénale gauche. Elle se situe à cet endroit en arrière de la veine splénique et du corps du pancréas. Elle chemine ensuite sur le processus unciné (uncinatus) du pancréas et sur la jonction entre les 3ème et 4ème parties du duodénum. À partir de cet endroit, elle se dirige obliquement vers la droite pour pénétrer dans le mésentère et d'émettre ses branches terminales.

La veine mésentérique supérieure est située à sa droite tandis que la veine cave inférieure, l'uretère droit et le m. grand psoas se situent en arrière de ses branches terminales.

Le plexus nerveux mésentérique supérieur entoure l'a. mésentérique supérieure.

Elle vascularise l'intestin à partir de la moitié de la deuxième partie du duodénum, le jéjunum, l'iléum, le colon ascendant et les deux tiers droits du colon transverse. (M&D 223)

17.1 *Artère pancréatico-duodénale inférieure*

Elle quitte l'artère mésentérique supérieure à l'endroit où celle-ci croise le duodénum. Elle se divise en branches antérieure et postérieure.

La branche antérieure chemine à droite pour s'anastomoser avec l'a. pancréatico-duodénale supérieure et antérieure en avant de la tête du pancréas.

La branche postérieure passe également à droite mais en arrière de la tête du pancréas pour s'anastomoser avec l'a. pancréatico-duodénale supérieure et postérieure.

17.2 *Artère colique moyenne*

Cette artère émerge rapidement de l'a. mésentérique supérieure afin de vasculariser le côlon transverse (dont elle constitue la vascularisation principale). (M&D 253)

17.3 *Artère iléo-colique*

Elle chemine obliquement vers le bas et vers la droite dans la racine du mésentère (elle se situe à ce moment-là en avant de l'uretère droit et des vaisseaux gonadiques droits) pour atteindre le cæcum où elle se divise en ses branches terminales.

18. Artère mésentérique inférieure

Origine : aorte abdominale

Terminaison : branches terminales

Cette artère naît de la face antérieure de l'aorte abdominale au niveau de LIII, en arrière des 3ème et 4ème parties du duodénum. Elle se dirige en bas et à gauche, en croisant l'artère iliaque commune en dedans de l'uretère gauche. La veine mésentérique inférieure se situe sur sa face latérale gauche.

Elle se divise en branches terminales dans le mésocôlon descendant. Elle vascularise le tiers gauche du côlon transverse, le colon descendant, le côlon sigmoïde et le rectum jusqu'à la ligne pectinée (ou ligne ano-cutanée) de l'anus.

NDT : la ligne pectinée correspond à la limite inférieure des valvules anales. Les parties du canal anal sus et sous-jacentes à la ligne pectinée diffèrent par leur irrigation artérielle, leur innervation et leur drainage veineux et lymphatique. Ces différences sont liées à leurs origines embryologiques différentes. (M&D 395-400)

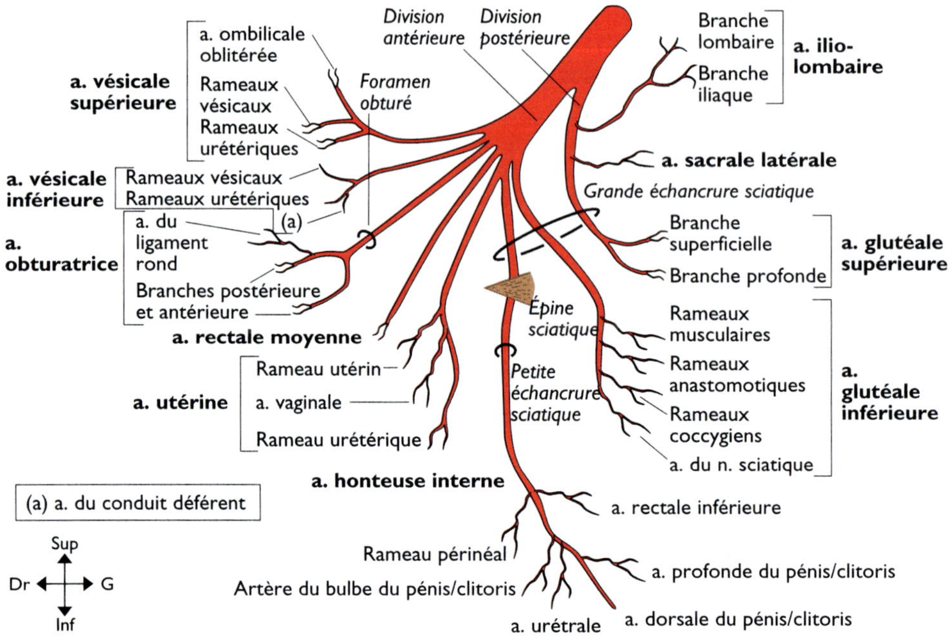

Artère iliaque interne

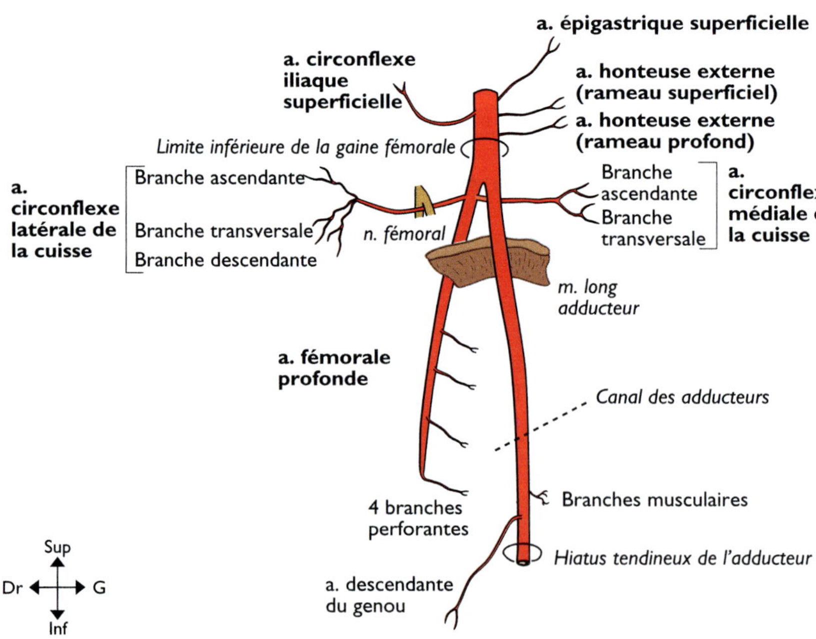

Artère fémorale

19. Artère iliaque interne

Origine : artère iliaque commune
Terminaison : branches terminales

L'a. iliaque interne naît à hauteur du disque intervertébral LV-SI et se dirige vers l'arrière dans le pelvis mineur (petit bassin), vers la grande échancrure sciatique, sur une distance de 4 cm avant de se diviser en ses branches antérieure et postérieure qui elles-mêmes donnent naissance en branches terminales. (B&L, CD : fosse hypogastrique droite)

Chez la femme, l'uretère, la trompe utérine et l'ovaire se situent en avant de l'a. iliaque interne.

Elle est séparée de l'articulation sacro-iliaque par la v. iliaque interne et le tronc lombo-sacral.

Les vaisseaux iliaques externes, le n. obturateur et le m. grand psoas se situent latéralement par rapport à l'a. iliaque interne.

Le péritoine pariétal et l'intestin grêle se situent en dedans de l'artère.

19.1 *Artère honteuse interne*

Elle naît de la division antérieure de l'a. iliaque interne et descend sur la paroi latérale du pelvis mineur en direction de la grande échancrure sciatique. Elle quitte le pelvis mineur via la grande échancrure, sous le m. piriforme (soit par le foramen infra-piriforme).

NDT : l'a. honteuse interne contourne l'épine sciatique de haut en bas et par l'arrière (elle passe derrière l'insertion du ligament sacro-épineux sur l'épine sciatique). Elle pénètre ainsi par la petite échancrure sciatique, dans la fosse ischio-anale (ou ischio-rectale).

Elle chemine sur la paroi latérale de la fosse ischio-anale sur le m. obturateur interne dans le canal honteux [Alcock].

Elle se dirige ensuite dans l'espace périnéal profond où elle émet ses branches terminales.

(le rameau périnéal transverse et les aa. scrotales postérieures, émanant de sa branche périnéale, ne sont pas illustrés).

Note : chez la femme, l'a. vaginale correspond à l'a. vésicale chez l'homme. L'a. utérine correspond à l'a. rectale moyenne (ou l'a. du conduit déférent, M&D 351) chez l'homme.

Le ligament rond est vascularisé par l'a. utérine tandis que le conduit déférent est vascularisé par l'a. du conduit déférent, émanant habituellement de l'a. vésicale inférieure et moins souvent de l'artère vésicale supérieure.

20. Artère fémorale

Origine : artère iliaque externe
Terminaison : artère poplitée

L'a. fémorale est la continuation de l'a. iliaque externe. Elle naît derrière le lig.inguinal en sa partie moyenne (à mi-distance entre l'épine iliaque antérieure et supérieure et la symphyse pubienne).

Elle se termine lors de son passage au travers de l'hiatus tendineux de l'adducteur où elle devient l'a. poplitée.

La v. fémorale — au niveau du lig. inguinal — se situe en dedans de l'artère. Les deux vaisseaux sont enveloppés dans la gaine fémorale.

Notons qu'au niveau inguinal, le n. fémoral se situe en dehors de la gaine fémorale.

L'a. fémorale se situe sur le tendon du m. grand psoas et est séparée des m. pectiné et long adducteur par la v. fémorale qui vient progressivement se placer derrière l'artère dans le triangle fémoral [Scarpa].

Dans le canal des adducteurs, l'a. fémorale se situera respectivement sur le m. long adducteur et ensuite sur le m. grand adducteur.

Initialement, elle est seulement recouverte par un fascia profond puis par le m. sartorius. Le n. saphène chemine en avant de l'artère, et de dehors en dedans. Le m. vaste médial se situe en avant et en dehors de l'artère.

L'**artère profonde de la cuisse** est la branche principale de l'a. fémorale. Elle prend naissance en arrière et latéralement juste sous la gaine fémorale, 3,5 cm en dessous du lig. inguinal.

Elle se dirige en arrière entre le m. pectiné et le m. long adducteur afin de pénétrer en profondeur de la cuisse où elle pourvoit aux besoins des structures profondes et des compartiments postérieur et médial en plus de leur vascularisation artérielle principale.

Des branches perforantes et descendantes s'anastomosent avec les aa. du genou, émanant de l'a. poplitée (formation du réseau péri-articulaire du genou).

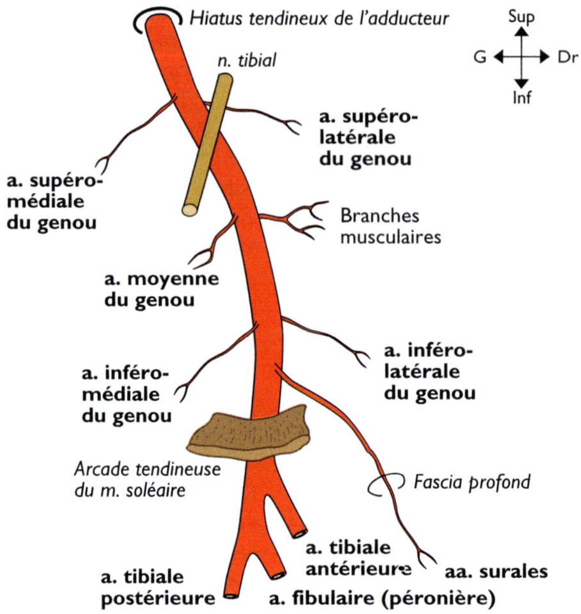

Artère poplitée
Note: vue postérieure

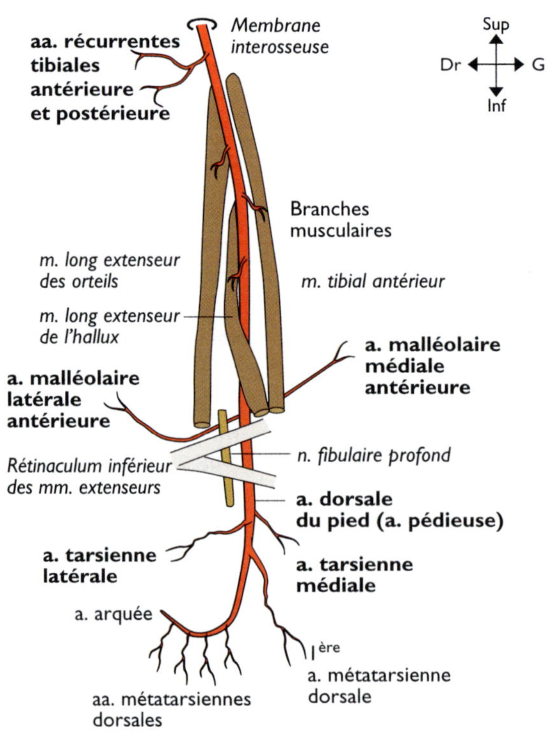

Artère tibiale antérieure
Note: vue antérieure

21. Artère poplitée

Origine : artère fémorale
Terminaison : artères tibiales antérieure et postérieure

L'a. poplitée est la continuation de l'artère fémorale à l'endroit où celle-ci passe au travers de l'hiatus tendineux de l'adducteur. Elle se termine sous l'arcade tendineuse du m. soléaire où elle se divise immédiatement en artères tibiales antérieure et postérieure.

L'artère poplitée s'étend sur une distance allant de cinq travers de doigts au-dessus du genou jusqu'à la même distance sous celui-ci.

Elle pénètre dans la fosse poplitée en dedans du fémur et devient la structure la plus profonde, séparée uniquement de la surface poplitée du fémur par de la graisse.

Elle se situe en bas sur la capsule articulaire du genou et ensuite sur le m. poplité. Le m. biceps fémoral est latéral et le m. semi membraneux est médial par rapport à l'a. poplitée.

Plus bas encore, elle chemine entre les deux chefs du m. gastrocnémien. Elle est croisée de dehors en dedans par le n. tibial et la v. poplitée. Cette dernière se situe toujours entre l'artère et le nerf.

22. Artère tibiale antérieure

Origine : artère poplitée
Terminaison : artère dorsale du pied (a. pédieuse)

Cette artère naît de la bifurcation de l'a. poplitée juste sous l'arcade tendineuse du m. soléaire, au bord distal du m. poplité.

Elle vascularise les structures du compartiment extenseur (loge antérieure) de la jambe.

Elle chemine d'arrière vers l'avant, entre les chefs du m. tibial postérieur afin de passer au dessus du bord proximal de la membrane interosseuse, en dedans du col de la fibula. Elle est accompagnée par ses veines satellites.

Elle descend alors antérieurement sur la membrane interosseuse et croise la partie distale du tibia au niveau de l'articulation talo-crurale (cheville), à mi-distance entre les malléoles. À cet endroit, elle devient l'a. dorsale du pied (a. pédieuse).

Elle se situe initialement entre le m. tibial antérieur (en dedans) et le m. long extenseur des orteils (en dehors). Elle se situe ensuite entre le m. tibial antérieur (en dedans) et le m. long extenseur de l'hallux (en dehors).

Au niveau de la cheville, elle est croisée en avant par les rétinaculums (supérieur et inférieur) des mm. extenseurs ainsi que — de dehors en dedans — par le tendon du m. long extenseur de l'hallux.

Le nerf fibulaire (péronier) profond est initialement en dehors de l'artère, dans la partie proximale de la loge des mm. extenseurs. Il passe ensuite en avant de l'a. tibiale antérieure à mi-hauteur de la jambe.

Il redevient ensuite latéral à l'artère sous le rétinaculum inférieur des mm. extenseurs.

Les veines tibiales antérieures cheminent en association étroite avec l'a. tibiale antérieure d'un bout à l'autre.

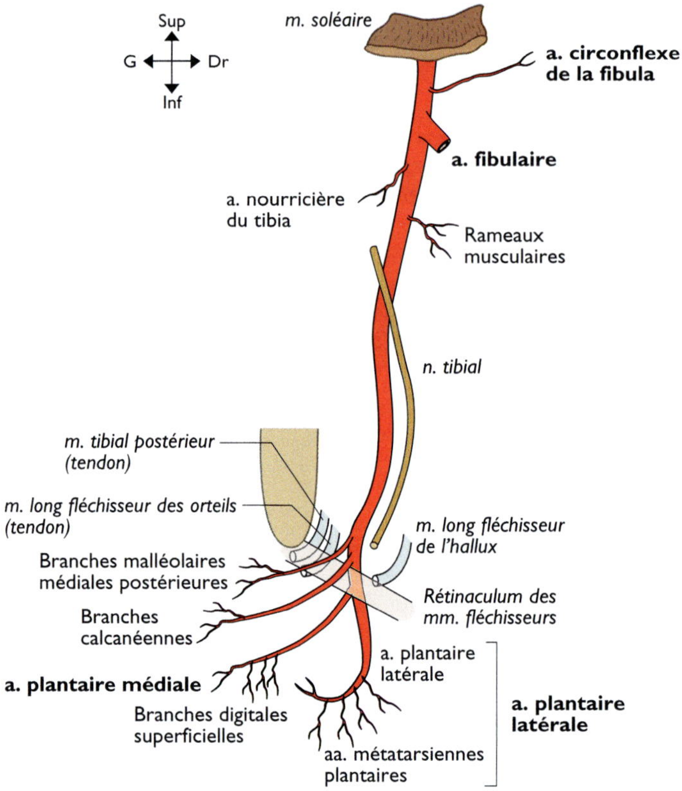

Artère tibiale postérieure

Note : vue postérieure et médiale

NDT : nous ne partageons pas les vues de l'auteur en ce qui concerne la position d u n. tibial. Celui-ci chemine latéralement par rapport à l'a. tibiale postérieure. Il se place plus bas, latéralement et postérieurement avant de se diviser plus haut et dès lors en profondeur par rapport aux aa. plantaires médiale et latérale (voir B&L CD, a. tibiale postérieure, n. tibial).

23. Artère tibiale postérieure

Origine : artère poplitée

Terminaison : artères plantaires médiale et latérale

Cette artère naît de la bifurcation de l'a. poplitée juste sous l'arcade tendineuse du m. soléaire, au bord distal du m. poplité. Elle se termine en se divisant en artères plantaires médiale et latérale, en profondeur du m. abducteur de l'hallux.

Elle vascularise les structures du compartiment postérieur de la partie inférieure de la jambe[21]. Elle est accompagnée par ses veines satellites et par le n. tibial (*NDT*). Elle se situe, de haut en bas, sur le m. tibial postérieur, le m. long fléchisseur des doigts, le tibia et la cheville.

Elle chemine en profondeur du m. gastrocnémien, du m. soléaire, du rétinaculum des mm. fléchisseurs et du m. abducteur de l'hallux.

Elle se loge, en arrière de la malléole médiale (tibiale ou interne), entre le tendon du m. long fléchisseur des orteils (en avant) et le n. tibial.

NDT : le n. tibial chemine latéralement par rapport à l'a. tibiale postérieure, dans la jambe. Il devient ensuite plutôt postéro-latéral.

Le n. tibial se divise en ses branches terminales (n. plantaire médial et n. plantaire latéral) plus haut que l'artère précitée.

Les branches nerveuses vont dès lors adopter une position plus profonde et plus proximale.

(Notons que la branche communicante avec l'artère fibulaire n'est pas illustrée ici.)

1

NDT : l'a. tibiale antérieure donne naissance aux aa. tarsiennes latérale et dorsale du pied. Cette dernière forme avec la précédente, l'a. arquée. Elle produit les aa. métatarsiennes dorsales et de là, les aa. digitales dorsales ainsi que des aa. perforantes vers le réseau plantaire. L'a. dorsale du pied donne également l'a. plantaire profonde (1er espace interosseux), rejoignant l'arcade plantaire profonde.

L'a. tibiale postérieure donne naissance à l'a. plantaire médiale, s'anastomosant à l'arcade plantaire profonde et produisant les aa. métatarsiennes plantaires et les aa. digitales plantaires.

Elle donne également naissance à une branche plus volumineuse, l'a. plantaire latérale, aboutissant à l'arcade plantaire profonde. Cette dernière donne les aa. métacarpiennes plantaires et ensuite les aa. digitales plantaires, de même que trois aa. perforantes.

21. *NDT* : c'est l'artère la plus volumineuse des deux branches terminales de l'a. poplitée. Elle fournit la majeure partie de l'apport sanguin du pied (M&D 591).

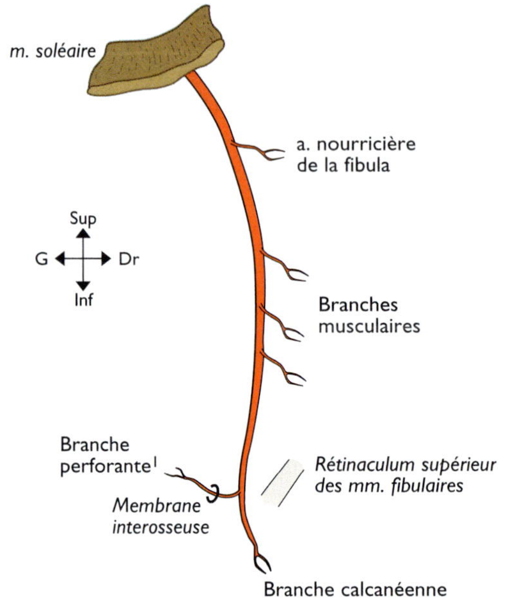

Artère fibulaire (péronière)

1. L'a. fibulaire traverse habituellement — par l'intermédiaire de cette branche perforante — la membrane interosseuse de la jambe et passe à la face dorsale du pied où elle s'anastomose avec l'a. arquée (*NDT* et M&D 592).

24. Artère fibulaire (péronière)

Origine : artère tibiale postérieure
Terminaison : branches terminales

C'est une branche de l'artère tibiale postérieure naissant 2,5 cm sous l'origine de cette dernière, soit au-dessous du bord distal du m. poplité et de l'arcade tendineuse du m. soléaire (*NDT* et M&D 591).

Elle vascularise les structures du compartiment latéral de la partie distale de la jambe. Notons qu'en raison de la proximité de la naissance des trois branches terminales de l'artère poplitée, ce point d'origine est communément appelé la « trifurcation poplitée ».

Elle chemine latéralement et vers le bas pour atteindre et longer la crête médiale de la fibula entre le m. tibial postérieur et le m. long fléchisseur de l'hallux.

Elle se divise en ses branches terminales au niveau de l'articulation tibio-fibulaire distale et du rétinaculum supérieur des mm. fibulaires.

En conséquence, si elle vascularise le compartiment fibulaires par des branches qui cheminent latéralement, l'artère péronière principale reste elle-même dans le compartiment postérieur de la jambe.

En haut, elle est couverte par le m. soléaire et le fascia profond tandis que dans la partie distale de la jambe, elle est croisée de dehors en dedans par le m. long fléchisseur de l'hallux[22].

22. *NDT* : elle est le plus souvent au sein même de ce m. long fléchisseur de l'hallux.

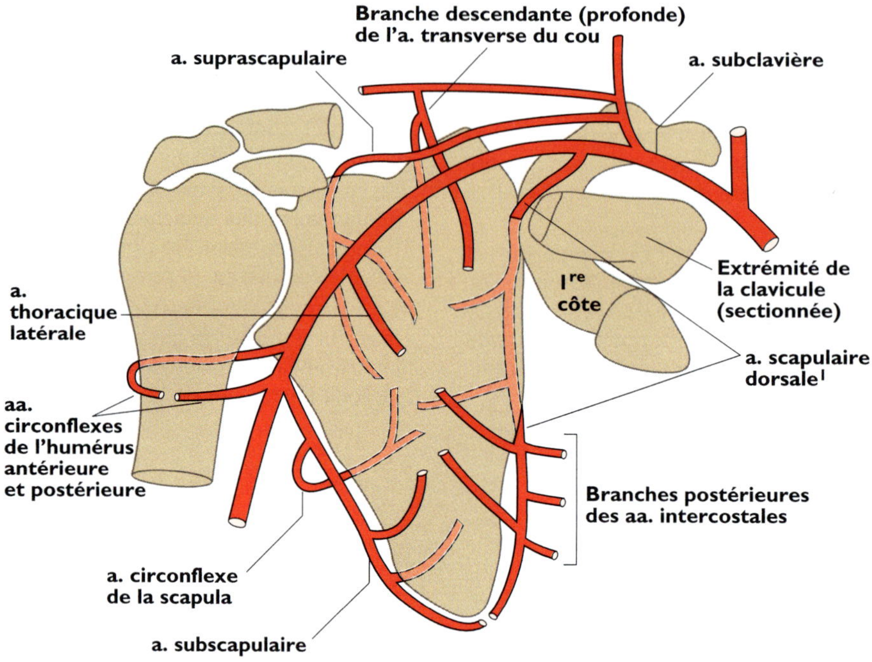

Anastomoses artérielles autour de la scapula (voir M&D 704-705 et B&L CD, a. subclavière)

1. L'a. scapulaire dorsale peut se détacher comme une branche profonde de l'a. transverse du cou ou comme une a. scapulaire dorsale indépendante émanant directement de l'a. subclavière. Elle est accompagnée par le n. dorsal de la scapula.

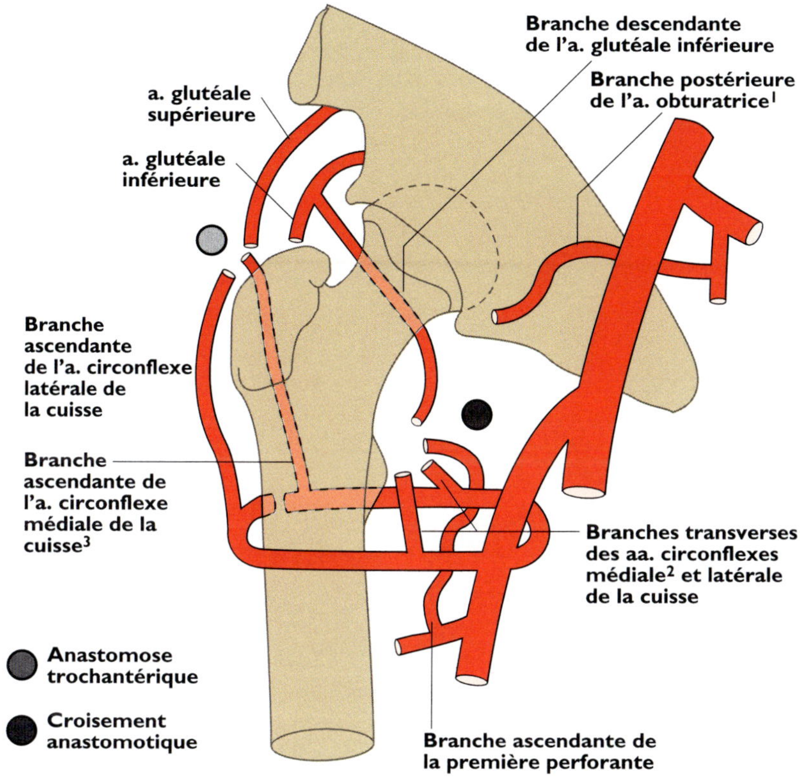

Anastomoses artérielles autour de l'articulation coxo-fémorale (voir M&D 614 et B&L CD, a. fémorale)

1. *NDT*: notons que l'a. obturatrice libère une branche acétabulaire, franchissant l'incisure acétabulaire dans le lig. de la tête fémorale (anc. lig. rond).
2. L'a. circonflexe médiale de la cuisse assure la majeure partie de l'irrigation de la tête et du col du fémur (M&D 615).
3. *NDT*: elle s'anastomose également avec l'a. obturatrice.

2

Veines

2

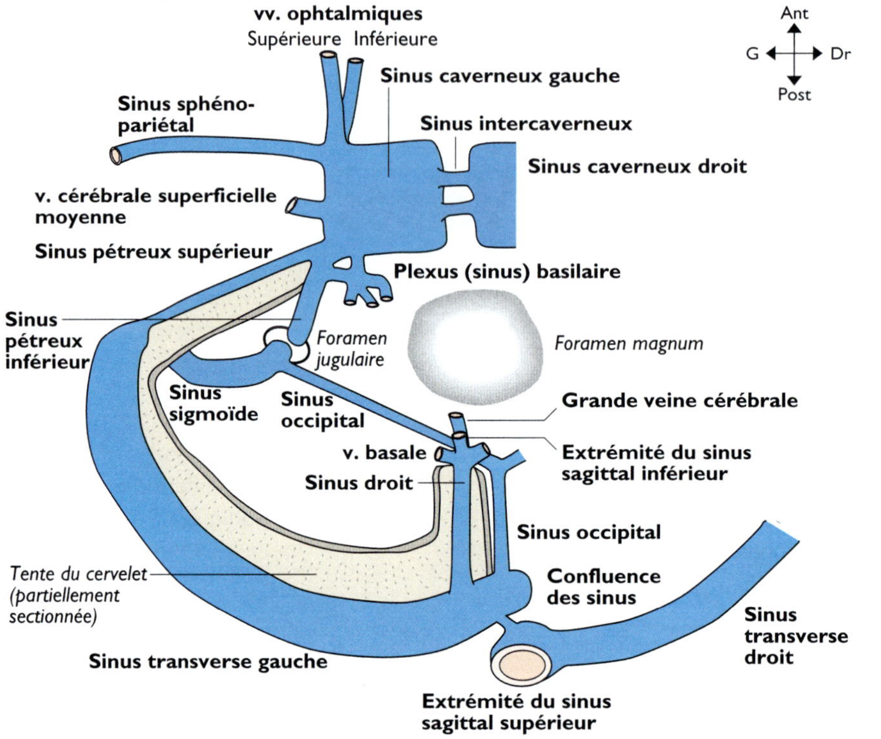

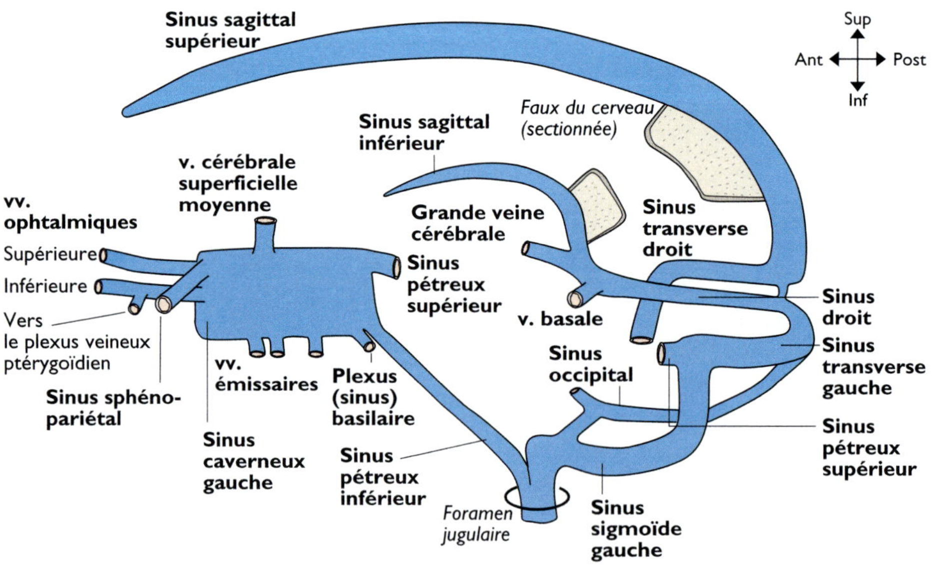

Veines et sinus intracrâniens

1. Veines et sinus intracrâniens

Origine : cerveau, cervelet et diploé du crâne

Terminaison : v. jugulaire interne

Le cerveau, le cervelet et les os du crâne sont drainés par les veines externes, internes et méningées aboutissant dans les sinus veineux de la dure-mère. Ces derniers se situent entre les couches périostée et méningée de la dure-mère :

- soit dans un espace linéaire endothélial dans son bord libre (tels que le sinus sagittal inférieur et le sinus droit),
- soit dans un espace linéaire identique, dans lequel la dure-mère se réfléchit sur l'os de la face interne du neurocrâne.

Ils se caractérisent par une paroi fine, ne contenant pas de valve et communiquant librement entre eux.

1.1 *Sinus sagittal supérieur*

Il est inclus dans le bord d'insertion supérieur (convexe) de la faux du cerveau (M&D 879). Il draine les granulations arachnoïdes (*NDT* : de Pacchioni). Il prend naissance au foramen cæcum et se jette en arrière, dans le sinus transverse droit[1]. Il est fréquemment relié en partie terminale, au sinus transverse gauche.

1.2 *Sinus sagittal inférieur*

Il chemine dans le bord inférieur libre (*NDT* : et concave) de la faux du cerveau, drainant les veines corticales médiales. Il se termine en fusionnant avec la grande veine cérébrale de Galien et les veines basales gauche et droite pour former le sinus droit.

1.3 *Sinus droit*

Il chemine à la jonction de la faux du cerveau et de la tente du cervelet sur une courte distance avant de se terminer par le sinus transverse gauche.

1.4 *Sinus transverse (latéral)*

Il se situe dans le bord latéral de la tente du cervelet, marquant fortement de son empreinte l'os occipital et la partie squameuse de l'os temporal. Il se termine dans le sinus sigmoïde juste au moment où il reçoit le sinus pétreux supérieur émanant du sinus caverneux de chaque côté.[2]

1.5 *Sinus sigmoïde*

Il creuse profondément l'os temporal au moment où il chemine vers le bas et en dedans dans le compartiment postérieur du foramen jugulaire[3] au bord inférieur duquel il s'unit au sinus pétreux inférieur pour former la veine jugulaire interne.

1.6 *Sinus caverneux*

Il se situe sur la paroi latérale du corps de l'os sphénoïde et donc de la selle turcique, de l'hypophyse et du sinus sphénoïdal. Il se trouve en dedans du gyrus médial du lobe temporal. L'a. carotide interne (le siphon carotidien) se situe dans celui-ci, avec le nerf abducens (NC VI) sur sa face latérale. Dans la paroi latérale du sinus nous trouvons de haut en bas :

- le n. oculomoteur (NC III),
- le n. trochléaire (NC IV),
- le n. ophtalmique (NC V_1)
- le n. maxillaire (NC V_2).

Il présente une structure réticulaire spongieuse et ses liaisons avec les importants autres sinus sont tantôt des voies d'alimentation et tantôt des voies de drainage. Les sinus caverneux sont reliés entre eux par deux sinus intercaverneux.

1.7 *Sinus occipital*

Il commence au foramen magnum et grimpe pour se terminer dans le confluent des sinus.

1.8 *Confluence des sinus*

Il se situe à l'extrémité postérieure et inférieure du sinus sagittal supérieur, à l'endroit où celui-ci se dirige, habituellement vers la droite, pour devenir le sinus transverse. Il communique avec les sinus droit et occipital, ainsi qu'avec le sinus transverse opposé.

1.9 *Sinus sphéno-pariétal*

Il chemine le long de la petite aile de l'os sphénoïde et aboutit dans le sinus caverneux.

1.10 *Sinus pétreux supérieur*

Il longe la partie pétreuse de l'os temporal où s'attache le bord de la tente du cervelet (grande circonférence)[4]. Il relie le sinus caverneux à la partie terminale du sinus transverse.

1.11 *Sinus pétreux inférieur*

Il chemine vers le bas et relie le sinus caverneux à la veine jugulaire interne. Celle-ci quitte ensuite le crâne à travers le foramen jugulaire (dans sa partie antérieure) accompagné du nerf glosso-pharyngien (NC IX).

1. *NDT* : proche du confluent des sinus [pressoir d'Hérophile].
2. *NDT* : il est utile de préciser que le sinus transverse gauche est habituellement prédominant (M&D 880).
3. [Trou déchiré postérieur].
4. *NDT* : soit la crête pétreuse (M&D 882).

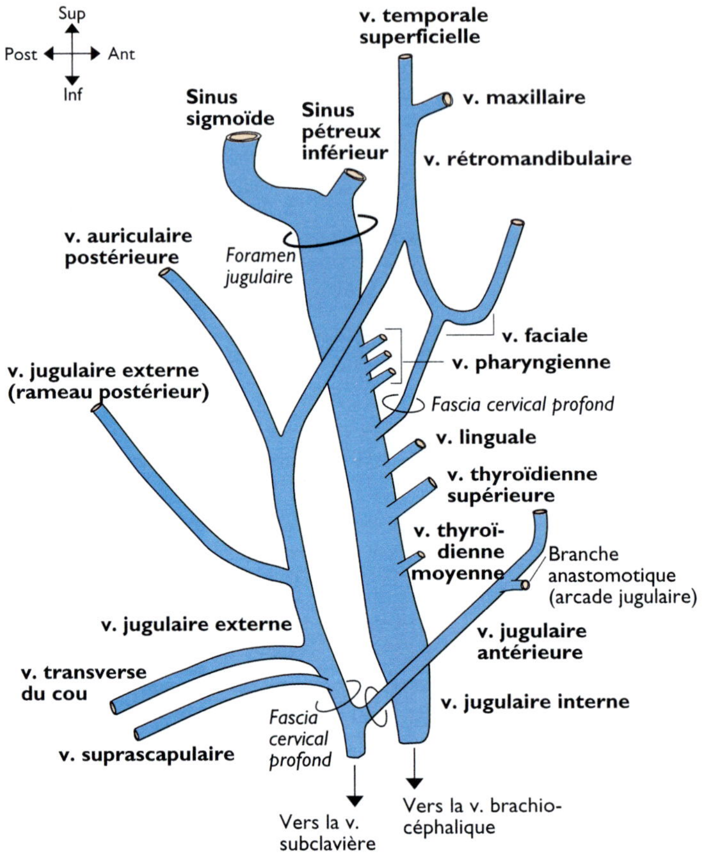

Veines jugulaires interne et externe (voir M&D 1008)

2. Veine jugulaire interne

Origine : sinus sigmoïde et sinus pétreux inférieur

Terminaison : veine brachio-céphalique

Elle chemine presque verticalement vers le bas dans la gaine carotidienne. Sa paroi est fine et élastique[5].

Ses rapports avec l'a. carotide interne sont les suivants :

- elle est postérieure à l'artère au niveau de la vertèbre CII ;
- elle lui est postéro-latérale au niveau de CIII
- et latérale au niveau de CIV.

Le nerf vague (NC X) se situe toujours entre les deux vaisseaux (*NDT* : et postérieurement).

Elle est en rapport — par l'intermédiaire de la gaine carotidienne, avec les nœuds lymphatiques profonds du cou.

Elle repose de haut en bas :

- sur la masse latérale de l'atlas (CI),
- le fascia prévertébral,
- le m. scalène moyen,
- le m. scalène antérieur
- et le dôme pleural.

Elle est croisée :

- à son origine par la racine spinale du n. accessoire (NC XI)
- par la racine inférieure de l'anse cervicale au niveau de son tiers moyen.

Elle est recouverte :

- par le m. sterno-cléido-mastoïdien
- et par le tendon du m. omo-hyoïdien dans son tiers inférieur.

3. Veine jugulaire externe

Origine : diverses branches

Terminaison : veine subclavière

Elles naît de la jonction de la veine auriculaire postérieure avec la division postérieure de la veine rétromandibulaire et se collecte dans la veine subclavière.

Le réseau veineux jugulaire externe se situe dans les tissus superficiels du cou (à l'instar du réseau veineux jugulaire antérieur). Les veines jugulaires antérieure et externe traversent le fascia profond du cou, habituellement en arrière du chef claviculaire du m. sterno-cléido-mastoïdien, pour se jeter dans la veine subclavière[6].

5. M&D 1017-1019.
6. M&D 1005-1008.

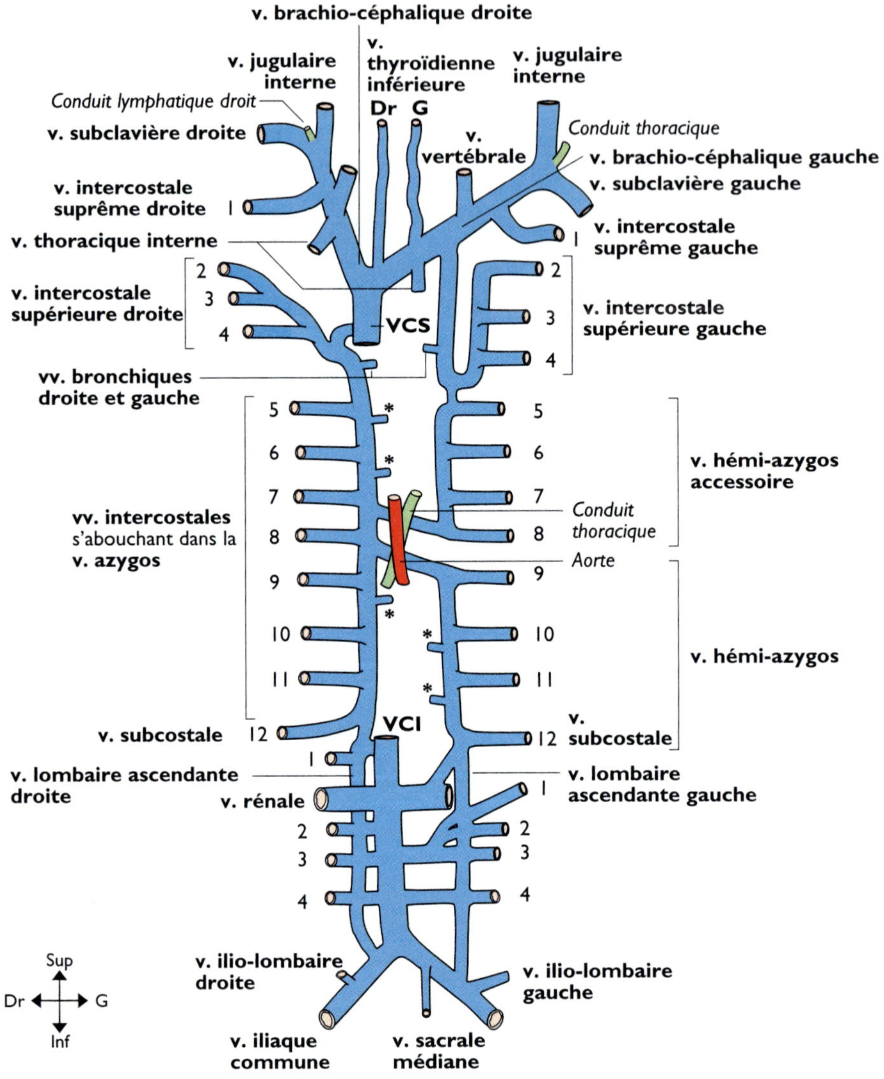

Veine cave supérieure et veine azygos

Notes :
(1) La v. hémi-azygos accessoire rejoint la v. azygos au niveau de T7 et la v. hémi-azygos au niveau de T8. Chacune de ces veines passe en arrière de l'aorte thoracique, de l'œsophage et du conduit thoracique.
(2) La v. bronchique gauche peut se jeter dans la v. hémi-azygos accessoire.
* : vv. œsophagiennes et médiastinales
VCS : v. cave supérieure
VCI : v. cave inférieure

4. Veine cave supérieure

Origine : vv. brachio-céphaliques

Terminaison : oreillette droite

Elle naît en arrière du premier cartilage costal droit et chemine en arrière du bord droit du sternum[7] où elle est en relation étroite avec les vaisseaux thoraciques internes droits[8] et le périoste sternal. Elle est occasionnellement recouverte par le segment antérieur du lobe supérieur du poumon droit. Elle est située en avant et en dehors de la trachée ; le hile pulmonaire supérieur droit et le n. phrénique droit sont appliqués sur sa face latérale droite. Elle reçoit la v. azygos par sa face postérieure au niveau de TIV. Elle aboutit à la face supérieure de l'oreillette droite, cet l'orifice étant dépourvu de tout appareil valvulaire.

4.1 *Veine brachio-céphalique gauche*

Elle est formée en arrière de l'articulation sterno-claviculaire gauche et en avant de la plèvre cervicale. Elle chemine obliquement vers le bas et vers la droite, en arrière du manubrium sternal, séparée uniquement de celui-ci par le thymus ou ses vestiges. Elle se situe en avant de l'a. carotide commune gauche et de l'a. brachio-céphalique et croise la partie antérieure et supérieure de l'arc aortique. La v. intercostale supérieure gauche se jette dans la v. brachio-céphalique gauche, contrairement à la v. intercostale supérieure droite (voir supra). Il existe d'autres collatérales (non illustrées) telles que les vv. thymiques et péricardiacophréniques (*NDT* : ces dernières peuvent être tributaires des vv. thoraciques internes également).

4.2 *Veine brachio-céphalique droite*

Elle est formée en arrière de l'articulation sterno-claviculaire droite et chemine directement en arrière de la face latérale droite du manubrium sternal, en avant et latéralement par rapport à la trachée et en avant et en dedans de la plèvre, audessus du lobe supérieur du poumon droit.

5. Veine azygos

Origine : veine cave inférieure/vv. lombaires ascendantes

Terminaison : veine cave supérieure

La veine azygos draine la région lombaire supérieure et la paroi thoracique. Il existe un réseau veineux unique pour la cavité thoracique droite et deux réseaux veineux collatéraux à gauche : la v. hémi-azygos et la v. hémi-azygos accessoire, se jetant séparément dans la v. azygos.

5.1 *Veine azygos*

Elle naît approximativement à hauteur de la veine rénale droite soit en tant que branche postérieure de la v. cave inférieure ou en tant que confluent de la v. lombaire ascendante droite et de la v. subcostale droite[9]. Elle chemine à travers l'hiatus aortique du diaphragme sous le pilier droit au niveau de la vertèbre TXII et grimpe sur la face droite des corps vertébraux derrière l'œsophage. Elle se courbe vers l'avant pour passer au-dessus du hile pulmonaire droit, en dehors de l'œsophage, de la trachée et du n. vague droit, afin de s'aboucher dans la veine cave supérieure au niveau de TIV. Ses collatérales sont :

- les 8 dernières veines intercostales postérieures droites,
- la veine intercostale supérieure droite (drainant les 2ème, 3ème et 4ème veines intercostales droites),
- les veines bronchiques et œsophagiennes
- et les deux veines hémi-azygos.

5.2 *Veine hémi-azygos*

Elle naît de la confluence de la v. lombaire ascendante gauche et de la v. subcostale gauche, avec parfois une branche de la v. rénale gauche.

Elle grimpe à travers l'hiatus aortique du diaphragme, et se dispose sur la partie latérale gauche des vertèbres thoraciques jusqu'au niveau de TIX. À cet endroit, elle se coude vers la droite, passe en arrière de l'aorte, de l'œsophage et du conduit thoracique afin de rejoindre la v. azygos à hauteur de TVIII. Elle draine les 4 dernières veines intercostales postérieures gauches (de la 9ème à la 12ème).

5.3 *Veine hémi-azygos accessoire*

Elle draine les veines intercostales postérieures gauches (de la 5ème à la 8ème)[10] et chemine vers le bas sur la partie gauche des corps vertébraux jusque TVIII où elle se dirige de la même manière que la v. hémi-azygos afin de se jeter dans la v. azygos au niveau de TVII. Elle reçoit également des collatérales des veines bronchiques et des veines œsophagiennes moyennes.

Note : les vv. intercostales antérieures se drainent dans les vv. musculo-phréniques et dans les vv. thoraciques internes.

7. *NDT* : ligne sternale droite.
8. [Vaisseaux mammaires internes].
9. M&D 155-158.
10. Voire de la 4ème à la 8ème (M&D 155).

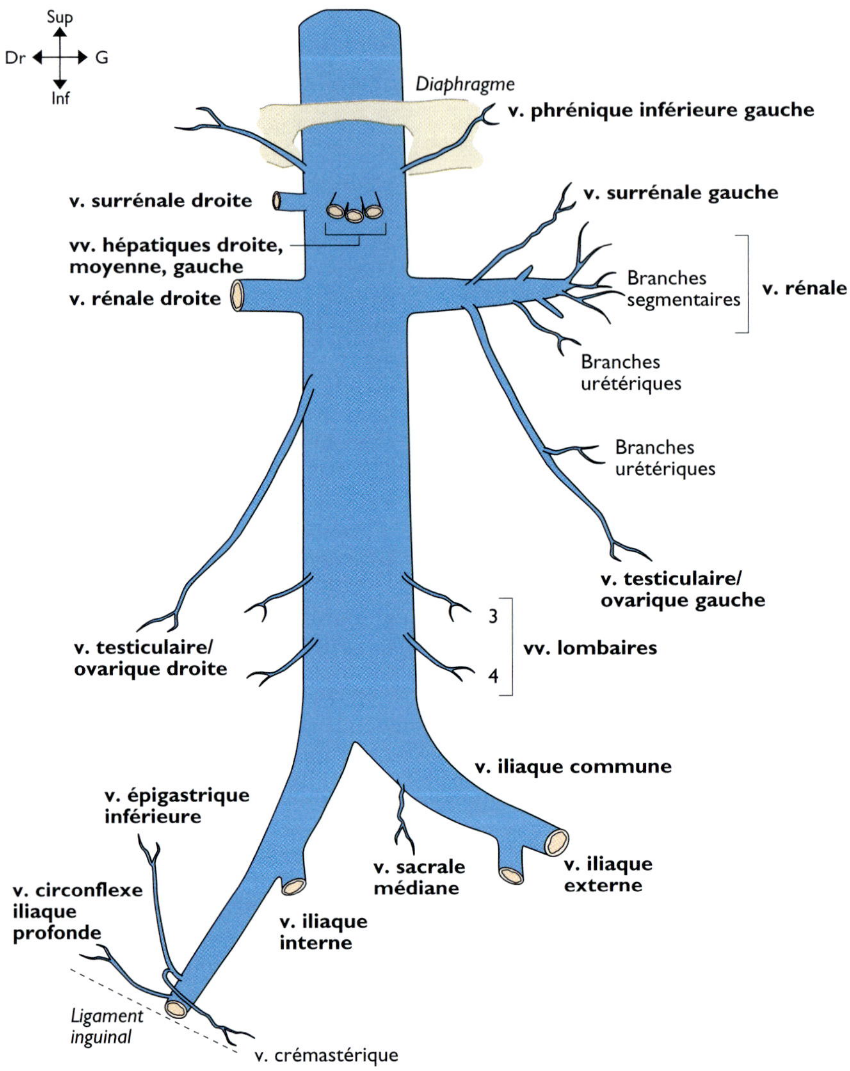

Veine cave inférieure

6. Veine cave inférieure

Origine : veines iliaques communes
Terminaison : oreillette droite

La v. cave inférieure naît de la fusion des veines iliaques communes en avant et en dehors du corps vertébral de LV. Elle se situe en arrière de l'artère iliaque commune droite.

Elle grimpe, initialement en arrière et en dehors, puis en dehors de l'aorte et se situe en avant et à droite des corps vertébraux de LV à LI.

Elle chemine, de bas en haut, sur :

- les artères lombaires droites,
- l'artère rénale droite,
- la chaîne sympathique droite,
- la glande surrénale droite,
- le pilier droit du diaphragme
- l'artère phrénique inférieure droite.

Elle est croisée, de bas en haut, par :

- la racine du mésentère (partie iléale),
- la troisième partie du duodénum,
- la tête du pancréas,
- le conduit cholédoque,
- la veine porte,
- la première partie du duodénum,
- le péritoine pariétal postérieur,
- l'area nuda du foie.

Elle est en rapport sur sa face droite, avec la glande surrénale droite et forme sous celle-ci, le bord postérieur du foramen épiploïque de Winslow.

Après son passage au travers du foramen de la v. cave (centre tendineux du diaphragme) à hauteur de TVIII, (le n. phrénique étant en dehors de la veine), elle pénètre presque immédiatement dans la face inférieure de l'oreillette droite. La valve de la v. cave inférieure (Eustache) borde la partie médiale de cet orifice.

6.1 *Veines lombaires*

Ces veines ont un drainage assez diversifié. D'ordinaire les 3ème et 4ème veines lombaires se jettent directement dans la v. cave inférieure tandis que plus haut, elles se jettent dans les vv. lombaires ascendantes et par là, dans la v. azygos et la v. hémi-azygos inférieure.

Il existe cependant tout des anastomoses habituelles entre les 3ème et 4ème vv. lombaires et les vv. lombaires ascendantes.

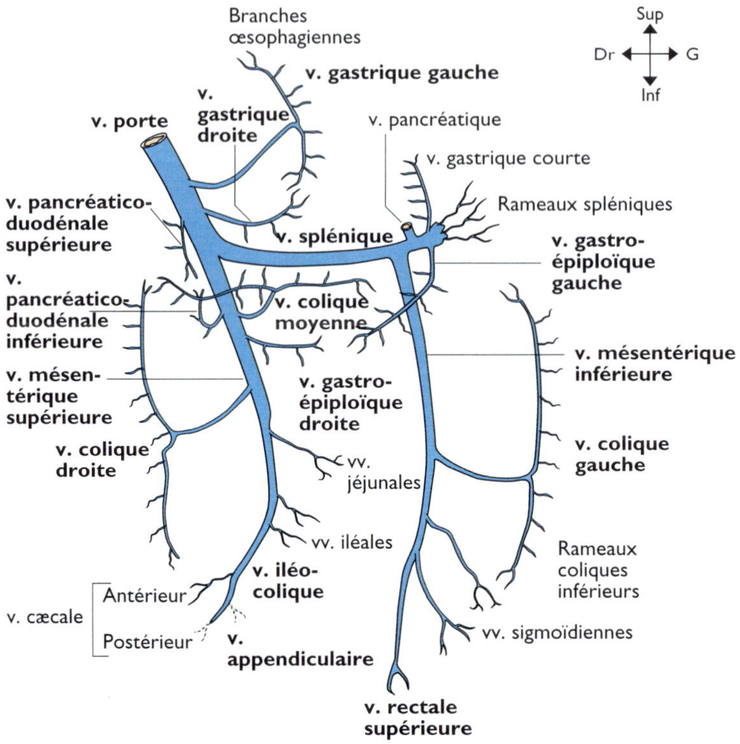
Branches œsophagiennes
v. gastrique gauche
Sup
Dr
G
Inf
v. porte
v. gastrique droite
v. pancréatique
v. gastrique courte
Rameaux spléniques
v. pancréatico-duodénale supérieure
v. splénique
v. gastro-épiploïque gauche
v. pancréatico-duodénale inférieure
v. colique moyenne
v. mésentérique inférieure
v. mésentérique supérieure
v. gastro-épiploïque droite
v. colique droite
vv. jéjunales
v. colique gauche
vv. iléales
Rameaux coliques inférieurs
v. cæcale
Antérieur
Postérieur
v. iléo-colique
v. appendiculaire
vv. sigmoïdiennes
v. rectale supérieure

Veine porte

7. Veine porte

Origine : veines mésentérique supérieure & splénique

Terminaison : v. porte hépatique et espaces porte

La veine porte hépatique est formée par l'union de la v. mésentérique supérieure et de la v. splénique au niveau du disque intervertébral LI-LII, sensiblement à droite de la ligne médiane.

Elle se situe à son origine, en arrière de l'isthme du pancréas et en avant de la v. cave inférieure. Elle chemine vers le haut en s'inclinant légèrement vers la droite. Elle passe ainsi en arrière de la première partie du duodénum et en avant de la v. cave inférieure.

Le conduit cholédoque se localise en avant et latéralement par rapport à la veine, en provenant de la droite. L'a. hépatique se place en avant et en dedans de la veine, en venant de la gauche.

Grimpant dans le bord libre du petit omentum (ou lig. hépato-duodénal), elle reste postérieure par rapport au conduit cholédoque et à l'a. hépatique. Elle forme la limite antérieure du foramen épiploïque (hiatus de Winslow).

Elle se divise en branches terminales droite et gauche lorsqu'elle pénètre dans la porte du foie (hile du foie).

7.1 *Anastomoses porto-systémiques*[11]

1. Extrémité inférieure de l'œsophage

Les veines du tiers inférieur de l'œsophage se drainent vers le bas dans la v. gastrique gauche (réseau porte).

Au-dessus de ce niveau, les vv. œsophagiennes se drainent dans la v. azygos et les vv. hémi-azygos (réseau systémique).

2. Extrémité supérieure du canal anal

Au niveau des colonnes anales à la moitié supérieure du canal anal, se situe une limite stratégique veineuse entre le drainage supérieur par la v. rectale supérieure (réseau porte via la veine mésentérique inférieure) et le drainage inférieur via les veines rectales moyennes et inférieures (réseau systémique via les vv. honteuses et iliaques internes).

3. Area nuda

À l'endroit où l'area nuda du foie entre en contact avec le diaphragme, se situe un point décisif de drainage veineux entre les veines hépatiques (réseau porte) et les vv. phréniques inférieures (réseau systémique).

4. Péri-ombilicale

Le ligament rond représente un point veineux important du fait que sa partie profonde (interne) est drainée par le système porte (via la branche gauche de la veine porte dont un rameau est la v. para-ombilicale) tandis que sa partie superficielle est drainée par le réseau systémique[12].

5. Rétropéritonéale

Les branches des vv. coliques droites et gauches et splénique (réseau porte) peuvent s'anastomoser avec des branches des veines lombaires (réseau systémique via la v. cave inférieure et le système azygos) dans la région rétropéritonéale (*NDT* : vv. systémiques rétropéritonéales).

11. M&D 278.

12. *NDT* : ce sont les vv. épigastriques superficielles à savoir :
- les vv. épigastriques supérieures rejoignant les vv. thoraciques internes et par là, la v. subclavière ;
- les vv. épigastriques inférieures se jetant dans la v. iliaque externe.

3

Voies lymphatiques

3

Les vaisseaux lymphatiques profonds suivent les artères. Les vaisseaux lymphatiques profonds sont satellites des veines.

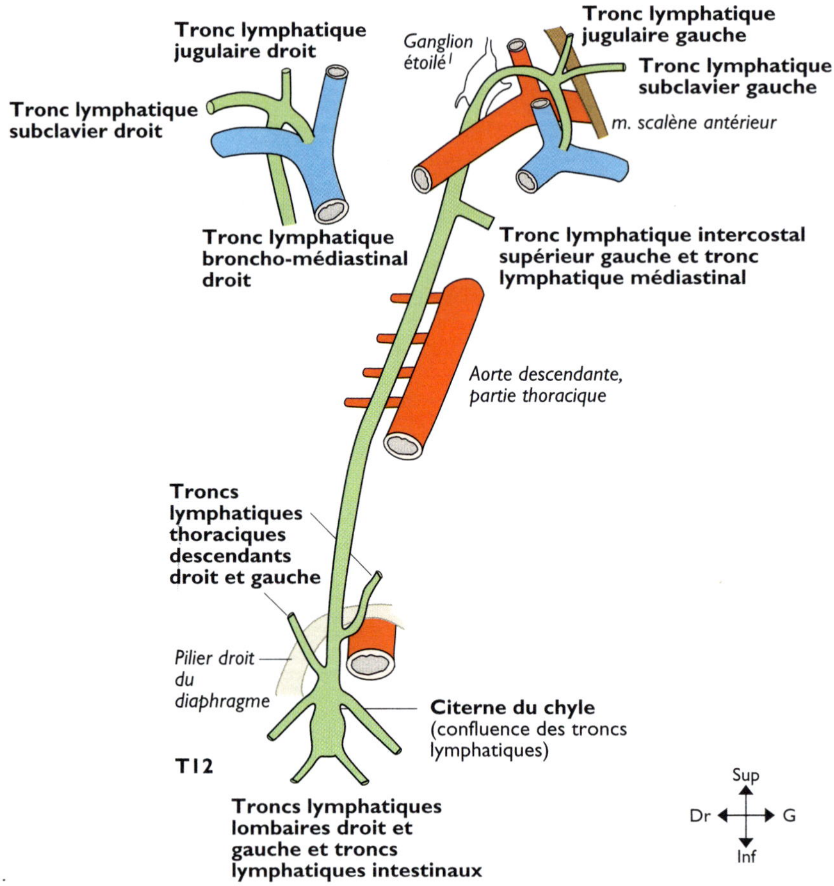

Conduit thoracique et conduit lymphatique droit

1. ganglion cervical inférieur

1. Conduit thoracique et conduit lymphatique droit

Formation : à partir de la citerne du chyle (B&L, t3 231)

Vers : la veine subclavière gauche

1.1 *Conduit thoracique*

Il reçoit :

- le tronc jugulaire gauche
- le tronc subclavier gauche
- la citerne du chyle
- la plupart des vaisseaux lymphatiques thoraciques (à l'exception de la partie supérieure du thorax)

Il draine :

- la totalité des tissus situés sous le diaphragme
- le membre supérieur gauche
- la partie gauche de la tête et du cou
- l'hémithorax gauche
- l'hémithorax inférieur droit.

Il prend son origine de la partie supérieure de la citerne du chyle, au niveau du corps vertébral de T12 (partie antérieure et latérale droite) et se situe latéralement (*NDT* : et postérieurement) par rapport à l'aorte descendante, partie abdominale.

Il passe postérieurement par rapport au pilier droit du diaphragme et monte le long des artères intercostales postérieures, l'aorte étant à sa gauche et la veine azygos à sa droite.

Il se dirige vers la gauche dans la partie moyenne du thorax, en croisant ainsi le rachis, postérieurement par rapport à l'œsophage, à la hauteur de T5.

Il poursuit vers le haut à gauche du rachis, postéro-latéralement à l'œsophage, postéro-médialement à la plèvre médiastinale supérieure et postérieurement à la partie naissante de l'artère subclavière gauche.

Il passe en avant du ganglion cervical inférieur (ganglion étoilé) avant de former une arche antérieure au-dessus des aa. vertébrale et subclavière gauches et de la coupole pleurale.

Il se situe ainsi le long de la face médiale du m. scalène antérieur. Il atteint ainsi la face postérieure et supérieure de la v. subclavière gauche, à sa jonction avec la v. jugulaire interne gauche (*NDT* : tronc veineux jugulo-subclavier gauche – M&D 155).

3

1.2 *Conduit thoracique droit (grande veine lymphatique)*

Il reçoit :

- le tronc lymphatique subclavier droit
- le tronc lymphatique jugulaire droit
- le tronc lymphatique broncho-médiastinal droit (partie supérieure droite du thorax)

Il draine :

- la partie droite de la tête et du cou
- le membre supérieur droit
- la partie supérieure de l'hémithorax droit

Habituellement, les trois troncs drainent séparément leurs territoires. Les deux premiers troncs se réunissent souvent pour donner le conduit lymphatique droit, se terminant dans la v. subclavière droite.

Dans cette éventualité, il présente un trajet très court, à partir de sa zone de formation antérieurement par rapport au m. scalène antérieur, passant au dessus de la coupole pleurale pour atteindre la v. subclavière droite, lors de sa jonction avec la v. jugulaire interne droite.

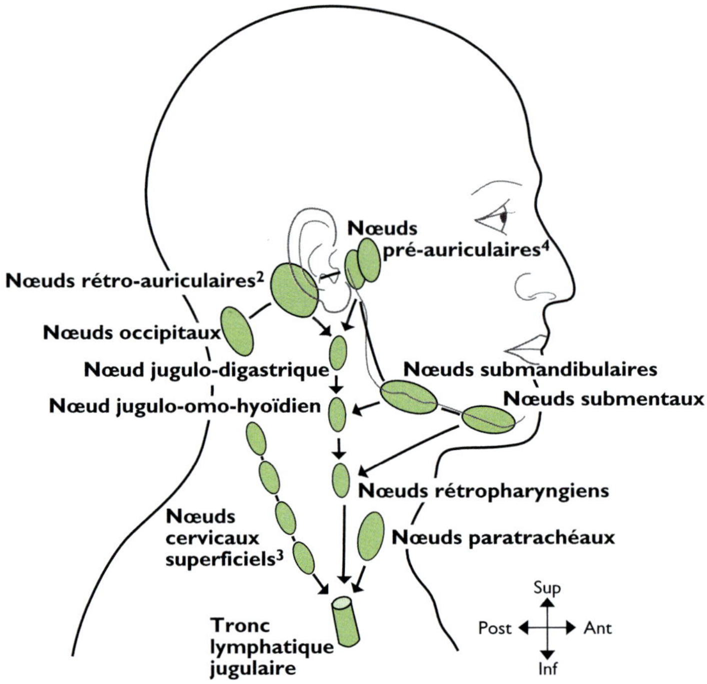

Voies lymphatiques de la tête et du cou

2. mastoïdiens
3. chaîne cervicale superficielle
4. parotidiens

2. Nœuds lymphatiques – tête et cou

2.1 *Chaîne circulaire cervico-céphalique (M&D 1036)*

Submentale (bilatérale)

- partie antérieure de la langue
- plancher buccal
- incisives et canines mandibulaires
- lèvre inférieure
- peau de la partie antérieure du menton

Submandibulaire

- lèvre supérieure
- joue
- nez
- région frontale et partie antérieure du cuir chevelu
- partie moyenne de la langue
- prémolaires et molaires mandibulaires
- toutes les dents maxillaires
- glande sublinguale
- glande submandibulaire
- moitié antérieure de la cavité nasale et des sinus ethmoïdaux

Pré-auriculaire (parotidienne) superficielle et profonde

- partie moyenne du cuir chevelu
- peau de la région temporale
- pavillon de l'oreille
- glande parotide
- partie postérieure de l'orbite

Rétro-auriculaire (mastoïdienne)

- pavillon de l'oreille
- partie postérieure du cuir chevelu

Occipitale

- partie postérieure du cuir chevelu

2.2 *Chaîne cervicale profonde*

Jugulo-digastrique

- tonsille palatine
- partie supérieure du pharynx
- partie postérieure de la langue

Jugulo-omo-hyoïdienne

- moitié postérieure de la cavité et des sinus nasaux
- palais dur et palais mou

Rétropharyngienne

- pharynx

Paratrachéale

- hypopharynx
- larynx
- trachée
- glande thyroïde
- glandes parathyroïdes

2.3 *Chaîne cervicale superficielle*

Peau des régions cervicales

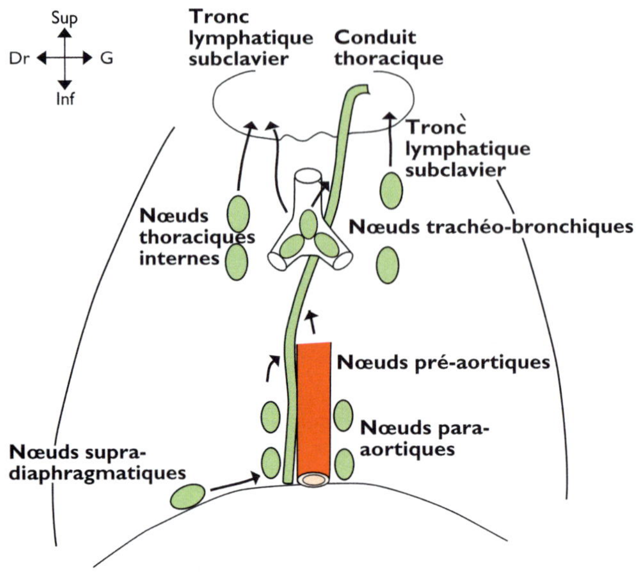

Voies lymphatiques du thorax

3. Drainage lymphatique – thorax

Nœuds lymphatiques pré-aortiques
- tiers moyen de l'œsophage

Nœuds lymphatiques supra-diaphragmatiques
- diaphragme
- espaces subphréniques
- foie : area nuda

Nœuds lymphatiques trachéo-bronchiques
- cœur et tous les feuillets péricardiques
- poumons et plèvre viscérale
- bronches extrapulmonaires
- trachée
- thymus (isthme de la glande thyroïde occasionnellement)

Nœuds lymphatiques para-aortiques
- paroi thoracique
- plèvre pariétale
- paroi abdominale antérieure

Nœuds lymphatiques thoraciques internes
- sein
- paroi thoracique antérieure
- muscles de la paroi abdominale (partie supérieure)
- diaphragme

Les nœuds lymphatiques thoraciques inférieurs droits et gauches se jettent directement dans le conduit thoracique ou via un tronc broncho-médiastinal gauche, rejoignant le conduit thoracique dans la partie postérieure du médiastin supérieur. Les nœuds thoraciques supérieurs droits sont drainés par le tronc broncho-médiastinal droit qui rejoint la veine subclavière droite soit directement soit via le conduit lymphatique droit.

Note : le drainage classique du sein se réalise par le groupe des nœuds lymphatiques axillaires antérieurs, postérieurs, infraclaviculaires et thoraciques internes. Suite à une obstruction pathologique du drainage lymphatique, celui-ci peut se dévier soit du côté controlatéral, soit vers les nœuds cervicaux, hépatiques et inguinaux, soit vers la cavité péritonéale.

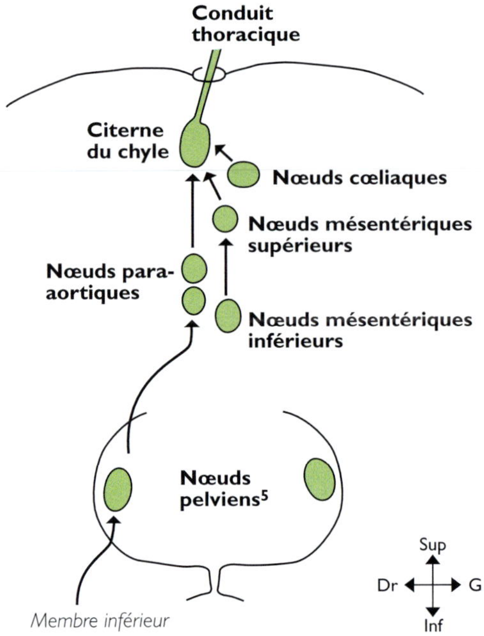

Voies lymphatiques de l'abdomen

5. Il faut classiquement distinguer des nœuds pelviens viscéraux et des nœuds pelviens pariétaux (ces derniers comportent les nœuds iliaques communs, internes et externes).

4. Drainage lymphatique – abdomen

Nœuds lymphatiques cœliaques

- tiers inférieur de l'œsophage
- estomac et grand omentum (M&D 225, 241)
- première partie et deuxième partie (portion supérieure) du duodénum
- rate
- pancréas (M&D 260)
- foie (M&D 270)
- vésicule biliaire (M&D 274)

Nœuds lymphatiques mésentériques supérieurs

- deuxième partie (portion inférieure), troisième et quatrième parties du duodénum (M&D 242)
- jéjunum
- iléum
- cæcum et appendice vermiforme
- côlon ascendant
- côlon transverse

Nœuds lymphatiques mésentériques inférieurs

- partie distale du côlon transverse
- côlon descendant
- côlon sigmoïde
- partie supérieure du rectum et muqueuse rectale jusqu'à la ligne pectinée

Nœuds lymphatiques para-aortiques (ou latéro-aortiques – M&D 253)[1]

- surface inférieure du diaphragme
- glande surrénale
- rein
- gonades (et trompes utérines chez la femme)
- partie supérieure et latérale de l'utérus
- uretère
- foie : area nuda
- paroi abdominale postérieure

Nœuds lymphatiques pelviens latéraux (ou lymphatiques iliaques)[2]

- partie inférieure du rectum et la ligne pectinée
- bas-uretère
- vessie
- urètre
- chez la femme :
  - utérus
  - col utérin
  - partie supérieure du vagin
  - clitoris
  - petites lèvres de la vulve
- chez l'homme :
  - conduit déférent
  - glandes séminales
  - prostate
  - bulbe du pénis
  - testicule (M&D 200)

Les structures entodermiques (ou endoderme) (tube digestif et structures dérivées) sont drainées par les nœuds lymphatiques situés le long de leurs artères et ont la même appellation que les vaisseaux auxquels ils sont ainsi associés. Ces voies ne sont dès lors pas listées individuellement. Leur nombre et leur position exacte sont variables. Par contre, les groupes de nœuds lymphatiques plus haut situés (liste reprise plus haut) sont cependant constants.

1. Selon la terminologie internationale, il faut distinguer des nœuds aortiques latéraux, pré-aortiques et post-aortiques. Ces nœuds dépendent des nœuds lombaires gauches. Les nœuds lombaires droits sont notamment les nœuds caves (latéraux, pré-caves et post-caves).
2. Selon la terminologie internationale, il faut distinguer les nœuds lymphatiques pelviens pariétaux (divisés en nœuds iliaques communs, iliaques externes et iliaques internes) et viscéraux. Ceux qui sont décrits ici sont uniquement les nœuds pelviens viscéraux.

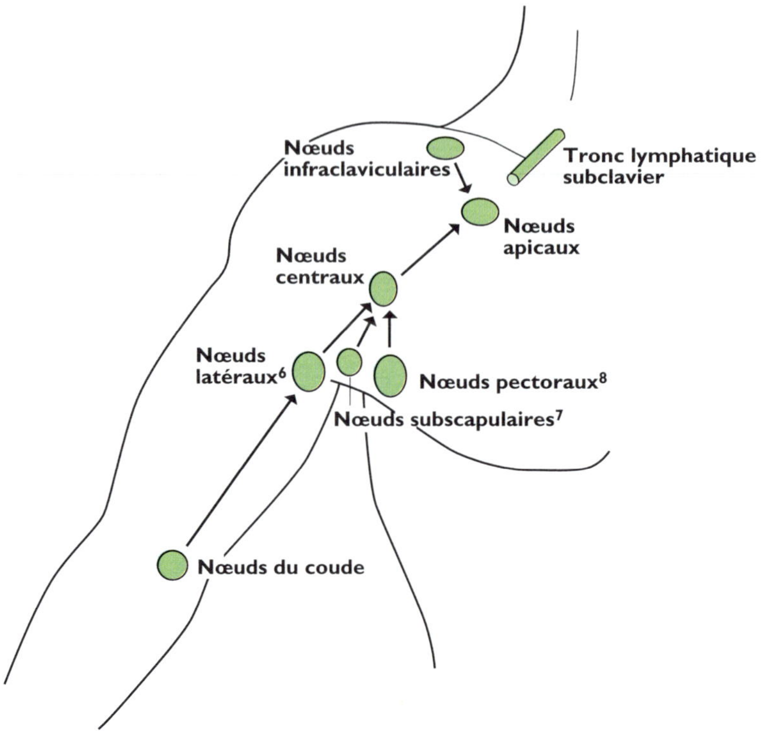

Voies lymphatiques du membre supérieur

6. huméraux ou brachiaux
7. ou postérieurs
8. ou antérieurs

5. Drainage lymphatique – membre supérieur

5.1 *Nœuds lymphatiques axillaires*

Nœuds lymphatiques pectoraux (antérieurs)

- sein
- paroi thoracique antérieure
- partie supérieure de la paroi abdominale antérieure

Nœuds lymphatiques subscapulaires (postérieurs)

- paroi thoracique postérieure
- prolongement axillaire du sein
- partie supérieure de la paroi abdominale postérieure

Nœuds lymphatiques huméraux (brachiaux ou latéraux)

- bras
- avant-bras
- main

Nœuds lymphatiques centraux

Nœuds lymphatiques apicaux

Nœuds lymphatiques supratrochléaires (du coude)

- peau de la face antérieure du bras et de l'avant-bras

Nœuds lymphatiques infraclaviculaires

- peau de l'épaule
- peau de la base du cou
- peau de la partie supérieure de la paroi thoracique antérieure
- sein

3

Un moyen mnémotechnique commode permettant de retenir les nœuds axillaires est le terme « APICAL » :

A : pour antérieur

P : pour postérieur

I : pour infraclaviculaire

C : pour central

A : pour apical

L : pour latéral

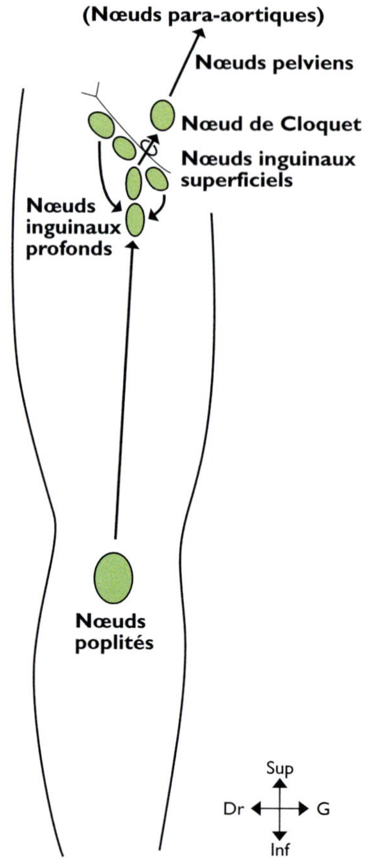

Voies lymphatiques du membre inférieur

6. Drainage lymphatique – membre inférieur

6.1 *Nœuds lymphatiques inguinaux superficiels*

- fond de l'utérus (via le ligament rond utérin)
- peau du pénis
- grandes lèvres de la vulve (correction du traducteur)/scrotum
- peau des régions fessières
- peau de la partie inférieure de la paroi abdominale, jusqu'à l'ombilic
- peau de la cuisse, de la face antérieure de la jambe et du dos du pied
- peau du périnée antérieur

6.2 *Nœuds lymphatiques inguinaux profonds*

- périnée antérieur
- cuisse
- jambe
- pied

6.3 *Nœuds lymphatiques poplités*

- peau de la plante du pied
- peau de la face postérieure de la jambe

Note : le nœud lymphatique de Cloquet est le nœud lymphatique le plus haut situé du membre inférieur. Il se situe habituellement juste dans le canal fémoral, sous le ligament inguinal, en dedans de la veine fémorale et en dehors du ligament lacunaire.

Les nœuds lymphatiques inguinaux superficiels se drainent *en partie* (*NDT*) – via l'hiatus saphène – dans les nœuds lymphatiques inguinaux profonds et par là, via le canal fémoral, dans le nœud lymphatique de Cloquet et les nœuds iliaques internes.

NDT : la majeure partie de la lymphe qui provient de ces nœuds lymphatiques inguinaux superficiels passe directement dans les nœuds lymphatiques iliaques externes répartis le long de la veine iliaque externe (M&D 527).

4

Système nerveux autonome

Le système nerveux autonome, comme son nom l'indique, est un système de régulation interne (ou viscérale), très largement contrôlé de manière autonome mais qui est influencé, par extension, par l'activité somatique et la sensibilité spéciale (activité sensorielle). Il contrôle l'activité des viscères, des glandes, des vaisseaux sanguins, du cœur et de la musculature lisse.

Ses deux divisions – sympathique et parasympathique – fonctionnent de manière complémentaire.

Le **système sympathique** est actif lors des situations d'urgence ou de stress, chaque fois que l'apport sanguin s'avère rapidement nécessaire au niveau des muscles, de l'encéphale, circulation qui peut ainsi être déviée de la peau ou du système digestif.

Il provoque dès lors une vasoconstriction sélective, une augmentation de la fréquence cardiaque et de la pression sanguine, avec bronchodilatation, diminution du péristaltisme intestinal et fermeture des sphincters digestifs.

Il existe en plus deux actions supplémentaires au niveau de l'extrémité céphalique, à savoir une dilatation de la fente palpébrale et une dilatation pupillaire (mydriase).

De manière moins aiguë, certains nerfs somatiques transportent des fibres sympathiques vers la peau, permettant ainsi la régulation constante de la température par modulation de la sudation, du flux sanguin, de la pilo-érection,

Par opposition, l'**activité parasympathique** est prédominante durant les périodes d'activité plus calme, durant le repos, durant et après la prise de nourriture, lors de l'activité sécrétoire des glandes salivaires et lorsque la nourriture est en voie de digestion.

On observe une activité intestinale maximale ainsi qu'une production normale des secrétions glandulaires muqueuses au travers du corps entier.

Le rythme cardiaque ralenti, la pression artérielle diminuée, les bronches en constriction afin de diminuer l'espace mort au niveau des voies aériennes. Les pupilles sont en constriction (myosis).

Une activité particulière du système parasympathique consiste en l'accommodation du cristallin pour permettre la vision rapprochée.

Les nerfs moteurs (efférents) des deux systèmes sont accompagnés par des fibres afférentes (sensitives) viscérales générales qui détectent la dilatation viscérale, la contraction excessive des muscles lisses, la faim, la nausée, l'excitation sexuelle.

Les sensations viscérales (voir plus loin) provenant du cœur et des poumons sont probablement à la fois sympathiques et parasympathiques alors qu'au niveau de l'abdomen, elles sont essentiellement sympathiques. Les sensations émanant des organes pelviens ou d'origine cloacale sont acheminées par les fibres parasympathiques.

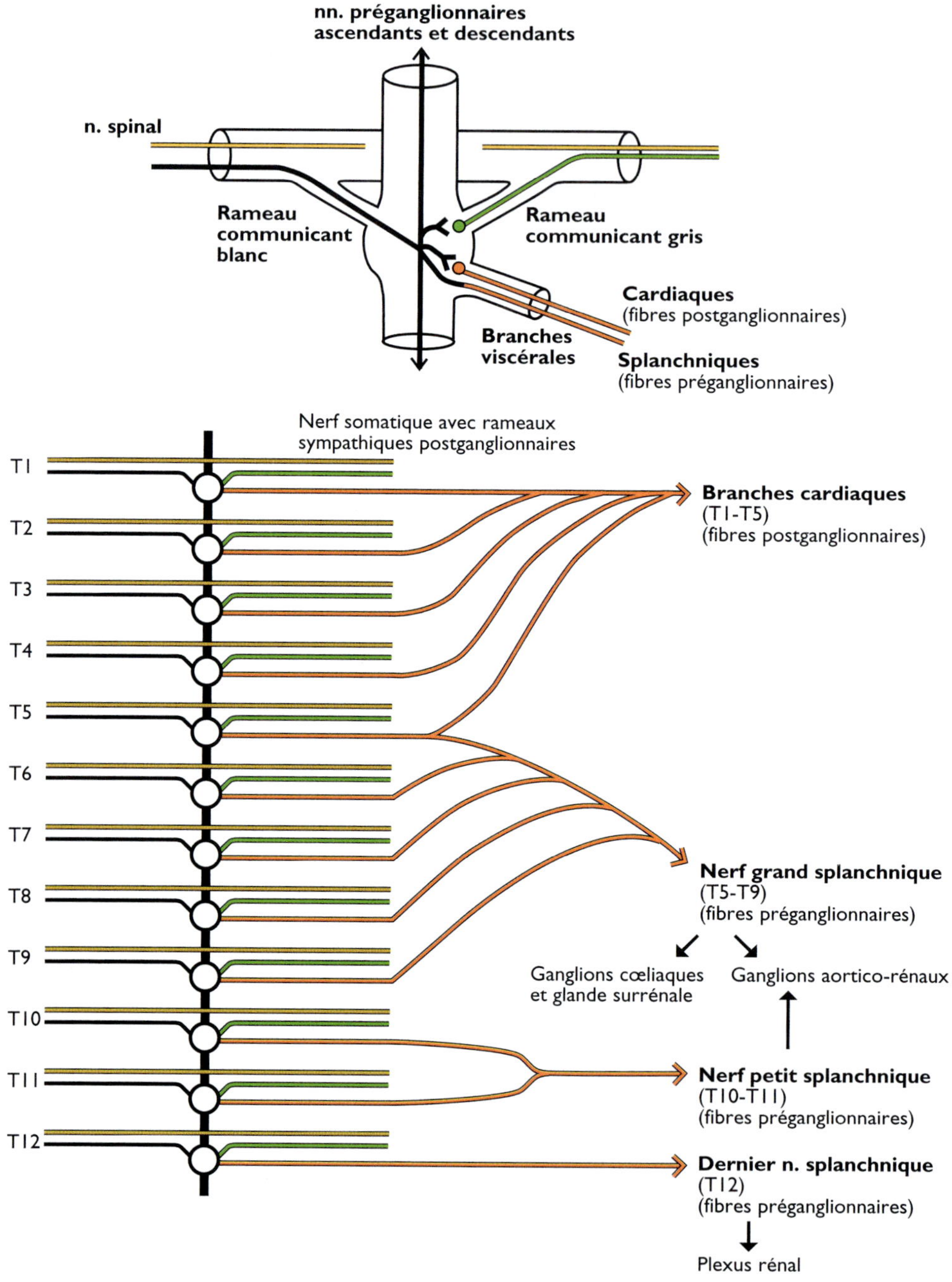

Sympathique thoracique (T1-T12)

Note : tous les nerfs splanchniques font relais dans des ganglions collatéraux.

1. Système sympathique (M&D 45-51)

Les dix règles suivantes résument l'activité générale du système sympathique :

1. La fonction motrice sympathique stimule : la sudation[1], la pilo-érection et la vasoconstriction cutanée. Au travers du reste du corps, il contrôle le calibre vasculaire et le tonus des muscles lisses, il stimule la fermeture des sphincters (pylore, sphincter anal interne, vésical). Il diminue la sécrétion glandulaire. Il provoque l'éjaculation, la bronchodilatation. Il augmente le rythme cardiaque.
2. Il présente de plus, deux fonctions particulières au niveau de l'extrémité céphalique, à savoir la dilatation pupillaire et l'augmentation de la fente palpébrale.
3. Les efférences sympathiques en provenance de la moelle épinière proviennent uniquement des corps cellulaires préganglionnaires situés dans les cornes latérales[2] de T1 à L2. Ces fibres préganglionnaires myélinisées (figurant en noir) quittent la corne ventrale par la racine motrice somatique mais abandonnent rapidement le rameau ventral pour rejoindre le ganglion de la chaîne sympathique paravertébrale par un rameau communicant blanc.
4. Bien que les connections spinales de la chaîne ganglionnaire sympathique soient situées uniquement entre T1 et L2[3], cette chaîne s'étend à la longueur totale du rachis grâce à sa continuité par un ganglion paravertébral situé au niveau de chaque nerf spinal dans la région lombo-sacrale ainsi que par trois ganglions situés au-dessus de T1 à savoir les ganglions cervicaux supérieur, moyen et inférieur. Le ganglion cervical inférieur est habituellement fusionné avec le ganglion du niveau T1 et ensemble, ils forment le ganglion étoilé.
5. Lorsque les fibres préganglionnaires atteignent un ganglion de la chaîne sympathique, deux alternatives s'offrent à elles. Elles peuvent quitter le ganglion (avec ou sans synapse) pour se distribuer en périphérie. Elles peuvent passer à un niveau ganglionnaire supérieur ou inférieur avant de quitter la chaîne paravertébrale (avec ou sans synapse) pour se distribuer également en périphérie (voir ci-après). C'est ainsi que les fibres sympathiques thoraciques supérieures innervent le membre supérieur, la tête et les région cervicales alors que les fibres sympathiques thoraciques inférieures et lombaires hautes innervent la partie inférieure du tronc et le membre inférieur.
6. Dans le ganglion paravertébral que l'innervation sympathique est destinée à quitter, les fibres préganglionnaires font toujours une synapse et quittent en tant que fibres postganglionnaires sauf si elles sont destinées à l'intestin ou à la glande surrénale, auquel cas elles continuent en tant que fibres préganglionnaires.
7. Chaque ganglion possède une branche somatique (latérale) à partir de laquelle des fibres postganglionnaires non myélinisées (représentées en vert) passent dans le rameau communicant gris afin d'atteindre le nerf somatique de cet étage.
8. Chaque ganglion possède une branche viscérale (médiale) (représentée en rouge) qui innerve les organes internes tels que le cœur, par des fibres postganglionnaires non myélinisées. Notons que les fibres destinées à l'intestin et à la glande surrénale, sous la forme des nerfs splanchniques abdomino-pelviens (grand, petit, dernier, nn. lombaires et nn. sacraux), sont toutes préganglionnaires. (voir point 6 plus haut). Elles font synapse dans des ganglions collatéraux plus proches des organes devant être innervés (il s'agit des ganglions prévertébraux suivants : ganglions cœliaques, aortico-rénaux, mésentériques supérieurs, mésentériques inférieurs, etc.) avant de devenir postganglionnaires. La glande médullaire surrénale peut être considérée comme un « ganglion sympathique ».
9. En plus des fibres somatiques et viscérales, les trois ganglions cervicaux possèdent des branches vasculaires (antérieures) (représentées en gris) qui se distribuent comme l'illustre le schéma[4]. Ces branches vasculaires permettent une plus large distribution du système sympathique au niveau intracrânien ainsi qu'aux vaisseaux importants que ne le permettent les branches somatiques et viscérales classiques. Pour la fonction particulière de dilata-

1. Le système parasympathique stimule toute la sécrétion glandulaire à l'exception des glandes sudoripares.
2. colonnes cellulaires intermédio-latérales
3. soit l'extrémité caudale de la moelle
4. Notons que le système nerveux sympathique se distribue pratiquement à toutes les parties du corps, à l'exception toutefois des tissus avasculaires comme le cartilage et les ongles (M&D 51).

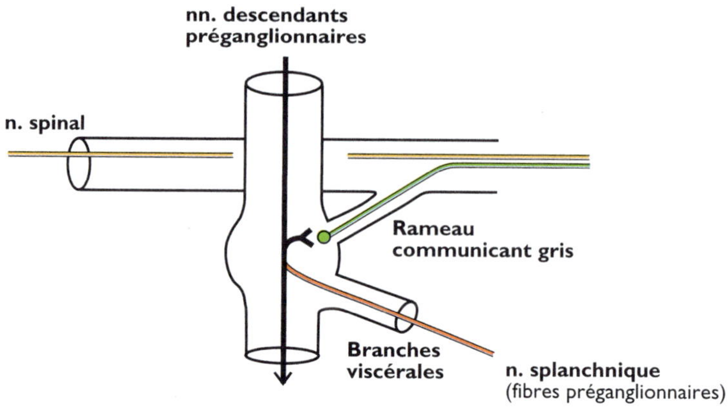

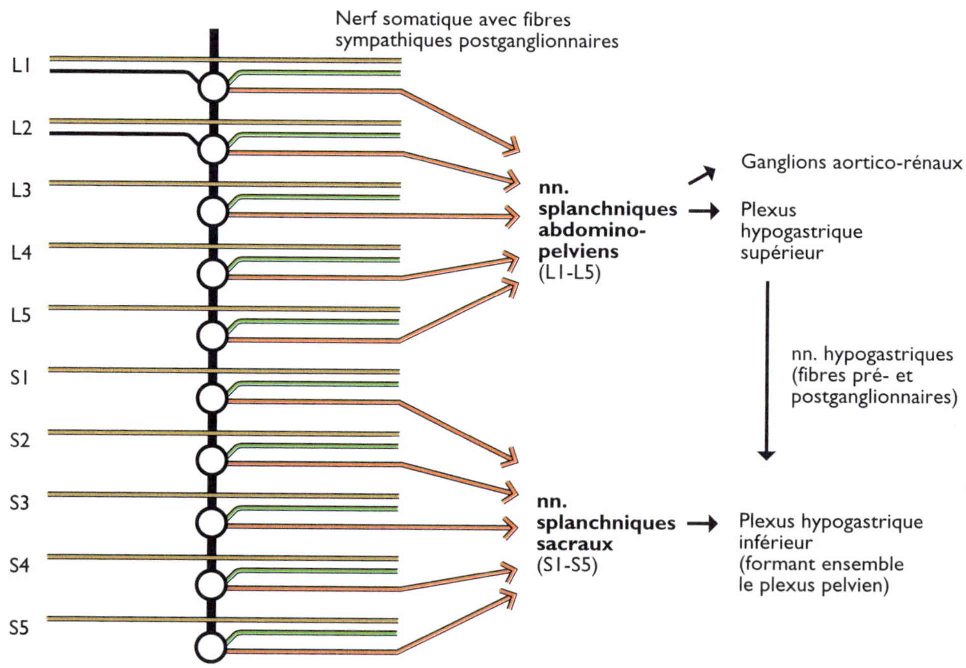

Sympathique lombo-sacral (L1-S5)

Note : L1 et L2 possèdent des rameaux communicants blancs. Les nerfs splanchniques lombaires et sacraux sont tous préganglionnaires. Ils font synapse dans le plexus hypogastrique inférieur et parfois pour certains, dans le plexus hypogastrique supérieur.

tion pupillaire et d'augmentation de la fente palpébrale, ces fibres sympathiques sont distribuées via les nerfs crâniens – respectivement par le n. oculomoteur (NC III) et le n. ophtalmique (branche du n. trijumeau (NC V).[5]

10. Les fibres sympathiques afférentes (sensitives) (non illustrées) en provenance des viscères remontent le long des branches viscérales efférentes. Elles passent au travers des ganglions de la chaîne sympathique et des rameaux communicants blancs. Elles rejoignent ainsi par la racine spinale, leurs corps cellulaires dans les ganglions spinaux (M&D 44). Elles pénètrent dans la corne postérieure de la moelle épinière avec les fibres somatiques sensitives.[6] Notons que les rameaux communicants gris contiennent uniquement les fibres sympathiques efférentes postganglionnaires alors que les rameaux communicants blancs contiennent à la fois les fibres sympathiques efférentes préganglionnaires et les fibres sympathiques afférentes.

2. Système parasympathique

Les dix règles suivantes résument le plan l'activité générale du système parasympathique :

1. La fonction motrice parasympathique stimule : les sécrétions glandulaires et particulièrement les glandes salivaires et les glandes muqueuses dans la totalité du corps ; le péristaltisme, l'ouverture des sphincters (pylore et sphincter interne de l'anus) ; l'érection pénienne ; le ralentissement du rythme cardiaque et la bronchoconstriction.
2. Deux fonctions particulières au niveau cervico-céphalique sont la constriction pupillaire (myosis) et l'accommodation pour la vision rapprochée.
3. Les efférences parasympathiques de l'organisme s'effectuent uniquement avec les nerfs crâniens III, VII, IX, X et les segments sacraux S2, S3 et S4.
4. Toutes les fibres efférentes préganglionnaires myélinisées (représentées en rouge) destinées à innerver les structures cervico-céphaliques proviennent du tronc cérébral, en empruntant le trajet des nerfs crâniens (III, VII et IX) et se dirigent vers les ganglions parasympathiques spécifiques où se réalisent les synapses (voir le schéma p. 78).
5. Chacun de ces ganglions parasympathiques périphériques (ciliaire, ptérygo-palatin, submandibulaire et otique) ont comme caractéristique commune d'avoir :
   a) une synapse parasympathique,
   b) le passage d'une branche sensitive du nerf trijumeau (NC V),
   c) et des fibres vasomotrices du système sympathique passant également au travers du ganglion (voir le schéma p. 79).

   Après la traversée ganglionnaire, la branche sensitive du nerf trijumeau véhicule vers l'organe concerné, les fibres parasympathiques postganglionnaires non myélinisées (également représentées en rouge) ainsi que les fibres sympathiques.
6. Chaque nerf vague (NC X) a deux branches parasympathiques cervicales qui passent sous le cœur et ainsi chaque nerf vague continue à alimenter en fibres parasympathiques les structures thoraciques et abdominales aussi loin que les deux tiers du côlon transverse[7]. Les fibres préganglionnaires présentent une synapse dans les ganglions périphériques de telle manière que les fibres postganglionnaires sont habituellement courtes.
7. Le parasympathique sacral (S2, S3, S4) prend naissance dans la substance grise de la corne latérale de la moelle épinière mais émerge via la corne ventrale et les fibres ainsi formées constituent le nerf splanchnique pelvien. Chaque nerf rejoint son plexus hypogastrique inférieur (les plexus droit et gauche forment ensemble le plexus pelvien) et par là, atteint les parois des viscères pelviens où les fibres préganglionnaires font synapse dans de petits ganglions avant distribution dans l'organe concerné. À gauche, les fibres postganglionnaires passent au-dessus du côlon gauche et le tiers gauche du côlon transverse via le plexus hypogastrique supérieur et ainsi autour des vaisseaux coliques.

5. Elles atteignent ces nn. crâniens par l'intermédiaire des plexus péri-artériels carotidiens (M&D 47).

6. Les sensibilités viscérales réflexes (inconscientes) et certaines sensibilités douloureuses sont acheminées par les fibres viscérales afférentes accompagnant en sens inverse les fibres parasympathiques. La plupart des influx viscéraux douloureux (en provenance du cœur et de la plupart des organes de la cavité abdominale) rejoignent le système nerveux central via les fibres viscéro-afférentes accompagnant les fibres sympathiques.

7. *NDT* : selon d'autres auteurs, l'angle gauche (splénique) du côlon marque la limite entre l'innervation par le parasympathique crânien et le parasympathique sacral (M&D 50).

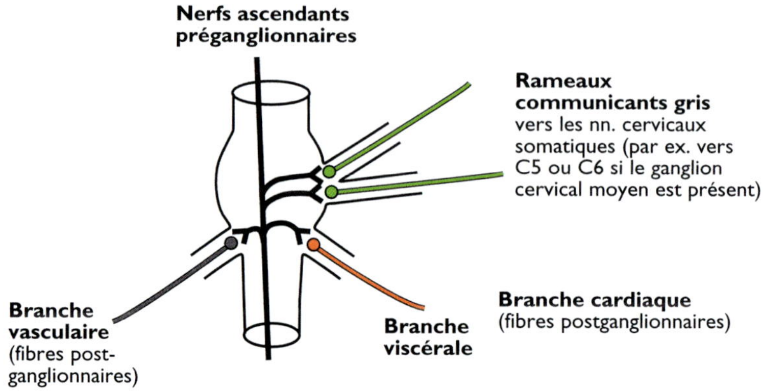

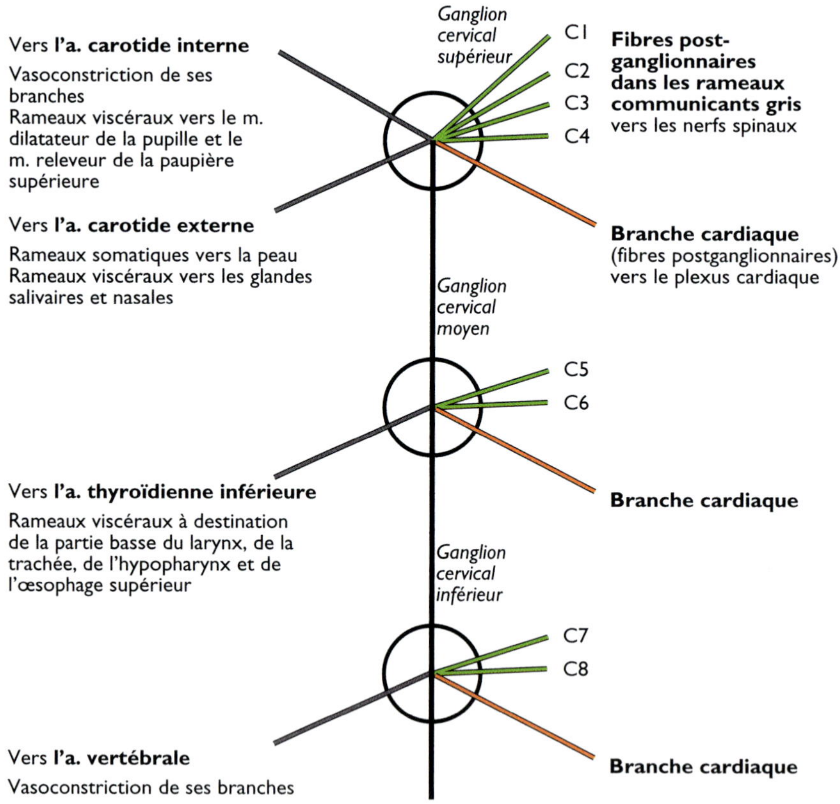

Sympathique cervical (C1-C8)

8. Bien que ne faisant pas partie au sens strict du système parasympathique, il existe des fibres afférentes (sensitives) associées à ce système. Dans le nerf vague (NC X) il existe des fibres afférentes viscérales générales du thorax et de l'abdomen (douleur transmise projetée, dilatation viscérale, etc.) dont les corps cellulaires se situent dans le ganglion inférieur du NC X et dont les connections centrales se situent probablement dans le noyau du tractus solitaire ou le noyau dorsal de ce même NC X.
9. D'autres fibres sensitives empruntent le système parasympathique. Ce sont :
   a) les fibres viscéro-afférentes spéciales du goût ;
   b) les fibres en provenance des barorécepteurs (sinus carotidien) et des chémorécepteurs (corpuscule carotidien).
10. a) Les sinus et corpuscule (glomus) carotidiens sont innervés à la fois par le nerf glosso-pharyngien (NC IX) et le nerf vague (NC X), dont les corps cellulaires se situent dans leurs ganglions inférieurs respectifs.
   b) La sensibilité gustative est véhiculée par les NC VII, IX et X. Les corps cellulaires du NC VII destinés au goût se situent dans le ganglion géniculé. Ceux des NC IX et X se situent dans les ganglions inférieurs respectifs. Les connections centrales se situent dans le noyau du tractus solitaire (voir la table résumée des noyaux et fibres des nerfs crâniens).

4

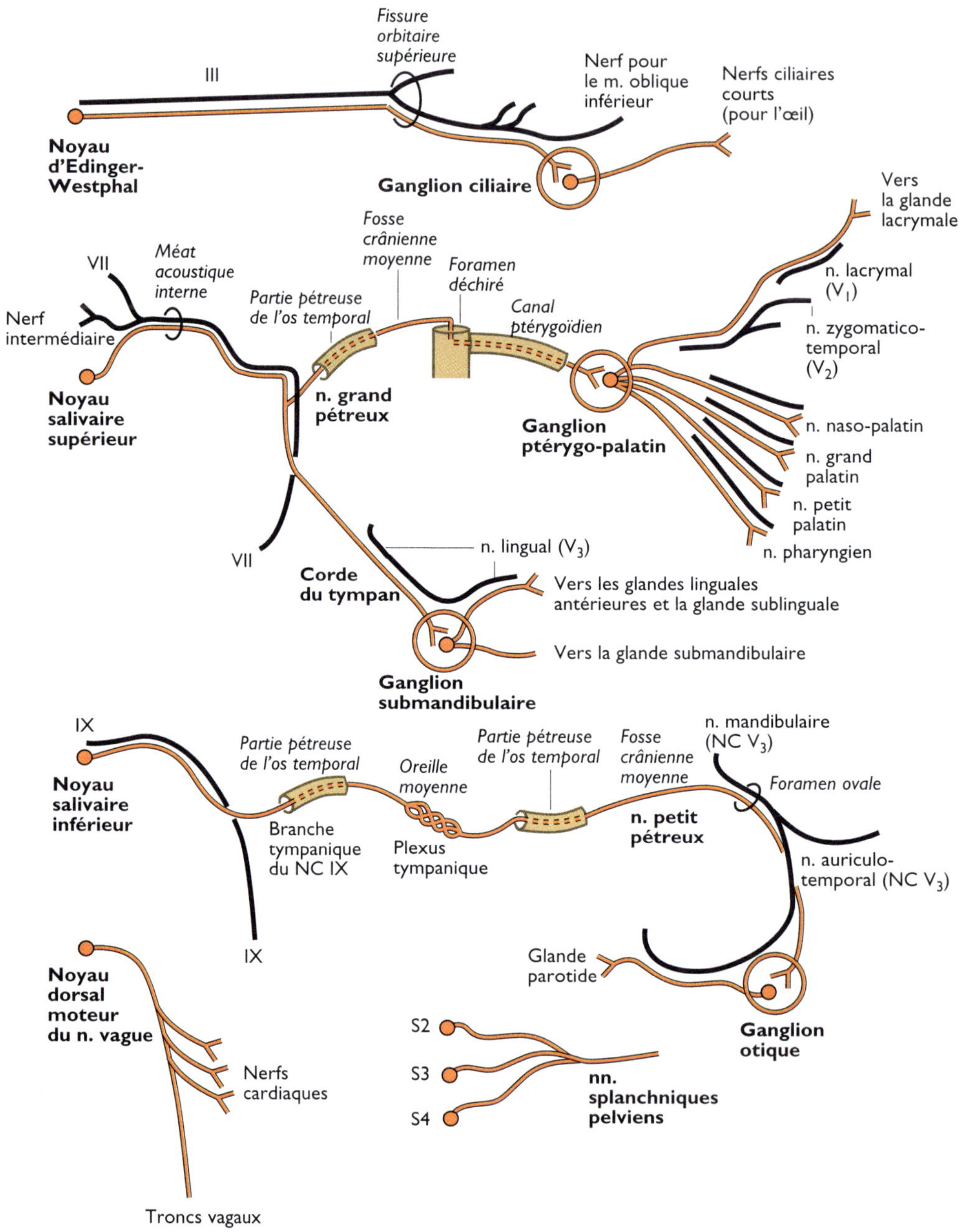

Système parasympathique

Note : les nerfs afférents et les rameaux sympathiques qui cheminent avec les rameaux parasympathiques ont été omis, pour plus de clarté.

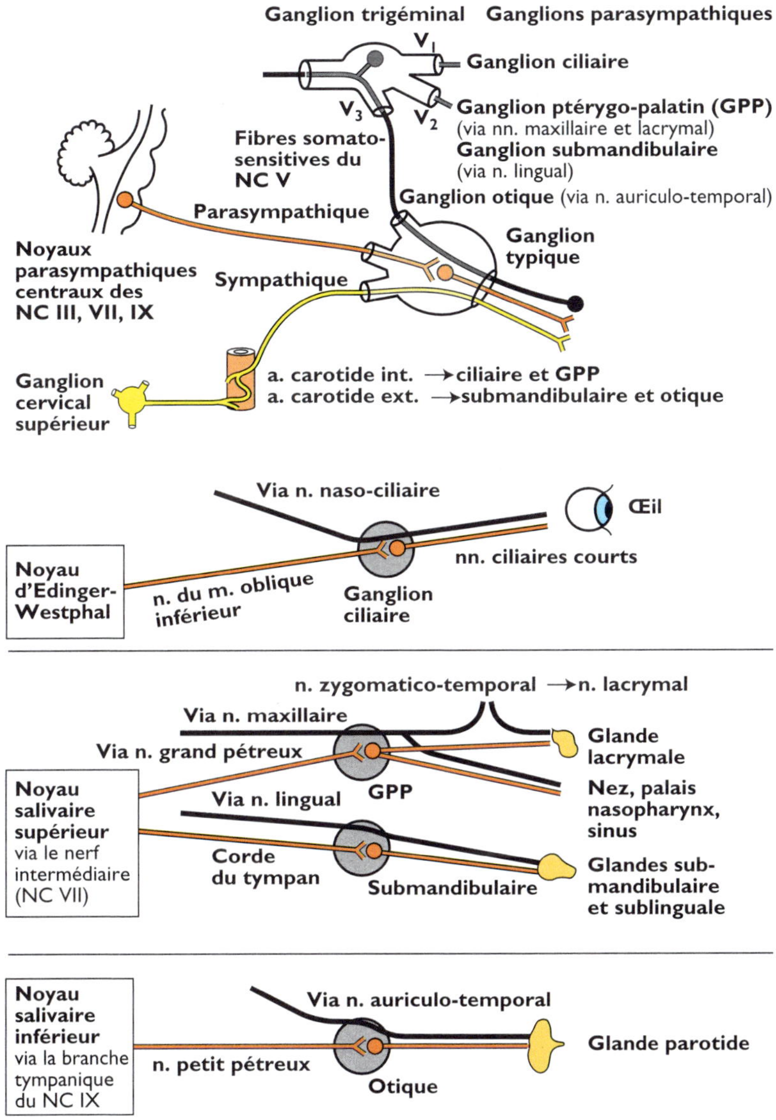

Connexions typiques et spécifiques des ganglions parasympathiques. GPP ; ganglion ptérygo-palatin

Chemins d'émergence crânienne des nerfs parasympathiques

Nerf crânien	Noyau central	Cheminement des fibres préganglionnaires	Voies et foramina	Site du ganglion	Nom du ganglion	Cheminement des fibres postganglionnaires	Organes innervés
III	**noyau accessoire du NC III (Edinger-Westphal)** (mésencéphale)	III → n. du m. oblique inférieur	sinus caverneux → fissure orbitaire supérieure → orbite	entre le n. optique et le m. droit latéral près de l'apex de l'orbite	**ciliaire**	V_1 – n. naso-ciliaire et nn. ciliaires courts	m. ciliaire pour l'accommodation m. constricteur de la pupille pour la constriction
VII	**salivaire supérieur** (pont)	n. intermédiaire → VII → n. grand pétreux → n. du canal ptérygoïdien	méat acoustique interne → oreille moyenne → fosse crânienne moyenne → canal ptérygoïdien	fosse ptérygo-palatine (suspendu au V_2 par les nn. ptérygo-palatins)	**ptérygo-palatin**	V_2 (branches maxillaires)	glandes muqueuses du nez, naso-pharynx, sinus, palais mou
						V_2 (n. infra-orbitaire → n. zygomatique → n. zygo-matico-temporal) → V_1 (n. lacrymal)	glande lacrymale
VII	**salivaire supérieur** (pont)	n. intermédiaire → VII → corde du tympan → n. lingual	méat acoustique interne → oreille moyenne → fissure ptérygo-tympanique → fosse infratemporale	suspendu au n. lingual par deux courtes racines repose sur le m. hyo-glosse	**submandibulaire**	V_3 (n. lingual)	glandes submandibulaire, sublinguale, linguales antérieures et glandes muqueuses de part et d'autre de la langue
IX	**salivaire inférieur** (moelle allongée)	IX → n. tympanique → petit n. pétreux	oreille moyenne → fosse crânienne moyenne → foramen ovale	sous le foramen ovale entre le m. tenseur du voile du palais et le n. mandibulaire contre la face médiale duquel il est appliqué (sur les nn. tenseur du tympan et tenseur du voile du palais)	**otique**	V_3 (n. auriculo-temporal)	glande parotide
IX	**salivaire inférieur** (moelle allongée)	branches pharyngiennes et laryngées	directement vers l'oropharynx et le tiers postérieur de la langue	dans la muqueuse de l'oropharynx et tiers postérieur de la langue			glandes muqueuses de l'oropharynx, tiers postérieur de la langue
X	**dorsal moteur** (moelle allongée)	X (vague)	branches cardiaques du cou → plexus œsophagien → abdomen	dans les organes cibles			tous les viscères du thorax et de l'abdomen → deux tiers du côlon transverse (S2, S3, S4 pour le reste)

4

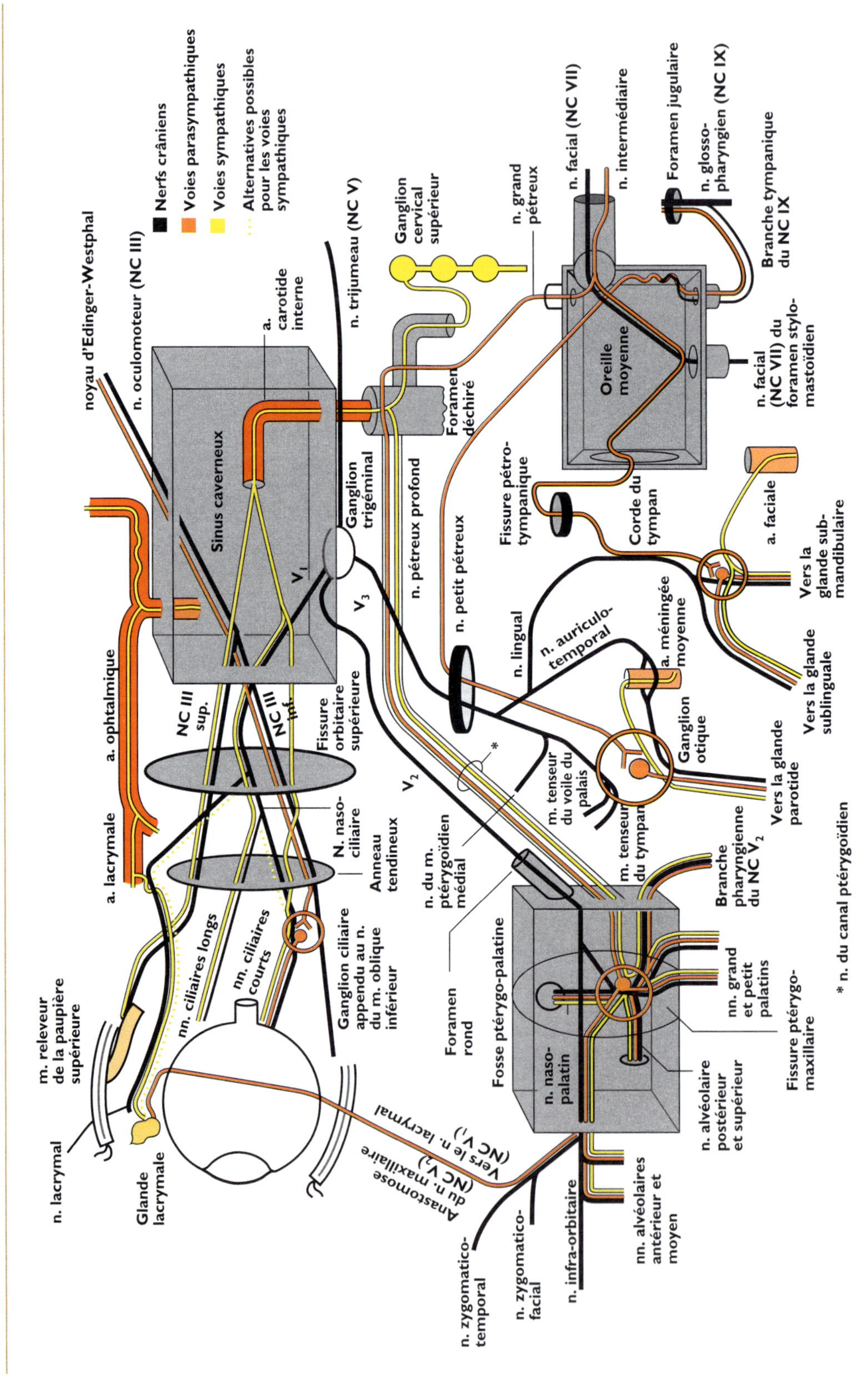

Nerfs crâniens
Voies parasympathiques
Voies sympathiques
Alternatives possibles pour les voies sympathiques
noyau d'Edinger-Westphal
n. oculomoteur (NC III)
a. carotide interne
n. trijumeau (NC V)
Ganglion cervical supérieur
n. grand pétreux
n. facial (NC VII)
n. intermédiaire
Foramen jugulaire
n. glosso-pharyngien (NC IX)
Branche tympanique du NC IX
Oreille moyenne
n. facial (NC VII) du foramen stylo-mastoïdien
Foramen déchiré
Sinus caverneux
Ganglion trigéminal
n. pétreux profond
n. petit pétreux
Fissure pétro-tympanique
Corde du tympan
a. faciale
Vers la glande sub-mandibulaire
Vers la glande sublinguale
n. lingual
n. auriculo-temporal
a. méningée moyenne
Ganglion otique
Vers la glande parotide
m. tenseur du voile du palais
m. tenseur du tympan
Branche pharyngienne du NC V2
n. du canal ptérygoïdien
* n. du canal ptérygoïdien
a. ophtalmique
a. lacrymale
NC III sup.
NC III inf.
V1
V2
V3
Fissure orbitaire supérieure
N. naso-ciliaire
Anneau tendineux
n. du m. ptérygoïdien médial
Ganglion ciliaire appendu au n. du m. oblique inférieur
nn. ciliaires longs
nn. ciliaires courts
m. releveur de la paupière supérieure
n. lacrymal
Glande lacrymale
Foramen rond
Fosse ptérygo-palatine
n. naso-palatin
nn. grand et petit palatins
Fissure ptérygo-maxillaire
n. alvéolaire postérieur et supérieur
Vers le n. lacrymal (NC V1)
Anastomose du n. maxillaire (NC V2)
n. zygomatico-temporal
n. zygomatico-facial
n. infra-orbitaire
nn. alvéolaires antérieur et moyen

3. Le goût – résumé (M&D 944)

La sensibilité gustative provient de corpuscules situés dans la muqueuse de la langue et de l'oropharynx. Ces bourgeons du goût sont entourés par des terminaisons des nerfs gustatifs qui transmettent le goût en tant que sensibilité viscéro-afférente spéciale vers le noyau du tractus solitaire, dans le tronc cérébral.

Les trois nerfs crâniens concernés sont les nerfs facial (NC VII), glosso-pharyngien (NC IX) et vague (NC X). Les corps cellulaires du goût sont situés respectivement dans les ganglions géniculé, inférieur du NC IX et inférieur du NC X.

Les bourgeons du goût sont répartis comme suit :

1. bourgeons simples dans la muqueuse ;
2. bourgeons portés par les papilles fongiformes dans les deux tiers antérieurs de la langue ;
3. bourgeons dans les sillons entourant les papilles circumvallées, situées juste en avant du sillon terminal de la langue ;
4. bourgeons dans les papilles situées dans les petits plis latéraux dans les deux tiers antérieurs de la langue.

Situation des bourgeons du goût	Types de bourgeons (1, 2, 3, 4 – voir plus haut)	Innervation
bourgeons des deux tiers antérieurs de la langue	1, 2, 4	corde du tympan (NC VII) via le nerf lingual (NC V_3)
bourgeons associés au tiers postérieur de la langue	1, 3	n. glosso-pharyngien (NC IX)
bourgeons de la face postérieure de l'oropharynx	1	n. glosso-pharyngien (NC IX)
arcs palato-glosses	1	n. glosso-pharyngien (NC IX)
palais mou – partie orale	1	n. petit palatin (NC V_2) et n. glosso-pharyngien (NC IX)
face antérieure de l'épiglotte et vallécules épiglottiques	1	n. laryngé interne issu du n. laryngé supérieur (branche du NC X)

Distribution du système parasympathique au niveau de la tête et du cou

Ce diagramme complexe permet de comprendre la disposition globale du système parasympathique au niveau de la tête et du cou.

Les fibres parasympathiques sont représentées en rouge. Les nerfs crâniens véhiculant les fibres préganglionnaires et postganglionnaires sont représentés en noir.

Les fibres sympathiques sont tracées en jaune.

Les lignes jaunes interrompues représentent des voies additionnelles dont on suppose l'existence (voir p. 96 à gauche).

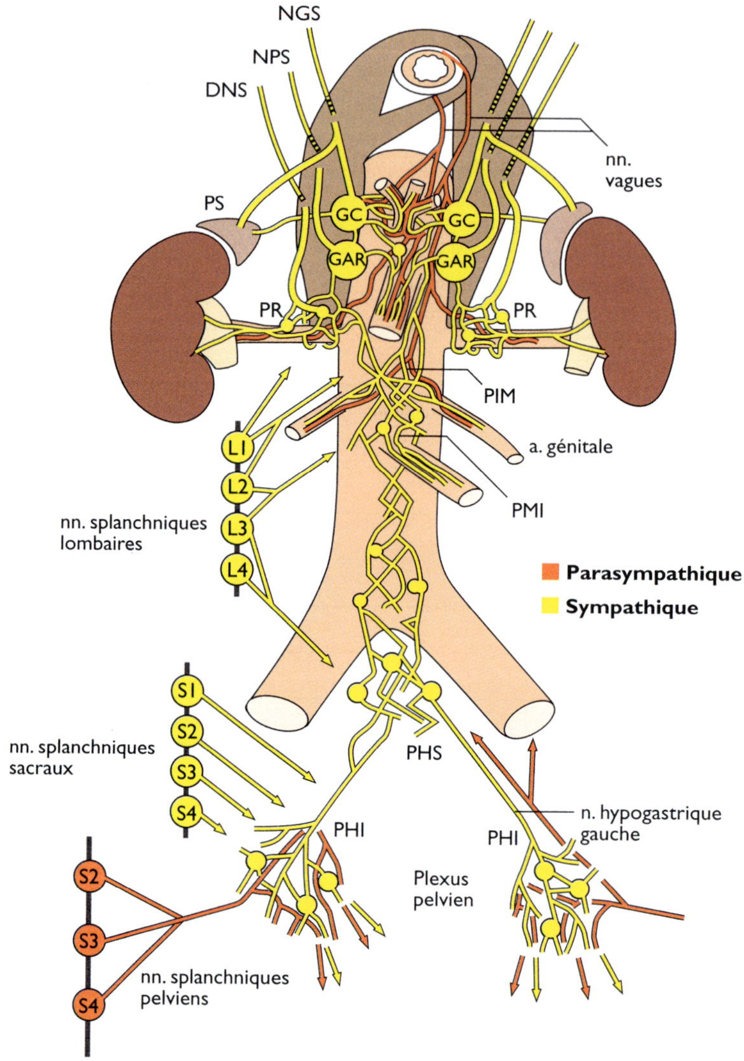

Système autonome abdominal

NGS	nerf grand splanchnique
NPS	nerf petit splanchnique
DNS	dernier nerf splanchnique
GC	ganglion cœliaque
GAR	ganglion aortico-rénal
PR	plexus rénal
PS	plexus surrénalien
PIM	plexus intermésentérique (abdominal aortique)
PMI	plexus mésentérique inférieur
PHS	plexus hypogastrique supérieur
PHI	plexus hypogastrique inférieur

4. Fibres autonomes abdominales

Le **nerf grand splanchnique** (T5-T9) alimente les ganglions cœliaques et aortico-rénaux ainsi que la glande surrénale par des fibres sympathiques préganglionnaires.

Le **nerf petit splanchnique** (T10, T11) alimente le ganglion aortico-rénal à l'aide de fibres similaires.

Le **dernier nerf splanchnique** (T12) alimente le plexus rénal de la même manière.

Chacun des nerfs splanchniques traverse les piliers du diaphragme pour pénétrer dans l'abdomen. Ces nerfs transportent tous des fibres efférentes et afférentes.

Les **ganglions cœliaques** se situent de part et d'autre du tronc cœliaque. Ils sont alimentés par des fibres préganglionnaires sympathiques en provenance des grands nerfs splanchniques. Les fibres postganglionnaires sympathiques quittent ces ganglions et forment le plexus cœliaque.

Le **plexus cœliaque** relie les ganglions cœliaques au travers de la ligne médiane ; il entoure le tronc cœliaque et s'étend vers le bas pour devenir le plexus mésentérique supérieur. Le plexus cœliaque reçoit également des fibres préganglionnaires parasympathiques en provenance des nerfs vagues.

La destinée de ces fibres – à la fois sympathiques et parasympathiques – est double :

- La plupart quittent le plexus en suivant les branches du tronc cœliaque pour être ainsi distribuées à l'intestin et autres organes tels que le foie et la rate.
- D'autres fibres se dirigent vers le bas et atteignent les autres plexus avant de se distribuer de manière similaire.

Les **ganglions aortico-rénaux** sont partiellement individualisés par rapport aux ganglions cœliaques, se trouvant juste sous ces derniers. Ils contribuent à la formation tant du plexus cœliaque que du plexus rénal. Les fibres sympathiques quittant ces ganglions sont postganglionnaires, tout comme les fibres quittant les ganglions cœliaques.

Un **plexus rénal** entoure l'origine de chaque artère rénale. Il reçoit une contribution postganglionnaire sympathique à partir des ganglions cœliaques et aortico-rénaux, ainsi qu'une contribution préganglionnaire à partir du dernier nerf splanchnique et du premier nerf splanchnique lombaire. Il possède quelques petits ganglions où se situe la synapse de ces fibres préganglionnaires. Il reçoit en plus une contribution sympathique et parasympathique à partir des plexus cœliaque et intermésentérique (abdominal aortique). Il innerve principalement le rein et la partie supérieure de l'uretère à l'aide de fibres sympathiques et parasympathiques, bien que la fonction de ces dernières ne soit pas claire.

Le **plexus mésentérique** supérieur entourant l'artère mésentérique supérieure est une extension inférieure du plexus cœliaque. Un mélange de fibres sympathiques et parasympathiques se distribue à cette artère.

Le **plexus intermésentérique** (abdominal aortique) se situe sur l'aorte, entre les artères mésentériques supérieure et inférieure. Il est connecté en haut aux ganglions et au plexus cœliaques, aux ganglions aortico-rénaux et aux nerfs vagues. En bas, il est en continuité avec les plexus mésentérique inférieur et hypogastrique supérieur. Il reçoit également des fibres préganglionnaires sympathiques en provenance des premier et second nerfs splanchniques lombaires.

Les **nerfs vagues (NC X)** pénètrent dans l'abdomen via l'hiatus oesophagien et se distribuent aux organes abdominaux et à l'intestin jusqu'aux deux premiers tiers du côlon transverse[8] via les plexus cœliaque et mésentérique supérieur.

Ces fibres préganglionnaires subissent une synapse dans les petits ganglions situés dans les parois des organes abdominaux et de l'intestin.

Le **plexus mésentérique inférieur** entoure la naissance de l'artère mésentérique inférieure et est alimenté par le plexus intermésentérique avec une voie préganglionnaire sympathique supplémentaire en provenance des 2ème et 3ème nerfs splanchniques lombaires. Des fibres parasympathiques du plexus sacral (S2, S3, S4) montent via les plexus hypogastriques supérieur et inférieur gauche pour se distribuer avec les fibres sympathiques aux branches de l'artère mésentérique inférieure.

Le **plexus surrénalien** est alimenté par le n. grand splanchnique homolatéral et une branche en provenance du ganglion cœliaque. La majorité des fibres sympathiques atteignant ce plexus sont des fibres préganglionnaires destinées à la médulla surrénalienne.

Les **nerfs splanchniques lombaires** sont composés de fibres préganglionnaires sympathiques qui quittent la chaîne sympathique et viennent compléter l'innervation fournie par les nn. splanchniques d'origine thoracique. C'est ainsi que :

- L1 se joint au plexus rénal,
- L1 et L2 se joignent au plexus intermésentérique,

8. *NDT* : pour certains auteurs, jusqu'à l'angle splénique du côlon.

- L2 et L3 se joignent au plexus mésentérique inférieur,
- L3 et L4 se joignent au plexus hypogastrique supérieur.

Le **plexus hypogastrique supérieur** se situe sur la bifurcation aortique et juste sous cette dernière. Il est alimenté par des fibres qui proviennent du plexus intermésentérique (fibres postganglionnaires) et par des fibres qui proviennent des nerfs splanchniques lombaires L3 et L4 (fibres préganglionnaires). Il contient quelques petits ganglions et forme ensuite les nerfs hypogastriques droit et gauche. Ceux-ci rejoignent en bas, les plexus hypogastriques inférieurs respectifs. Il innerve les vaisseaux iliaques via les plexus iliaques, ainsi que l'uretère. Il possède également des fibres ascendantes parasympathiques pelviennes (S2, S3, S4), cheminant par son intermédiaire vers l'a. mésentérique inférieure et de là, permettant l'innervation de l'intestin, de la partie gauche du côlon transverse jusqu'en bas[9].

Il existe un **plexus hypogastrique inférieur** de part et d'autre des parois pelviennes. Ces deux plexus forment ensemble le plexus pelvien.

Ils sont alimentés par des fibres sympathiques préganglionnaires et postganglionnaires parcourant les nn. hypogastriques en provenance du plexus hypogastrique supérieur, et reçoivent également des suppléments émanant :

- des nn. splanchniques sacraux (S1 et S2) (fibres préganglionnaires sympathiques),
- des nn. splanchniques pelviens (parasympathiques).

Ils contiennent de petits ganglions destinés aux synapses de toutes les fibres préganglionnaires sympathiques restantes. Les fibres postganglionnaires sympathiques quittant ce plexus parcourent les artères afin de leur procurer l'innervation vasomotrice nécessaire. Ces fibres efférentes innervent également le conduit déférent, les glandes séminales, la prostate, les sphincters vésical et anal et inhibent le péristaltisme.

Des fibres sympathiques afférentes sensitives proviennent de la partie supérieure du rectum et de l'utérus.

Les **nerfs splanchniques sacraux** sont constitués de fibres préganglionnaires sympathiques qui quittent la chaîne sympathique afin d'alimenter les voies sympathiques pelviennes.

S1 et S2 rejoignent le plexus pelvien ou le n. hypogastrique homolatéral.

S3 et S4 forment de chaque côté un plexus autour de l'a. sacrale médiane.

Les **nerfs splanchniques pelviens** constituent le parasympathique sacral (S2, S3, S4). Ces fibres rejoignent les plexus hypogastriques inférieurs avant de se distribuer, soit au niveau artériel soit librement dans le rétropéritoine. Elles sont préganglionnaires et les synapses se situent dans les parois des organes ainsi innervés.

Ce sont des fibres motrices pour le gros intestin (à partir du tiers distal du côlon transverse), la vessie et l'utérus.

Elles sont aussi sensitives pour certains organes pelviens (vessie, urètre proximal, ampoule rectale, canal anal, col de l'utérus, partie supérieure du vagin et prostate).

Les fibres parasympathiques innervant la partie gauche du côlon (soit les territoires distalement situés par rapport à l'innervation vagale), sont des fibres ascendantes, provenant essentiellement du plexus hypogastrique inférieur gauche.

Certaines de ces fibres traversent le plexus hypogastrique supérieur et le plexus mésentérique inférieur afin d'atteindre l'a. mésentérique inférieure, alors que d'autres atteignent directement le côlon gauche via le rétropéritoine.

Notes :

1. L'acétylcholine est le neurotransmetteur de toutes les terminaisons nerveuses autonomes préganglionnaires, tant au niveau sympathique que parasympathique. C'est également le neurotransmetteur de toutes les terminaisons postganglionnaires parasympathiques. Toutes ces terminaisons sont appelées cholinergiques. Toutes les terminaisons postganglionnaires sympathiques utilisent comme neurotransmetteurs, soit la noradrénaline, soit l'adrénaline, à l'exception des glandes sudoripares, qui sont cholinergiques.
2. À l'exception d'actions spécifiques mentionnées plus haut :
   - les fibres sympathiques efférentes (motrices) provoquent de la vasoconstriction, inhibent le péristaltisme intestinal et l'activité glandulaire.
   - Les fibres parasympathiques efférentes (motrices) provoquent les sécrétions glandulaires, le péristaltisme intestinal mais inhibent les sphincters pylorique et iléo-cæcal. Elles possèdent également des actions spécifiques telles que l'érection du pénis/clitoris, ainsi que la contraction de la vessie urinaire et de l'utérus.

9. Rappelons que selon d'autres auteurs, l'angle gauche du côlon marque la limite entre l'innervation parasympathique d'origine crânienne et d'origine sacrale.

5

Nerfs crâniens

Note : à l'exception des nerfs crâniens I et II, qui se forment de manière évidente à partir de zones sensorielles (somato-afférentes spéciales) et dont les fibres se dirigent directement vers l'encéphale, une nomenclature a été utilisée pour décrire chaque autre nerf comme prenant naissance au centre – soit de l'encéphale – et se dirigeant ensuite vers ses branches terminales, sans tenir compte de ses fonctions sensitives, motrices ou combinées.

Les fibres sympathiques ne sont en général pas mentionnées à l'exception de celles qui sont associées et véhiculées par les nerfs crâniens III et V_1, en raison de leurs fonctions spécifiques.

Codes des couleurs dans les figures

- composante somato-efférente (somato-motrice) : noir
- composante somato-afférente (somato-sensitive) : noir
- composante branchio-efférente (motrice viscérale spéciale – muscles branchiaux) : bleu
- composante viscéro-afférente spéciale (sensitive viscérale spéciale – goût et récepteurs artériels) : vert
- composante viscéro-efférente générale (motrice viscérale générale – parasympathique) : rouge
- composante viscéro-afférente générale (sensitive viscérale générale – (parasympathique) : vert
- composante somato-afférente spéciale (sensibilité spéciale) : noir
- sympathique : jaune

Tableau résumé des noyaux et des composantes des nerfs crâniens

	Noyaux moteurs			Noyaux sensitifs			
Composantes	Somato-efférente (générale)	Branchio-efférente (viscéro-efférente spéciale)	Viscéro-efférente générale (parasympathique)	Viscéro-afférente générale	Viscéro-afférente spéciale	Somato-afférente (générale – sensitive)	Somato-afférente spéciale (sensorielle)
NC I							odorat (système limbique)
NC II							vue (corps géniculé lateral)
NC III	noyau du n. oculomoteur mm. droits (sup. méd. et inf.) et oblique inférieur de l'œil m. releveur de la paupière supérieure		noyau accessoire du n. oculomoteur (noyau d'Edinger Westphal) ganglion ciliaire corps ciliaire et m. constricteur de la pupille				
NC IV	noyau du n. trochléaire m. oblique supérieur de l'œil						
NC V		noyau moteur du n. trijumeau mm. de la mastication, mylo-hyoïdien, ventre antérieur du m. digastrique, m. tenseur du voile du palais, m. tenseur du tympan				noyau du tractus mésencéphalique du NC V : proprioception noyau sensitif principal du NC V : sensibilité tactile noyau du tractus spinal du NC V : sensibilité thermo-algésique pour le NC V (face, orbite, langue)	
NC VI	noyau du n. abducens m. droit latéral						
NC VII		noyau moteur du n. facial mm. de la mimique, m. buccinateur, ventre postérieur du m. digastrique, m. stylo-hyoïdien, m. de l'étrier	noyau salivaire supérieur ganglions ptérygo-palatin et submandibulaire glandes lacrymale, submandibulaire, sublinguale et palatine		noyau du tractus solitaire corde du tympan sensibilité gustative des deux tiers antérieurs de la langue	noyau du tractus spinal du n. trijumeau partiellement la peau du méat acoustique externe et la membrane tympanique	
NC VIII							noyaux cochléaires : ouïe noyaux vestibulaires : équilibre

	Noyaux moteurs			Noyaux sensitifs			
Compo-santes	Somato-efférente (générale)	Branchio-efférente (viscéro-efférente spéciale)	Viscéro-efférente générale (parasympathique)	Viscéro-afférente générale	Viscéro-afférente spéciale	Somato-afférente (générale – sensitive)	Somato-afférente spéciale (sensorielle)
NC IX		noyau ambigu m. stylo-pharyngien	noyau salivaire inférieur ganglion otique glande parotide glandes du tiers postérieur de la langue et de l'oropharynx		noyau du tractus solitaire sensibilité gustative du tiers postérieur de la langue, des papilles circumvallées, de l'oropharynx ; barorécepteurs et chémorécepteurs	noyau du tractus spinal du n. trijumeau : tiers postérieur de la langue, palais, pharynx, tonsille, oreille moyenne	
NC X		noyau ambigu mm. du pharynx, de l'œsophage supérieur, du palais, du larynx (en provenance du NC XI)	noyau dorsal (postérieur) du n. vague cœur et muscles lisses des viscères du thorax et de l'abdomen	noyau du tractus solitaire (ou noyau sensitif dorsal du n. vague) à destination du cœur, des poumons et des viscères abdominaux	noyau du tractus solitaire sensibilité gustative de l'épiglotte et de ses vallécules ; barorécepteurs et chémorécepteurs	noyau du tractus spinal du n. trijumeau : petite aire cutanée à l'arrière de l'auricule, méat acoustique externe, pharynx, larynx	
NC XI	racines C1 à C5 mm. sterno-cléido-mastoïdien et trapèze	noyau ambigu mm. du palais et du pharynx via le NC X					
NC XII	noyau du n. hypoglosse mm. de la langue (sauf le m. palato-glosse)						
NB	noyaux moteurs destinés aux muscles squelettiques	noyaux moteurs destinés aux muscles originaires des arcs branchiaux	les relais de ces nerfs moteurs se situent dans les ganglions parasympathiques	en provenance du cœur, des poumons et de l'intestin	sensibilité gustative barorécepteurs chémorécepteurs	peau et membranes	
	corps cellulaires dans le SNC[1]	corps cellulaires dans le SNC				Les corps cellulaires sont situés en dehors du SNC, à l'exception du noyau du tractus mésencéphalique du n. trijumeau	
				Les fibres nerveuses sensitives envoient des relais vers les noyaux pré cités, le cervelet, le thalamus controlatéral → cortex sensitif			

1. SNC : système nerveux central

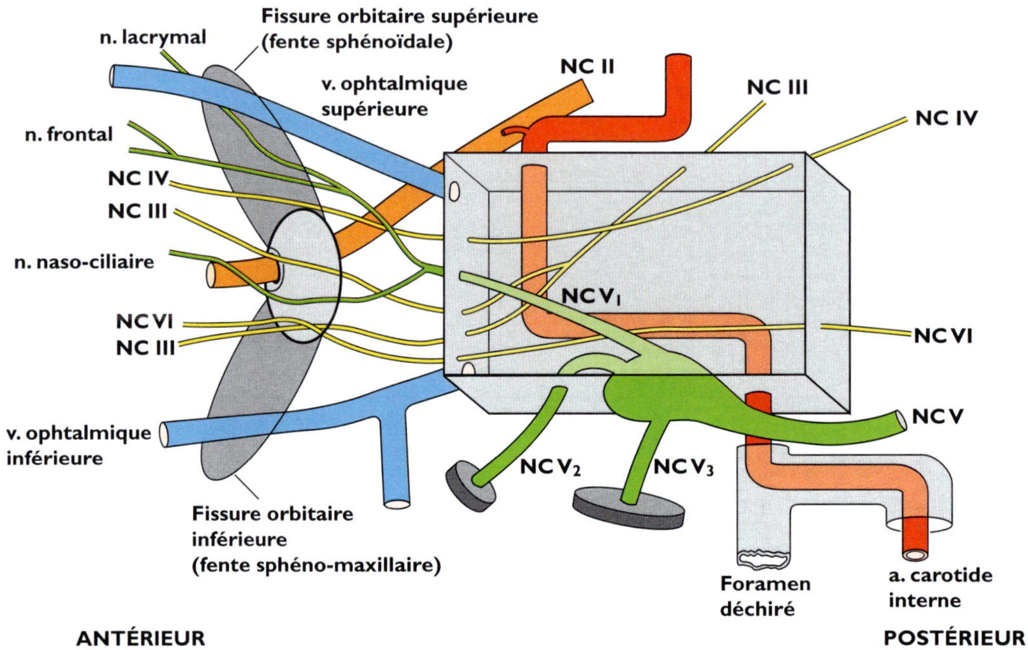

- Composante somato-efférente
- Composante branchio-efférente
- Composante viscéro-efférente (parasympathique)
- Composantes somato-afférentes générale et spéciale
- Composantes viscéro-afférentes générale et spéciale
- Sympathique

Vue latérale du sinus caverneux gauche représenté sous forme d'un parallélépipède

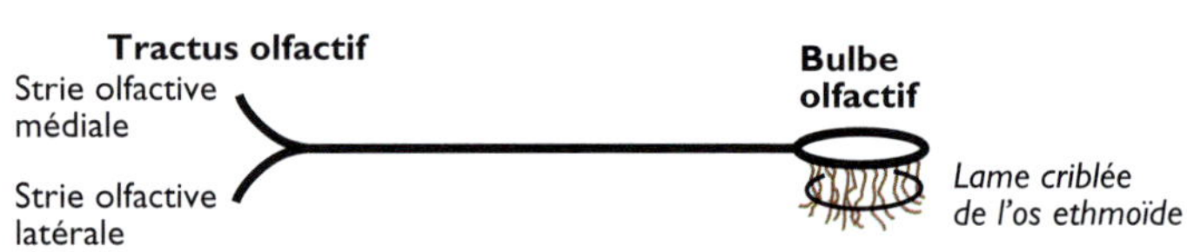

Nerf olfactif (NC I)

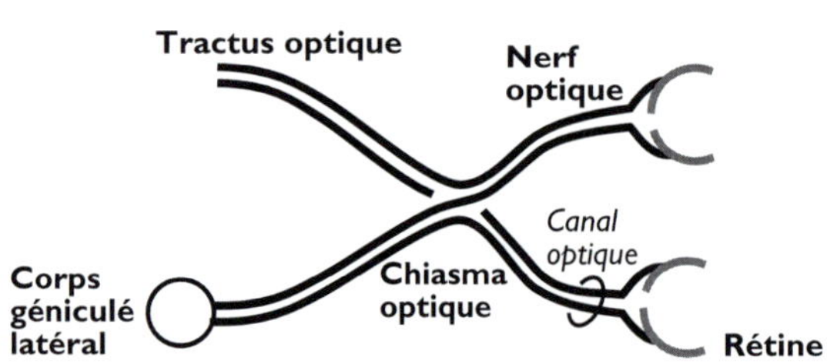

Nerf optique (NC II)

1. Nerf olfactif (NC I)

Formation : épithélium olfactif
Vers : cortex olfactif
Composante : sensibilité spéciale (odorat)

L'épithélium olfactif occupe la partie supérieure du cornet supérieur et du septum nasal supérieur et médial, ainsi que la surface inférieure de la lame criblée de l'os ethmoïde. Les fibres des cellules olfactives parcourent la sous-muqueuse et passent au travers de la lame criblée de l'os ethmoïde, où elles établissent des synapses dans le bulbe olfactif à la surface supérieure de cette lame criblée. Le bulbe olfactif se poursuit vers l'arrière par le tractus olfactif parcourant la fosse crânienne antérieure à la face inférieure du lobe frontal et convoie les fibres du noyau olfactif antérieur (situé en partie postérieure du bulbe olfactif) :

- vers la région prépiriforme de la partie antérieure du lobe temporal (aire olfactive de l'uncus) et vers l'aire entorhinale (aire 28), et ce, par la strie olfactive latérale ;
- vers la substance perforée antérieure
- et vers l'aire septale (aire subcalleuse et septum précommissural) et ce, par la strie olfactive médiale.

2. Nerf optique (NC II)

Formation : rétine (cellules ganglionnaires)
Vers : le corps géniculé latéral
Composante : sensibilité spéciale (vue)

Les cellules ganglionnaires de la rétine émettent des fibres qui quittent le globe oculaire via le disque optique pour pénétrer dans le nerf optique qui passe au travers de l'orbite dans le manchon dural et dans le cône musculaire. Le nerf passe au travers du canal optique dans le corps de l'os sphénoïde vers la fosse crânienne moyenne, en dedans des processus clinoïdes. L'artère ophtalmique se situe sous le n. optique et se dirige en avant pour traverser la dure-mère autour du nerf en dedans et en dessous, environ 1 cm en arrière du globe oculaire. Le nerf optique poursuit son trajet en arrière d'abord latéralement puis au-dessus de la selle turcique pour former le chiasma optique. Les fibres de chaque œil sont distribuées à chaque tractus optique, les fibres rétiniennes médiales (champs visuels temporaux) croisant vers le côté opposé. Chaque tractus optique passe de l'angle postéro-latéral du chiasma latéralement par rapport à l'infundibulum pituitaire, et se dirige latéralement par rapport au pédoncule cérébral et médialement par rapport à l'uncus du lobe temporal, pour gagner le corps géniculé latéral.

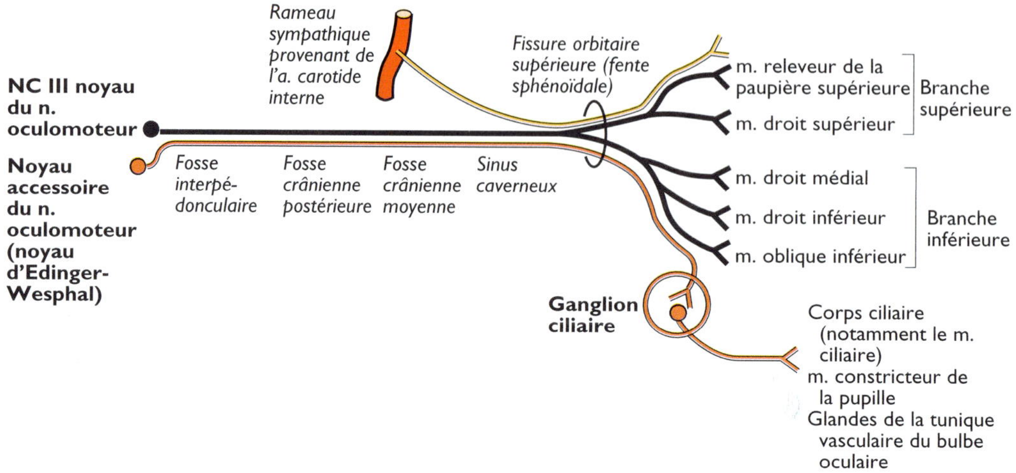

Nerf oculomoteur (NC III)

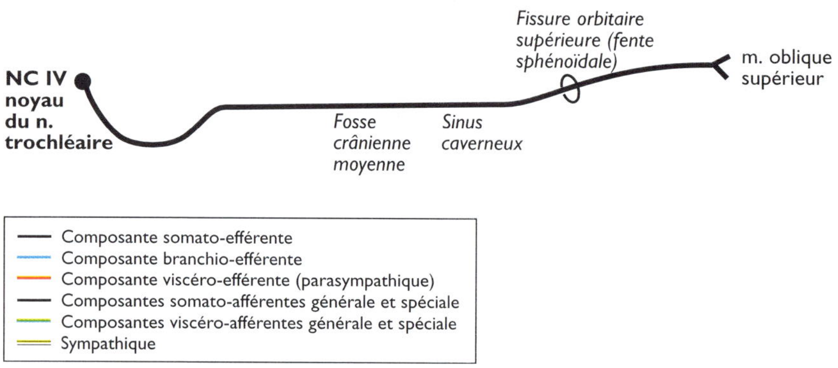

Nerf trochléaire (NC IV)

3. Nerf oculomoteur (NC III)

Formation : à partir du noyau du n. oculomoteur (somato-efférent) et du noyau accessoire du n. oculomoteur (noyau d'Edinger-Westphal – noyau viscéro-efférent général), partie crânienne ventrale de l'aqueduc cérébral (Sylvius), dans le mésencéphale.

Vers : branches terminales

Composantes : somato-efférente générale et viscéro-efférente générale

Ce nerf émerge en dedans du pédoncule cérébral, dans la fosse interpédonculaire, pour gagner la fosse crânienne moyenne. Il se dirige en avant en restant en relation étroite et latéralement par rapport à l'a. communicante postérieure, sous le bord de la tente du cervelet. Il traverse la dure-mère latéralement par rapport au processus clinoïde postérieur pour pénétrer dans le toit du sinus caverneux, se trouvant au départ latéralement et haut situé. Il descend, se dirigeant en avant et passe au-dessus puis en dedans du n. trochléaire et du n. naso-ciliaire, branche du n. ophtalmique (NC trijumeau V_1). Il pénètre ensuite dans l'orbite à travers la fissure orbitaire supérieure, dans l'anneau tendineux commun. Il se divise en branches supérieure et inférieure, à la paroi antérieure du sinus caverneux. La branche supérieure se situe latéralement par rapport au n. optique, à la face inférieure du m. droit supérieur. Elle traverse ce muscle pour se terminer dans le m. releveur de la paupière supérieure. Cette branche transporte vers ce dernier muscle, des rameaux sympathiques issus des filets nerveux entourant l'artère carotide interne dans le sinus caverneux. La branche inférieure se divise très rapidement en rameaux terminaux après avoir franchi l'anneau tendineux commun. Le rameau nerveux destiné au m. oblique inférieur de l'œil transporte des fibres motrices viscérales générales (parasympathique) vers le ganglion ciliaire. Cette branche inférieure chemine postérieurement dans l'orbite, en bas et en dehors du n. optique.

4. Nerf trochléaire (NC IV)

Formation : du noyau du n. trochléaire, dans la substance grise de l'aqueduc cérébral, partie dorsale du mésencéphale, au niveau de la partie supérieure du colliculus (tubercule quadrijumeau) inférieur, juste en dessous du noyau du n. oculomoteur (M&D 1093).

Vers : branches terminales

Composante : somato-efférente générale

Les fibres croisent (décussent) dans le mésencéphale pour apparaître du côté opposé.

Le nerf émerge à la face dorsale du mésencéphale (*NDT* : c'est le seul NC à naissance dorsale). Il contourne latéralement d'abord le pédoncule cérébelleux supérieur, puis la région latérale du mésencéphale dans la fosse crânienne moyenne, pour se situer ensuite juste au dessus du bord supérieur du pont. Il chemine ensuite sous le bord de la tente du cervelet (*NDT* : en situation subarachnoïdienne) entre l'a. cérébrale postérieure et l'a. cérébelleuse supérieure. Il pénètre (en arrière du NC III) dans la partie latérale du toit du sinus caverneux où il est croisé en dedans par le n. oculomoteur (se dirigeant en bas et en avant). Il entre dans l'orbite à travers la fissure orbitaire supérieure, en haut et latéralement par rapport à l'anneau tendineux commun. Il circule au-dessus et en dedans du m. releveur de la paupière supérieure et se dirige en dedans pour terminer sa course en perforant le m. oblique supérieur de l'œil.

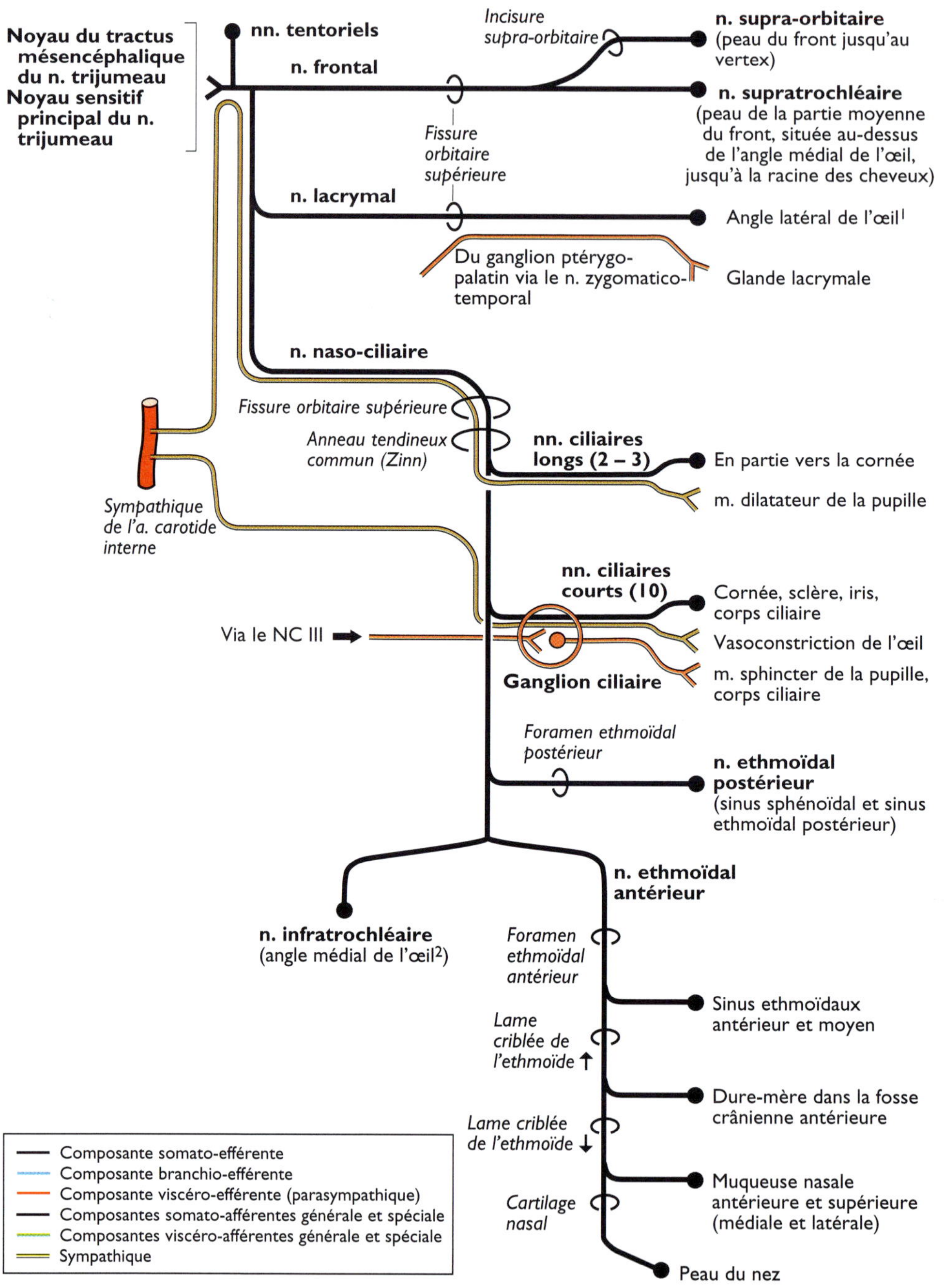

Nerf trijumeau — n. ophtalmique (NC V_1)

1. conjonctive et partie cutanée latérale de la paupière supérieure
2. conjonctive et partie cutanée médiale de la paupière supérieure

5. Nerf trijumeau – nerf ophtalmique (NC V_1)

Formation : les noyaux terminaux sont

- le noyau sensitif principal du n. trijumeau (toucher),
- le noyau du tractus mésencéphalique du NC V (proprioception)
- et le noyau du tractus spinal du NC V (douleur et température) (M&D, 1088).

Ils se situent respectivement dans le pont, le mésencéphale et la moelle allongée (*NDT* : jusqu'à la moelle cervicale supérieure, niveau C2 ou C3).

Vers : branches terminales

Composante : somato-afférente générale

La racine sensitive (la plus volumineuse) du nerf trijumeau émerge de la surface ventrale de la partie supérieure du pont pour pénétrer dans la fosse crânienne moyenne où elle atteint le ganglion trigéminal (Gasser) qui se situe dans le cavum trigéminal, un prolongement de la dure-mère à l'apex de la partie pétreuse de l'os temporal (rocher). Le n. ophtalmique quitte le ganglion trigéminal et se dirige en avant dans la paroi latérale du sinus caverneux, sous le n. trochléaire. Il est croisé en dedans par le n. oculomoteur. Il se divise en trois branches terminales qui passent individuellement au travers de la fissure orbitaire supérieure. (Note : le noyau du tractus mésencéphalique peut avoir – de manière inhabituelle – des neurones primaires n'ayant pas leur corps cellulaire dans le ganglion trigéminal mais bien dans le noyau proprement dit.)

5.1 Nerf frontal

Il se dirige en haut et latéralement dans l'anneau tendineux commun. Il poursuit son trajet vers l'avant, dans l'orbite, au-dessus du m. releveur de la paupière supérieure, pour se diviser en branches terminales quittant l'orbite au niveau de son bord supérieur (*NDT* : n. infratrochléaire en dedans et n. supra-orbitaire via l'incisure – ou le foramen – supra-orbitaire).

5.2 Nerf lacrymal

Ce nerf circule parcourt la fissure orbitaire supérieure, latéralement par rapport à l'anneau tendineux commun. Il longe le périoste de la partie orbitaire de l'os frontal, pour innerver la glande lacrymale et la conjonctive adjacente. Il quitte ensuite l'orbite au niveau de la partie latérale du bord supra-orbitaire pour innerver la partie latérale de la paupière supérieure. Dans ce trajet, il transporte des fibres parasympathiques provenant de la branche zygomatico-temporale du n. maxillaire (NC V_2) destinées à la glande lacrymale ainsi que des fibres sympathiques en provenance de celles entourant l'artère lacrymale toute proche.

5.3 Nerf naso-ciliaire (n. nasal)

Il passe au-travers de la partie médiale de la fissure orbitaire supérieure dans l'anneau tendineux commun, entre les branches supérieure et inférieure du n. oculomoteur (NC III). Il croise en haut le n. optique pour se retrouver au-dessus du m. droit médial. Il quitte cette masse musculaire et donne des branches terminales. Le n. ethmoïdal antérieur traverse dans la paroi médiale de l'orbite, le foramen ethmoïdal antérieur (os ethmoïde). Il traverse en haut le sinus ethmoïdal antérieur, pour se retrouver à la face supérieure de la lame criblée sous la dure-mère de la fosse crânienne antérieure. Il passe au travers de la lame criblée latéralement par rapport à la crista galli et atteint ainsi la partie interne de la cavité nasale, sur la lame perpendiculaire de l'ethmoïde et sur la face interne de l'os nasal. Il atteint par son rameau terminal, le n. nasal externe, la peau du dos du nez qu'il innerve jusqu'à la pointe de celui-ci.

5.4 Nerfs ciliaires courts

Huit à dix nerfs ciliaires courts émergent du ganglion ciliaire. Celui-ci reçoit des rameaux sensitifs provenant du n. naso-ciliaire, des fibres postganglionnaires parasympathiques du n. oculomoteur et des fibres sympathiques en provenance de celles qui accompagnent directement l'a. carotide interne dans le sinus caverneux.

5.5 Nerfs ciliaires longs

Ces deux ou trois nerfs véhiculent des fibres sensitives du n. naso-ciliaire et des fibres sympathiques destinées au m. dilatateur de la pupille. Ces dernières sont également transmises par le n. naso-ciliaire, en provenance des fibres sympathiques entourant l'a. carotide interne dans le sinus caverneux.

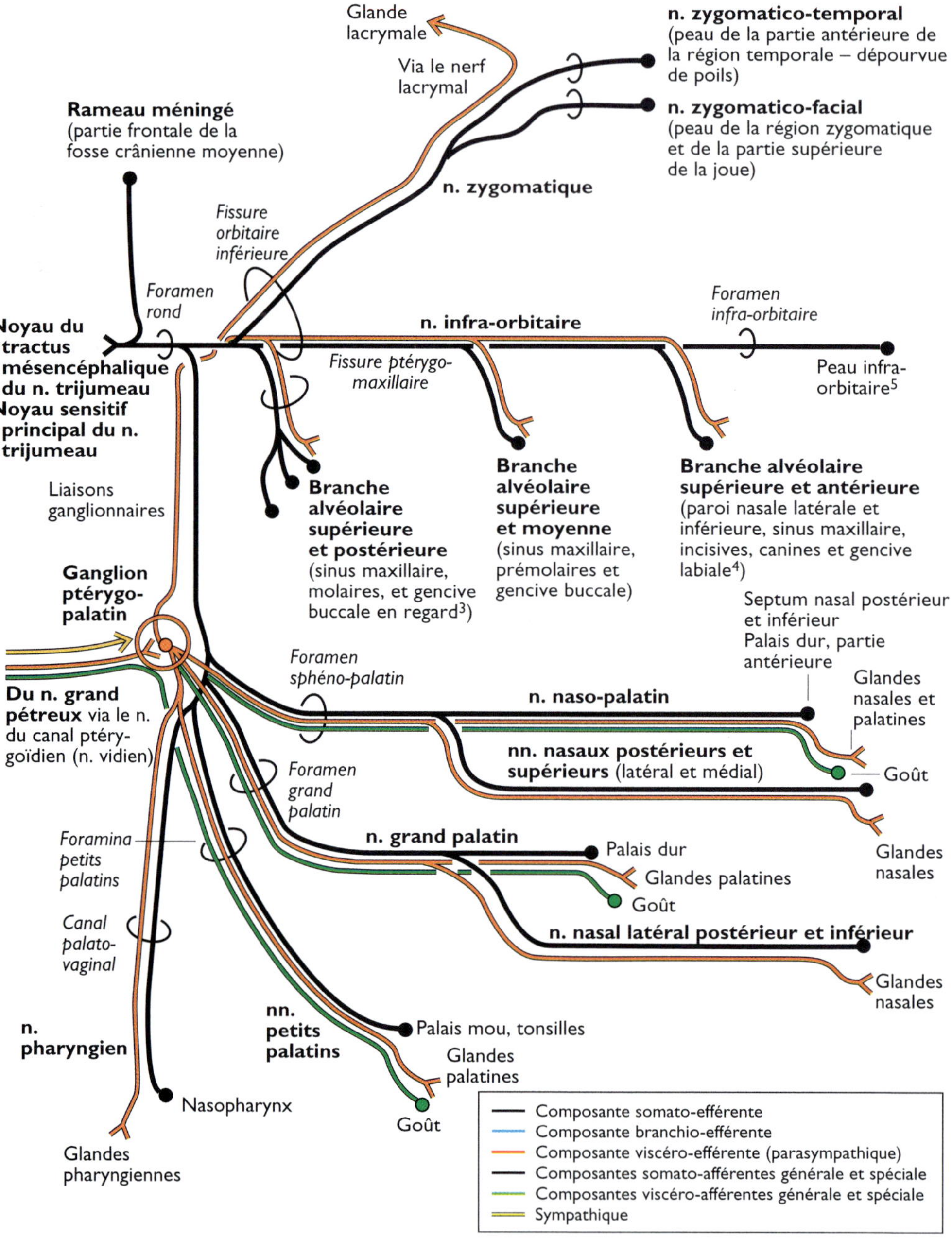

Nerf trijumeau — n. maxillaire (NC V_2)

3. de la joue
4. de la lèvre
5. paupière inférieure, joue, peau et muqueuse de la lèvre supérieure

6. Nerf trijumeau – nerf maxillaire (NC V_2)

Formation : les noyaux terminaux sont

- le noyau sensitif principal du n. trijumeau (toucher),
- le noyau du tractus mésencéphalique (proprioception)
- et le noyau du tractus spinal (douleur et température).

Ils se situent respectivement dans le pont, le mésencéphale et la moelle allongée (*NDT* : jusqu'à la moelle cervicale supérieure, niveau C2 ou C3).

Vers : branches terminales

Composante : somato-afférente générale

(voir le n. ophtalmique pour le trajet vers le ganglion trigéminal). Le nerf quitte le ganglion trigéminal pour se trouver bas situé dans la face latérale du sinus caverneux avant de passer sur le plancher de la fosse crânienne moyenne et là, sortir au travers du foramen rond creusé dans la racine de la grande aile de l'os sphénoïde (M&D, 859). Il aboutit ainsi dans la partie supérieure de la fosse ptérygo-palatine où il fournit des rameaux au ganglion ptérygo-palatin. Il poursuit son trajet vers l'avant. Il donne naissance au n. zygomatique. Après avoir abandonné des branches nasales, palatines et alvéolaires, le NC V_2 passe dans l'orbite via la fissure orbitaire inférieure et se termine par le n. infra-orbitaire. Le ganglion ptérygo-palatin est suspendu au n. maxillaire par une ou deux racines. Il reçoit des fibres parasympathiques provenant du n. grand pétreux dans la fosse ptérygo-palatine. Elles se distribuent via les branches terminales, comme illustrées ci-contre.

6.1 *Nerf infra-orbitaire*

Passant latéralement au travers de la face postérieure de l'os palatin et de l'os maxillaire, il traverse la fissure orbitaire inférieure et parcourt ainsi le sillon infra-orbitaire creusé dans la face orbitaire de l'os maxillaire. Il se termine en branches cutanées au niveau de la face, après avoir traversé le foramen infra-orbitaire qui constitue l'extrémité antérieure du canal infra-orbitaire.

6.2 *Nerf zygomatique*

Il naît du NC V_2 en haut de la fosse ptérygo-palatine et rejoint la fissure orbitaire inférieure. Il parcourt la paroi latérale de l'orbite en dehors du cône musculaire. Il s'engage dans le foramen zygomatico-orbitaire et se divise en nn. zygomatico-facial et zygomatico-temporal. Ceux-ci franchissent les foramina homonymes. Ils innervent le revêtement cutané de l'arcade zygomatique (pommette) et de la partie antérieure de la région temporale (zone dépourvue de poils).

NDT : le n. zygomatique renferme des fibres parasympathiques post-synaptiques issues du ganglion ptérygo-palatin et les transfère au n. lacrymal via un rameau anastomotique (M&D, 860).

6.3 *Nerf naso-palatin [sphéno-palatin]*

Il passe au travers du foramen sphéno-palatin pour pénétrer dans la partie postérieure et supérieure de la cavité nasale et se distribuer en rameaux terminaux.

6.4 *Nerf pharyngien*

Quelques fines branches (formant ce nerf) quittent le ganglion ptérygo-palatin, pour donner via le canal palato-vaginal, des fibres sensitives et sécréto-motrices (viscéro-efférentes générales) dans les sinus sphénoïdal et ethmoïdal (M&D, 858).

Note :

- D'autres branches traversent les foramina figurant dans le schéma.
- Les fibres sympathiques n'ont pas été indiquées dans la distribution du ganglion ptérygo-palatin afin d'éviter de compliquer le schéma.

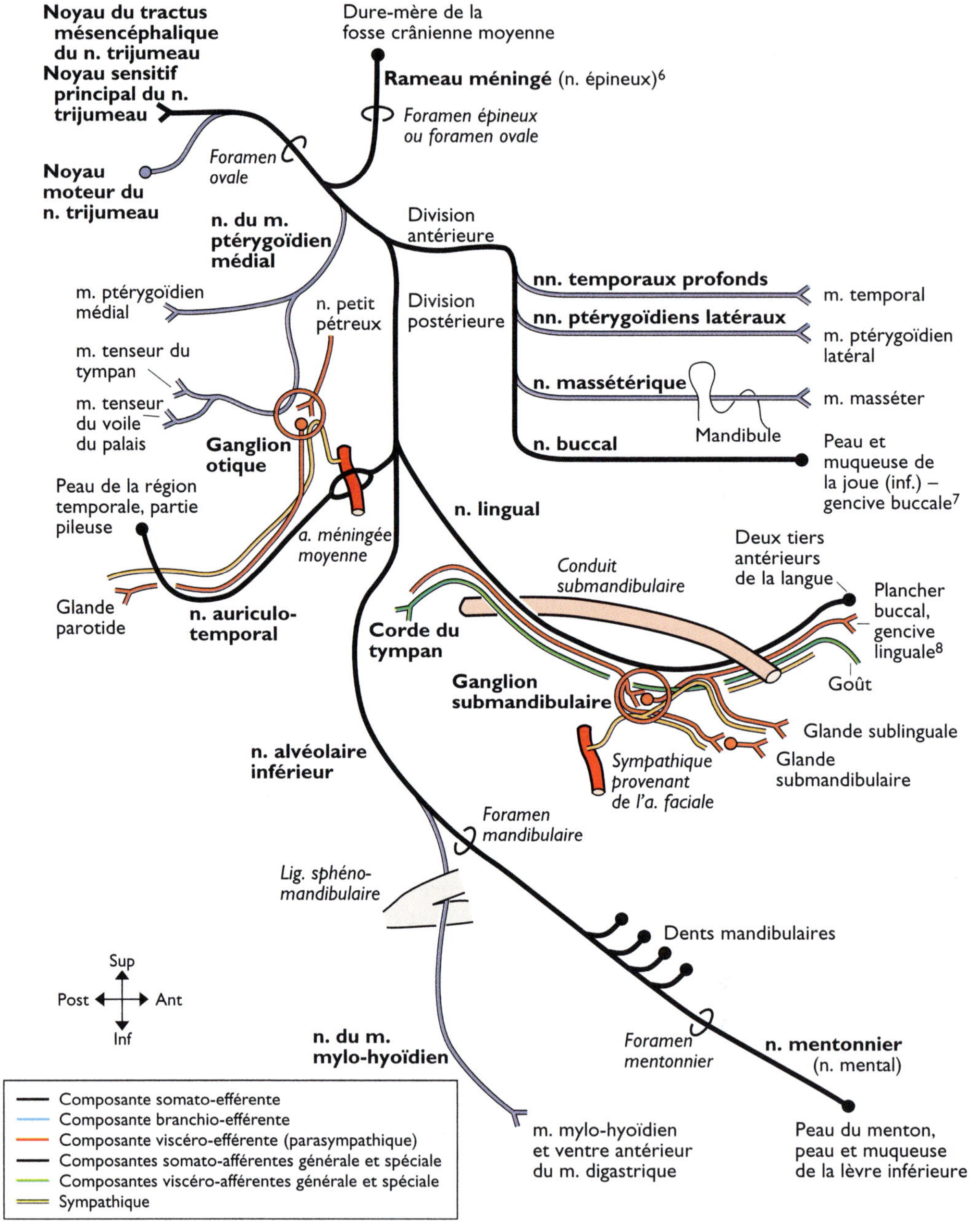

Nerf trijumeau — n. mandibulaire (NC V_3)

6. voir innervation méningée (M&D, 884)
7. de la joue
8. en regard de la langue

7. Nerf trijumeau – nerf mandibulaire (NC V_3)

Formation : les noyaux terminaux sont

- le noyau sensitif principal du n. trijumeau (sensibilité tactile)
- le noyau du tractus mésencéphalique (proprioception)
- le noyau du tractus spinal (sensibilité thermo-algésique)

Ils se trouvent respectivement :

- dans le pont,
- le mésencéphale
- et la moelle allongée ainsi que jusqu'à la partie supérieure de la moelle cervicale.

Le noyau moteur (muscles branchiaux) se situe dans la partie supérieure du pont.

Vers : branches terminales

Composantes : somato-afférente générale et branchio-efférente.

(voir le n. ophtalmique pour les détails intéressant le ganglion trigéminal). La petite racine motrice quitte la partie ventrale du pont en avant et en dedans de la racine sensitive. La racine sensitive quitte le ganglion à partie de sa face latérale et passe, après un court trajet au-dessus de la grande aile de l'os sphénoïde, au travers du foramen ovale. La racine motrice passe sous le ganglion et s'unit à la racine sensitive, au niveau du foramen ovale. Le nerf ainsi formé passe dans la fosse infratemporale entre le m. tenseur du voile du palais et le m. ptérygoïdien latéral. Après un court trajet de 3 à 4 mm, il se sépare en deux branches de division, soit une antérieure et une postérieure, donnant chacune naissance aux branches terminales de ce nerf.

7.1 *Branche de division antérieure*

Nerfs temporaux profonds

Habituellement au nombre de deux, ils surcroisent le m. ptérygoïdien latéral, au-dessus de la crête infratemporale et sur la partie squameuse de l'os temporal et la grande aile de l'os sphénoïde, profondément par rapport au m. temporal qu'ils innervent. Ils se situent – ainsi que les vaisseaux associés – profondément dans la fosse temporale.

Nerfs ptérygoïdiens latéraux

Ces nerfs traversent le muscle afin de l'innerver directement.

Nerf massétérique

Il passe latéralement et au-dessus du m. ptérygoïdien latéral et au dessus de l'incisure mandibulaire pour traverser la surface profonde du m. masséter et l'innerver de même que l'articulation temporo-mandibulaire.

Nerf buccal

Il passe en avant et au-dessus du m. ptérygoïdien latéral et se situe en profondeur du m. temporal, de la mandibule et du m. masséter. Il passe au travers du m. buccinateur pour innerver un petit territoire cutané avoisinant (peau et muqueuse de la joue, gencive des 2ème et 3ème molaires) (M&D, 860). Ce nerf est uniquement sensitif.

7.2 *Branche de division postérieure*

Nerf auriculo-temporal

Naissant postérieurement, il se divise rapidement pour encercler l'a. méningée moyenne, avant de passer entre le col de la mandibule et le lig. sphéno-mandibulaire. Il longe le col de la mandibule pour se retrouver entre l'articulation temporo-mandibulaire et le méat acoustique externe et se diriger en haut, en profondeur de la glande parotide. Il se ramifie en branches terminales au bord supérieur de la glande. Le nerf reçoit des fibres motrices viscérales générales (parasympathiques) en provenance du n. petit pétreux via le ganglion otique, qui se trouve suspendu au n. du m. tenseur du tympan sous le foramen ovale.

Nerf lingual

Il se dirige en avant et en bas pour se retrouver entre le m. ptérygoïdien latéral et le m. tenseur du voile du palais. et par la suite entre le m. ptérygoïdien médial et le ramus mandibulaire. Il se situe juste sous la muqueuse buccale en dedans et en arrière de la 3ème molaire. Il passe latéralement par rapport au mm. stylo-glosse et hyo-glosse. Il croise latéralement le conduit submandibulaire puis se retrouve en dessous puis en dedans de celui-ci. Il se termine au niveau des deux tiers antérieurs de la langue (sensibilité générale : tact et température). Il est rejoint 2 cm en avant et au-dessous du foramen ovale par des fibres motrices viscérales générales et des fibres sensitives viscérales spéciales en provenance de la corde du tympan (branche du NC VII – sensibilité spéciale : goût), fibres qui font relais dans le ganglion submandibulaire. Ce ganglion est suspendu au n. lingual par deux racines. Il se situe sur le m. hyoglosse, au-dessus de la glande submandibulaire. Ses fibres postganglionnaires se rendent aux glandes submandibulaire et sublinguale (*NDT*).

Nerf alvéolaire inférieur

Il passe profondément par rapport au m. ptérygoïdien latéral pour se retrouver entre le ligament sphéno-mandibulaire et le ramus mandibulaire, avant d'entrer dans la mandibule via le foramen mandibulaire. Il parcourt ainsi le canal mandibulaire jusqu'au foramen mentonnier. Il réapparaît ainsi en branches cutanées dans la partie antérieure du corps de la mandibule. Le n. du m. mylo-hyoïdien naît du n. alvéolaire inférieur et ce, juste avant sa pénétration dans le foramen mandibulaire. Il traverse le lig. sphéno-mandibulaire pour se retrouver dans le sillon mylo-hyoïdien, à la surface médiale du corps de la mandibule, sous le m. mylo-hyoïdien.

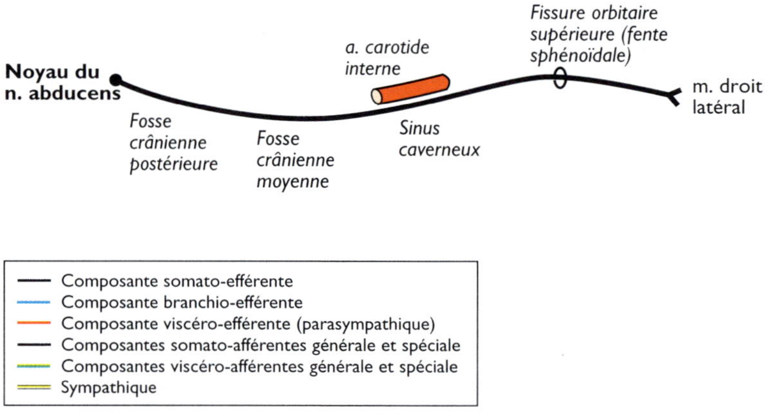

N. abducens (NC VI)

8. Nerf abducens (NC VI)

Formation : noyau du n. abducens dans la partie supérieure du plancher du 4ème ventricule, dans la partie inférieure du pont.

Vers : branches terminales

Composante : somato-efférente

Les fibres quittent le pont au niveau de son bord inférieur (sillon bulbo-pontique – M&D, 1096), au-dessus de la pyramide de la moelle allongée (bulbe rachidien). Le NC VI traverse la citerne pontique et se dirige en haut et en avant pour traverser la dure-mère au bord latéral du clivus, sous la selle turcique. Il décrit un coude assez aigu au-dessus de la crête de la partie pétreuse de l'os temporal (bord supérieur du rocher). Il passe le long du bord médial du sinus pétreux inférieur, sous le ligament pétro-sphénoïdal et atteint ainsi le sinus caverneux. Il se retrouve d'abord latéralement puis sous l'a. carotide interne. Il franchit l'orbite en passant au travers la fissure orbitaire supérieure dans l'anneau tendineux commun. Il se dirige ainsi vers l'avant, circulant à la face médiale du m. droit latéral qu'il innerve. Ce NC VI est le nerf crânien ayant le plus long trajet dans l'espace subarachnoïdien (M&D, 1096).

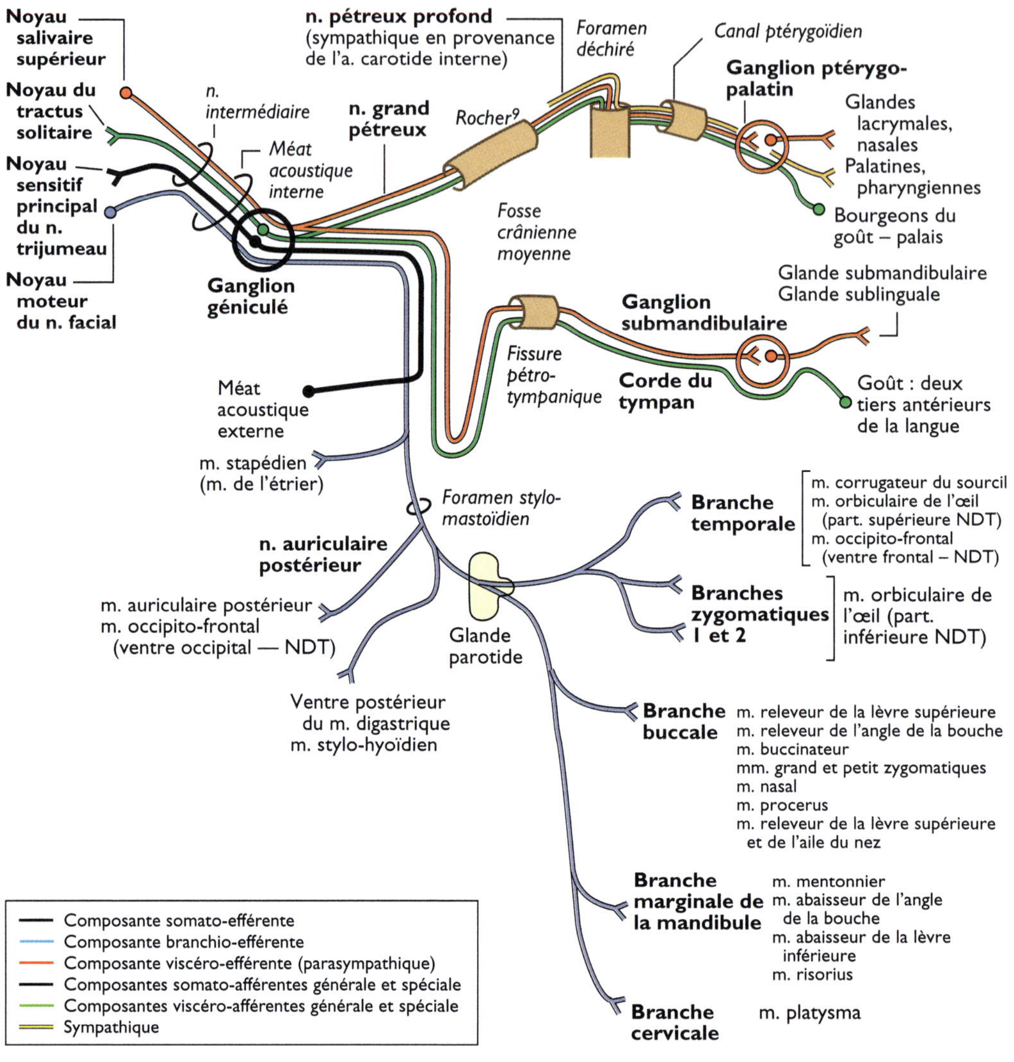

Nerf facial (NC VII)

9. partie pétreuse de l'os temporal

9. Nerf facial (NC VII)

Formation :

- noyau moteur du n. facial profondément par rapport à la formation réticulaire, partie inférieure du pont.
- noyau salivaire supérieur (viscéro-efférent général) distalement situé par rapport au noyau moteur du n. facial.
- noyau gustatif à la partie terminale et supérieure du noyau du tractus solitaire dans la moelle allongée (M&D, 1088).
- noyau sensitif du NC V (noyau du tractus spinal du n. trijumeau) (voir ce NC V)

Vers : branches terminales

Composantes :

- somato-afférente
- viscéro-afférente spéciale
- branchio-efférente
- viscéro-efférente générale

Il émerge de la jonction du pont et de la moelle allongée (au niveau de l'angle ponto-cérébelleux) en dedans du n. vestibulo-cochléaire (NC VIII), en deux racines nerveuses – la racine motrice faciale et le n. intermédiaire (Wrisberg). Le n. intermédiaire contient des fibres gustatives (viscéro-afférentes spéciales), viscéro-efférentes générales (parasympathiques) et somato-afférentes, qui se connectent respectivement avec les noyaux gustatif, salivaire supérieur et le noyau sensitif NC V (noyau du tractus spinal du n. trijumeau). Ces deux racines se dirigent vers l'avant et le dehors à travers l'espace subarachnoïdien pour entrer dans le méat acoustique interne et passer latéralement le long de celui-ci pour gagner le canal facial. Les deux racines s'unissent alors et se dirigent latéralement et horizontalement jusqu'à la face médiale de l'oreille moyenne pour amorcer ensuite un virage à 90 degrés en arrière du ganglion géniculé. Le NC VII poursuit sa course vers l'arrière et toujours horizontalement en passant au-dessus du promontoire et de la fenêtre ovale, sous le canal semi-circulaire latéral. Le nerf se dirige à 90° vers le bas pour passer sous la face médiale de l'aditus de l'antre mastoïdien. Il quitte l'oreille moyenne par le foramen stylo-mastoïdien, entre le processus mastoïde et l'anneau tympanique avant de passer entre les parties profonde et superficielle de la glande parotide. Dans la glande parotide, il se situe superficiellement par rapport au processus styloïde, la v. rétromandibulaire et l'a. carotide externe, et se divise ensuite en branches terminales qui quittent médialement le bord antérieur de cette glande.

9.1 *Nerf grand pétreux*

Il naît du genou du NC VII au niveau du ganglion géniculé et se dirige vers l'avant et fortement en dedans. Il traverse la partie pétreuse de l'os temporal, pour émerger dans un sillon à sa face supérieure, sous le lobe temporal et la dure-mère de la fosse crânienne moyenne. Il se situe sous le ganglion trigéminal et passe alors en dedans du n. mandibulaire (NC V_3) tout en restant antéro-latéralement par rapport à l'a. carotide interne, celle-ci émergeant de l'extrémité supérieure du foramen déchiré. Il est rejoint à ce niveau par le n. pétreux profond, formé par le plexus sympathique carotidien interne. La réunion de ces deux nerfs forme ainsi le n. du canal ptérygoïdien (n. vidien) passant dans le canal du même nom. Ce canal débute à la partie antérieure du foramen déchiré, à la racine du processus ptérygoïde de l'os sphénoïde. Ce canal se termine dans la fosse ptérygo-palatine, ce qui permet au nerf précité d'atteindre la partie postérieure du ganglion ptérygo-palatin et d'y distribuer ses fibres, de même que le n. maxillaire (NC V_2) branche du n. trijumeau.

9.2 *Corde du tympan*

Elle naît du n. facial au sein du canal facial, dans sa portion verticale, à la face médiale de l'oreille moyenne, juste au-dessus du foramen stylo-mastoïdien (M&D, 1100). Elle se dirige en haut et en avant dans un canal creusé dans la paroi postérieure du cavum tympanique. Elle émerge de ce canal et passe entre les deux couches de la partie flaccide (pars flaccida) de la membrane tympanique, au-dessus et en dedans du manche du marteau. Elle quitte l'oreille moyenne en passant dans la partie pétreuse de l'os temporal et franchit la fissure pétro-tympanique [scissure de Glaser]. Elle gagne ainsi la fosse infratemporale en dedans de l'épine de l'os sphénoïde. Elle poursuit son trajet en avant et en bas, profondément et en dedans du m. ptérygoïdien latéral, pour rejoindre le n. lingual (branche du n. mandibulaire (NC V_3) 2 cm sous le crâne.

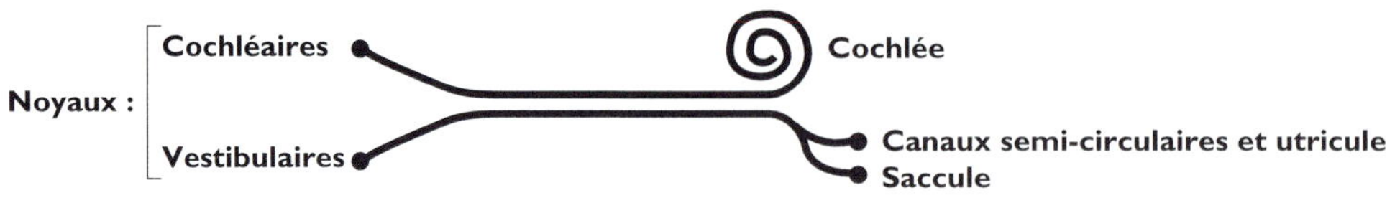

N. vestibulo-cochléaire (NC VIII)

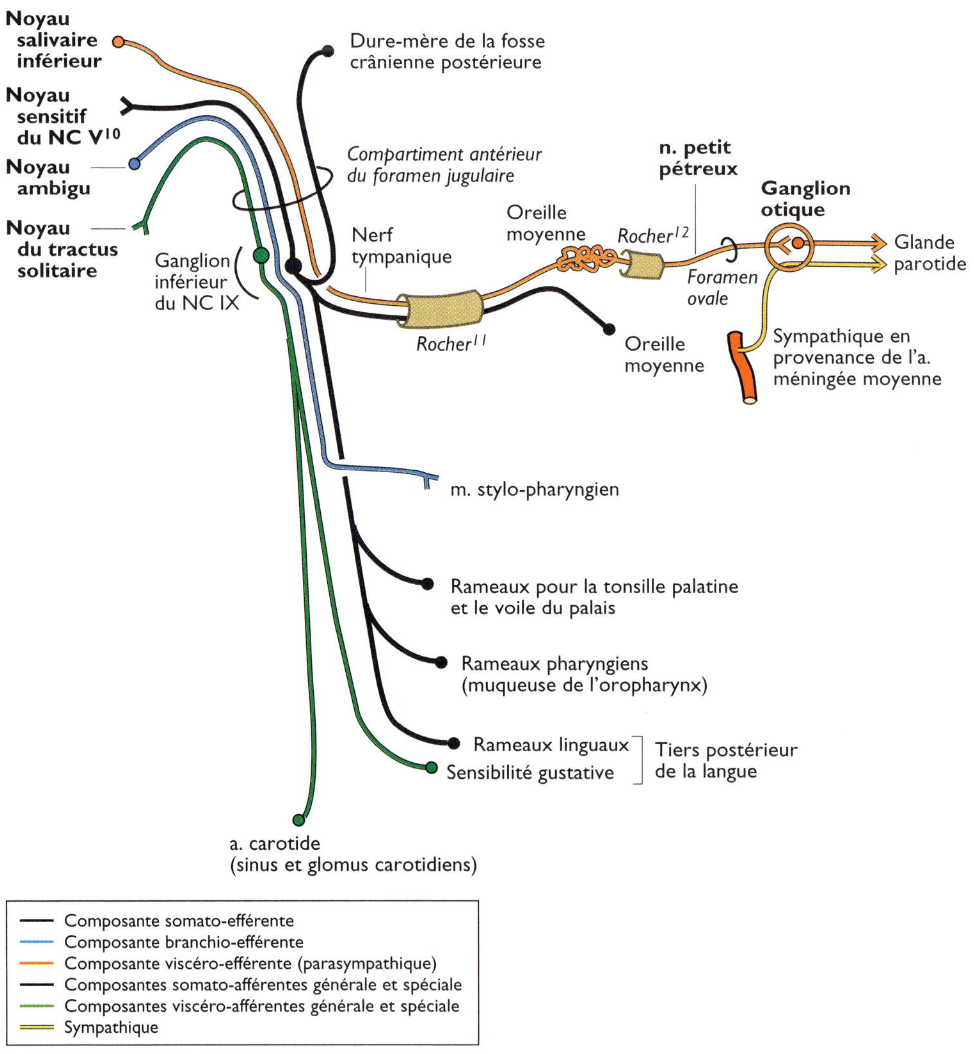

Nerf glosso-pharyngien (NC IX)

10. noyau du tractus spinal du n. trijumeau
11. partie pétreuse de l'os temporal
12. partie pétreuse de l'os temporal

10. Nerf vestibulo-cochléaire (NC VIII)

Formation : quatre noyaux vestibulaires et deux noyaux cochléaires dans le plancher du 4ème ventricule, au niveau du pont.
Vers : oreille interne
Composante : somato-afférente spéciale (sens de l'ouïe et de l'équilibre)

Il émerge à la jonction du pont et de la moelle allongée, dans l'angle ponto-cérébelleux, en tant que nerf unique, traverse l'espace subarachnoïdien et pénètre dans le méat acoustique interne où il se divise. Le nerf cochléaire traverse la partie pétreuse de l'os temporal (rocher) dans son quadrant antérieur et inférieur. Le nerf vestibulaire se sépare en une branche supérieure et une branche inférieure traversant la partie pétreuse de l'os temporal dans ses quadrants postéro-supérieur et postéro-inférieur. Le n. cochléaire chemine dans le modiolus de la cochlée, axe en forme de cône creusé pour recevoir ce nerf. Les fibres cochléaires (axones) rejoignent le ganglion spiral (Corti). La division vestibulaire supérieure innerve les canaux semi-circulaires et l'utricule, tandis que la division inférieure innerve le saccule (après relais dans le ganglion vestibulaire) (M&D, 1102).

11. Nerf glosso-pharyngien (NC IX)

Formation :

- noyau sensitif du NC V (noyau du tractus spinal du n. trijumeau) (sensibilité générale – voir NC V)
- noyau du tractus solitaire (goût – moelle allongée)
- noyau ambigu (branchio-efférent – moelle allongée)
- noyau salivaire inférieur (sécrétomoteur – partie inférieure du pont)

Vers : branches terminales
Composantes : (M&D, 1085, 1103)

- fibres sensitives :
  - somato-afférentes générales
  - viscéro-afférentes générales
- fibres sensitives spéciales (sensorielles)
  - viscéro-afférentes spéciales
- fibres motrices
  - branchio-efférentes (viscéro-efférentes spéciales)
  - viscéro-efférentes générales (parasympathiques)

Les fibres quittent la moelle allongée à partir du sillon latéral postérieur, en trois ou quatre racines situées en arrière de l'olive. Elle fusionnent rapidement en un nerf qui se dirige en avant et latéralement pour atteindre le compartiment antérieur du foramen jugulaire (situé entre la partie pétreuse de l'os temporal et l'os occipital). Le NC IX passe en dehors du sinus pétreux inférieur qui le sépare du NC X (n. vague) et du NC XI (n. accessoire). Il quitte ce foramen jugulaire et forme rapidement les ganglions supérieur et inférieur du NC IX, alors qu'il se situe entre la v. jugulaire interne et l'a. carotide interne. Il poursuit sa course vers le bas et latéralement atteignant ainsi le bord supérieur du m. stylo-pharyngien, puis se situant profondément par rapport au m. hyo-glosse et se terminant en branches linguales et pharyngiennes.

11.1 *Nerf du sinus carotidien (Hering)*

Ce nerf naît juste sous les ganglions du NC IX et se dirige vers le bas, accolé intimement à l'a. carotide interne, pour innerver le sinus carotidien et le glomus carotidien.

11.2 *Nerf petit pétreux*

Le nerf tympanique (nerf de Jacobson) issu du NC IX, émerge avec lui du foramen jugulaire, se détachant du ganglion inférieur. Il atteint l'oreille moyenne via le canalicule tympanique, dans la partie pétreuse de l'os temporal (M&D, 1104). Il se mêle à des fibres parasympathiques en provenance du NC VII et des fibres sympathiques émanant de l'a. carotide interne. Il forme ainsi le plexus tympanique à la surface du promontoire de la caisse du tympan. Le n. petit pétreux prend naissance de ce plexus et quitte l'oreille moyenne par le toit de la caisse du tympan (tegmen tympani) pour pénétrer dans la fosse crânienne moyenne. Il y circule sous la dure-mère pour se diriger vers l'avant. Il quitte le crâne par le foramen ovale et atteint le ganglion otique (relais des fibres parasympathiques) dans la fosse infratemporale. Les fibres post-synaptiques gagnent la glande parotide, par l'intermédiaire du n. auriculo-temporal, branche du nerf mandibulaire (NC V_2).

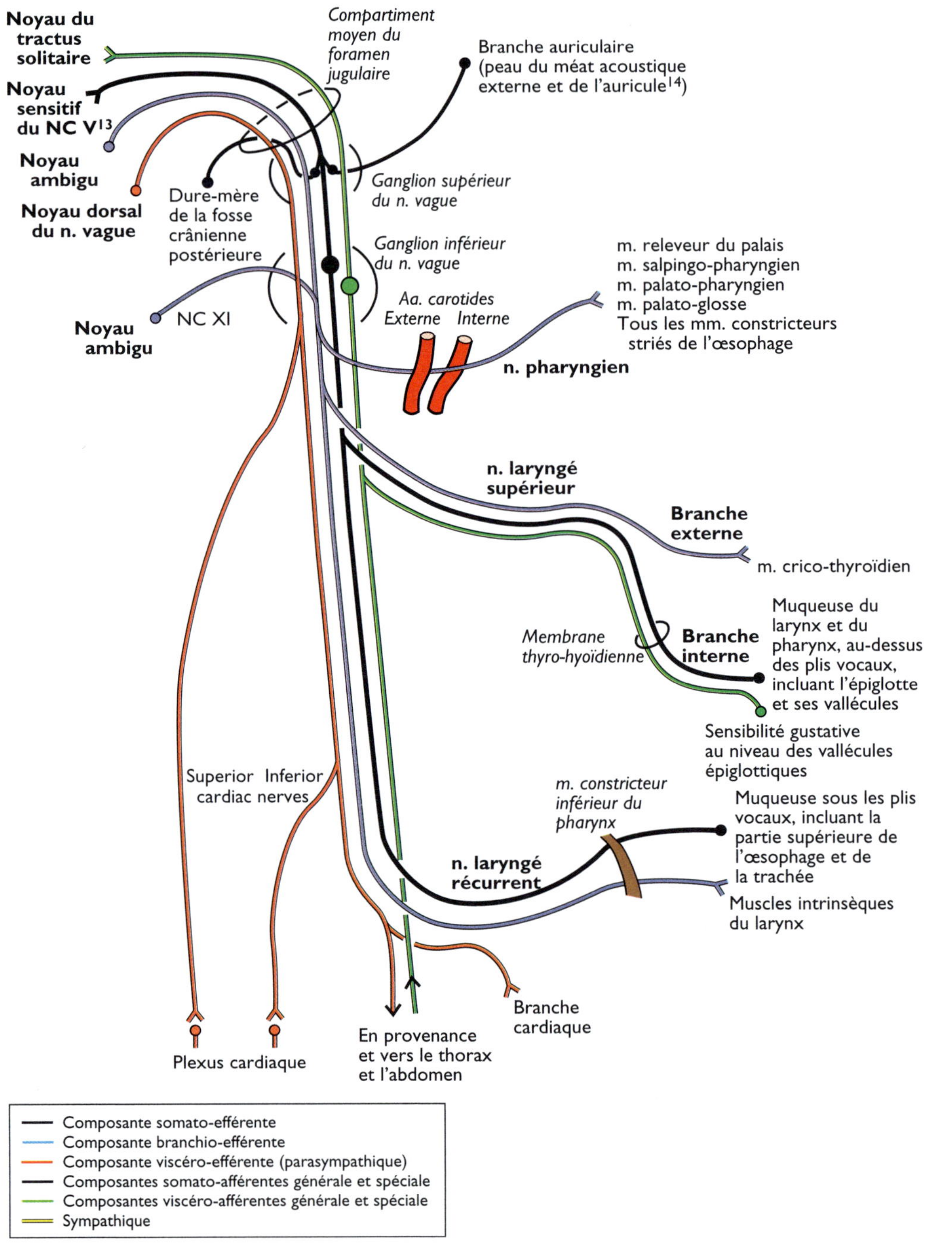

Nerf vague (NC X)

13. noyau du tractus spinal du n. trijumeau
14. anc. pavillon

12. Nerf vague (NC X)

Formation :

- noyau dorsal (postérieur) du n. vague (noyau moteur viscéral général parasympathique – moelle allongée)
- noyau ambigu (branchio-efférent – moelle allongée)
- noyau du tractus solitaire (goût et sensibilité viscérale générale – moelle allongée)
- noyau sensitif du NC V (noyau du tractus spinal du n. trijumeau) (sensibilité générale – voir NC V)

Vers : branches terminales

Composantes :

- branchio-efférente
- viscéro-efférente générale
- viscéro-afférentes générale et spéciale
- somato-afférente générale

Il naît de la moelle allongée par une série de filets radiculaires postérieurement à l'olive, soit au niveau du sillon dorso-latéral, entre les racines du NC IX en haut, et du NC XI en bas. Les fibres s'unissent et forment un nerf unique qui passe dans le compartiment moyen du foramen jugulaire, entre le NC IX et le NC XI. À sa sortie du foramen, il présente deux ganglions (supérieur et inférieur) avant d'être rejoint par la racine crâniale du NC XI. Il se dirige verticalement dans la gaine carotidienne, en relation étroite avec l'a. carotide interne, se situant entre elle et la v. jugulaire interne.

12.1 *Branche pharyngienne*

Elle part du ganglion inférieur du NC X et passe entre les aa. carotides interne et externe, pour atteindre la paroi latérale du pharynx. Ces fibres sont essentiellement composées de la racine crâniale du NC XI (M&D, 1047).

12.2 *Nerf laryngé supérieur*

Il naît du ganglion inférieur du NC X et se dirige en avant et en bas, situé d'abord en arrière et puis en dedans de l'a. carotide interne. Il traverse la gaine carotidienne et atteint la paroi du pharynx à hauteur de la grande corne de l'os hyoïde. Il se divise à cet endroit en deux branches terminales.

12.3 *Nerf laryngé interne*

Il se dirige en bas et en avant et traverse la membrane thyro-hyoïdienne à hauteur de la vallécule épiglottique. Il se distribue ainsi en branches terminales à la muqueuse de la vallécule et du larynx, au-dessus des plis vocaux, en ce y compris la muqueuse de la face supérieure de ceux-ci (correction des traducteurs) (M&D, 1047).

12.4 *Nerf laryngé externe*

Il se dirige vers le bas, sur le m. constricteur inférieur du pharynx et à la face profonde du m. sterno-thyroïdien, en compagnie de l'a. thyroïdienne supérieure. Il atteint et innerve le m. crico-thyroïdien.

12.5 *Nerf laryngé récurrent*

Chaque nerf présente un trajet identique dans les régions cervicales, au niveau du sillon trachéo-œsophagien. Le nerf passant en dedans du lobe latéral de la glande thyroïde, il est en relation intime avec l'a. thyroïdienne inférieure. Il passe sous le bord inférieur du m. constricteur inférieur du pharynx (m. crico-pharyngien) pour se terminer dans la sous-muqueuse du larynx. Le n. laryngé récurrent droit naît du NC X lorsque celuici passe en avant de l'a. subclavière. Le n. laryngé récurrent forme une boucle pour se retrouver en arrière et se diriger ainsi en dedans, dans le sillon trachéo-œsophagien. Le n. laryngé récurrent gauche prend naissance à partir du NC X lorsque celuici se trouve latéralement à l'arc aortique. Il passe d'avant en arrière sous l'arc aortique, en croisant le bord gauche du ligament artériel. Il se dirige en arrière où il rejoint la face latérale gauche de la trachée, et gagne le sillon trachéo-œsophagien.

12.6 *Nerfs cardiaques*

La branche supérieure naît sous le ganglion inférieur du NC X alors que la branche inférieure prend naissance à la base du cou. À droite, elle se dirige vers le bas et en avant de l'a. brachiocéphalique. À gauche elle passe sur l'arc aortique pour se terminer dans le plexus cardiaque. Les fibres viscéro-efférentes générales (parasympathiques) à destinée thoracique et abdominale proviennent du noyau dorsal (postérieur) du NC X. Les fibres viscéro-afférentes générales à même destinée aboutissent au noyau du tractus solitaire. Toutes les fibres branchio-efférentes (motrices viscérales spéciales) du NC X destinées aux muscles proviennent du noyau ambigu. La plupart de ces fibres – si pas toutes – proviennent de la branche crâniale du NC XI qui s'est jointe au NC X. Ce sont les branches destinées à la musculature striée du voile du palais, du pharynx, du larynx et de l'œsophage (M&D, 1108).

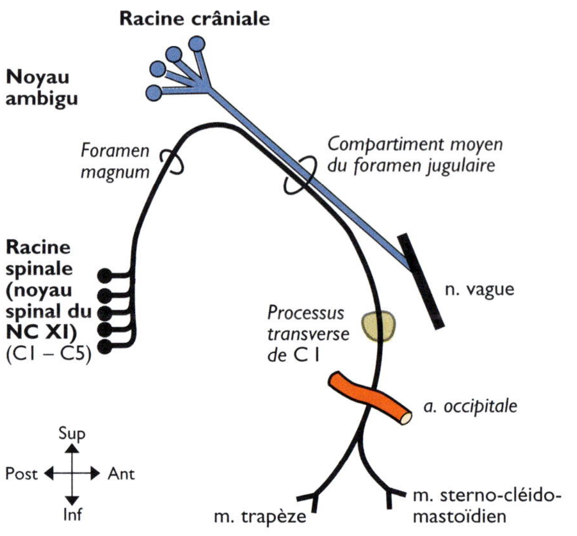

Nerf accessoire (NC XI)

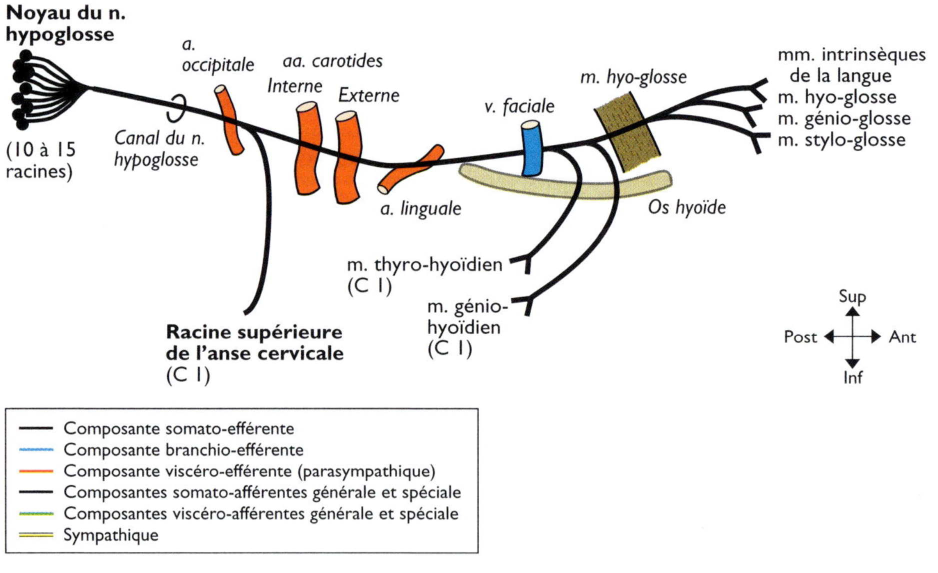

Nerf hypoglosse (NC XII)

13. Nerf accessoire (NC XI)

Formation :

- racine crâniale provenant du noyau ambigu (branchio-efférent – moelle allongée)
- racine spinale en provenance des noyaux spinaux (C1 à C5), moelle épinière

Vers : branches terminales

Composantes :

- racine crâniale : branchio-efférente
- racine spinale : somato-efférente (*NDT* : branchio-efférente, selon Milaire J, in M&D, 1109)

13.1 *Racine crâniale*

Les fibres en provenance de la racine crâniale émergent de la moelle allongée (bulbe rachidien) sous la forme de quatre à six racines situées postérieurement par rapport à l'olive (soit par le sillon dorso-latéral), immédiatement sous celles du NC X, pour ne former qu'un seul nerf. Elles sont rejointes par la racine spinale qui monte au travers du foramen magnum (voir plexus cervical pp. 126-127). Le nerf traverse la fosse crânienne postérieure au travers du compartiment moyen du foramen jugulaire, en arrière du NC X et en avant de la v. jugulaire interne. Sous le foramen jugulaire, les fibres en provenance de la racine crâniale se dirigent en bas et en dedans pour se fusionner avec le NC X et ajouter à ce dernier, le contingent de fibres branchio-efférentes (viscéro-efférentes spéciales) (voir NC X).

13.2 *Racine spinale*

Elle se dirige postéro-latéralement en arrière (habituellement) de la v. jugulaire interne, au-dessus de la masse latérale de l'atlas (C I). Le n. accessoire traverse le triangle cervical postérieur, son tiers supérieur étant masqué par le m. sterno-cléido-mastoïdien, dont il émerge approximativement près du milieu de son bord postérieur. Il traverse ensuite obliquement ce triangle cervical postérieur et son dernier tiers atteint ainsi le bord antérieur du m. trapèze, où il se termine.

14. Nerf hypoglosse (NC XII)

Formation : noyau du n. hypoglosse dans le plancher du 4ème ventricule, dans la moelle allongée

Vers : branches terminales

Composante : somato-efférente générale

Ses fibres quittent la région antéro-latérale de la moelle allongée, entre l'olive et la pyramide, sous forme de 10 à 15 racines. Elles fusionnent pour former deux troncs qui passent en arrière de l'a. vertébrale. Ils franchisent le canal du n. hypoglosse où elles se fusionnent également. Le NC XII quitte ce canal et se dirige vers l'avant, passant successivement latéralement par rapport aux aa. occipitale, carotide interne, carotide externe et linguale. Il se retrouve ainsi au-dessus de l'apex de la grande corne de l'os hyoïde. Il poursuit sa course antérieurement, sur la face latérale du m. hyo-glosse, en profondeur du m. mylo-hyoïdien. Ses branches terminales, situées sous la glande submandibulaire, pénètrent dans la langue où elles innervent tous les muscles intrinsèques et extrinsèques, à l'exception du m. palato-glosse (M&D, 1110).

Note :

Dès sa sortie du canal du n. hypoglosse, le NC XII reçoit une branche de la première anse cervicale (unissant C1 et C2) du plexus cervical (p. 126-127).

Le NC XII achemine ainsi des fibres somato-motrices issus des nerfs spinaux C1 et C2, vers certains mm. hyoïdiens (mm. thyro-hyoïdien et génio-hyoïdien), ainsi que des fibres de la sensibilité générale destinées à ces muscles (fibres proprioceptives).

Le NC XII envoie également des fibres à la dure-mère de la fosse crânienne postérieure (M&D, 1109, 1110).

6

Nerfs rachidiens

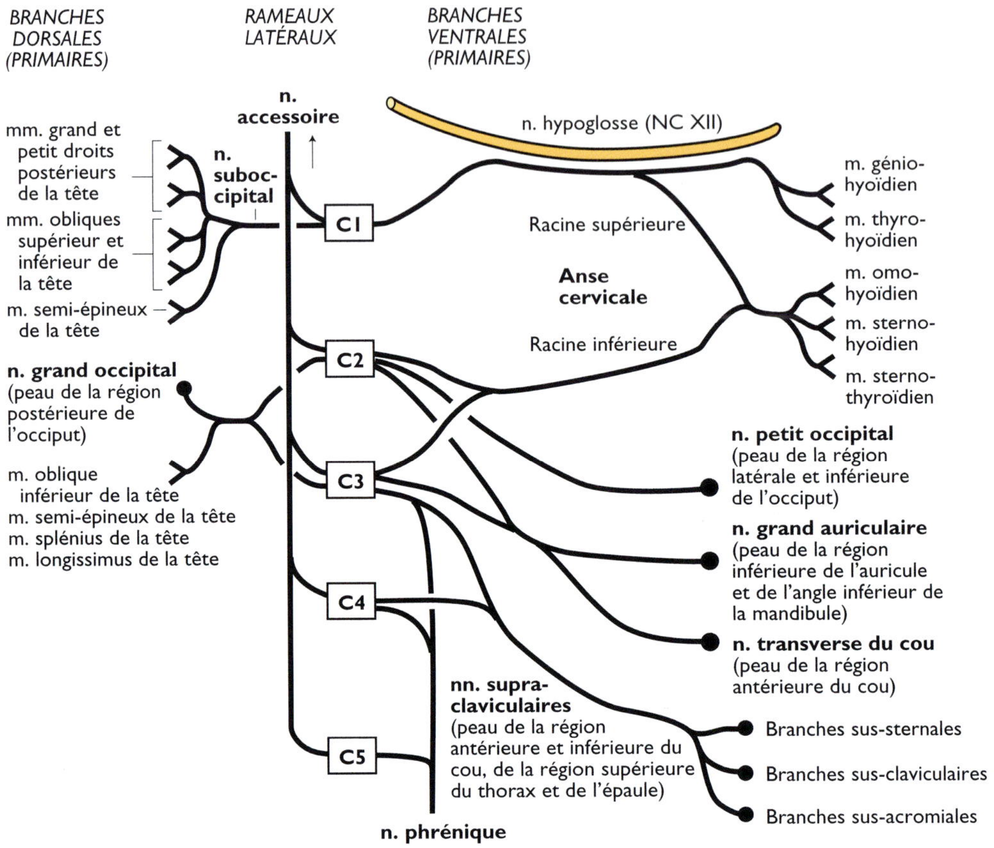

Plexus cervical (C1,2,3,4,5)

1. Plexus cervical (C1,2,3,4,5)

Origine : nerfs C1,2,3,4,5
Terminaison : nerfs tels que décrits ci-dessous

Il émerge le plus fréquemment des branches ventrales, en profondeur, entre les muscles scalènes moyen et antérieur au niveau des vertèbres CI à CIV et est recouvert par le fascia prévertébral, étendu à la face profonde du muscle sterno-cléido-mastoïdien.

Les branches cutanées perforent le fascia prévertébral et pénètrent dans le triangle postérieur de la nuque où elles percent la couche étendue du fascia cervical profond pour se terminer en nerfs sous-cutanés. (M&D, 860, 1005, 1008, 1010-1013)

1.1 *Anse cervicale (C1-C3)*

Racine supérieure (branches ventrales de C1) qui passe directement vers le nerf hypoglosse (NC XII) entre les muscles droits antérieur et latéral de la tête.

Elle quitte le nerf hypoglosse latéralement à l'artère occipitale et se dirige, en avant, vers les artères carotides interne et commune où elle rejoint la racine inférieure.

Racine inférieure (branches ventrales C2,3) qui passe latéralement autour de la veine jugulaire interne ayant perforé le fascia prévertébral au niveau de CII-CIII.

Elle se poursuit antérieurement sous la forme d'une grande boucle qui rencontre la racine supérieure en avant de l'artère carotide commune.

1.2 *Nerf suboccipital (branche dorsale de C1)*

Il émerge au travers de la dure-mère pour se diriger sous l'artère vertébrale appliquée intimement à l'arc postérieur de l'atlas (CI).

Il perfore la membrane atlanto-occipitale postérieure entre les muscles oblique supérieur et grand droit postérieur de la tête pour se terminer en branches musculaires dans le triangle suboccipital.

1.3 *Nerf grand occipital (branches dorsales de C2 avec un apport partiel de C3)*

Il apparaît à la partie postérieure de la dure-mère spinale au foramen intervertébral et passe en arrière, au-dessus du processus transverse de l'axis (CII) sous le muscle oblique inférieur de la tête.

Il enroule alors ce muscle pour monter, en profondeur, vers le muscle semi-épineux de la tête en le perforant ainsi que le muscle trapèze près de leurs insertions sur la ligne nuchale supérieure.

Il se termine en branches cutanées irradiant dans le scalp avec l'artère occipitale.

1.4 *Nerf accessoire (NC XI) (rameaux latéraux C1-C5)*

Il est formé par les racines latérales uniques de C1-C5 et monte vers la moelle, latéralement dans l'espace subarachnoïdien (M&D, 482) et en arrière du ligament dentelé pour passer dans le foramen magnum postérieurement à l'artère vertébrale et rejoindre la racine crâniale.

1.5 *Nerf phrénique (voir pages 138-139)*

1.6 *Nerf grand auriculaire (C2,3)*

Il innerve la peau au-dessus de la glande parotide et l'angle de la mandibule (c'est la seule aire de la face qui n'est pas innervée par un nerf crânien), la partie latérale inférieure de l'auricule sous le méat auditif externe et la totalité de la partie postérieure (médiale) de l'auricule.

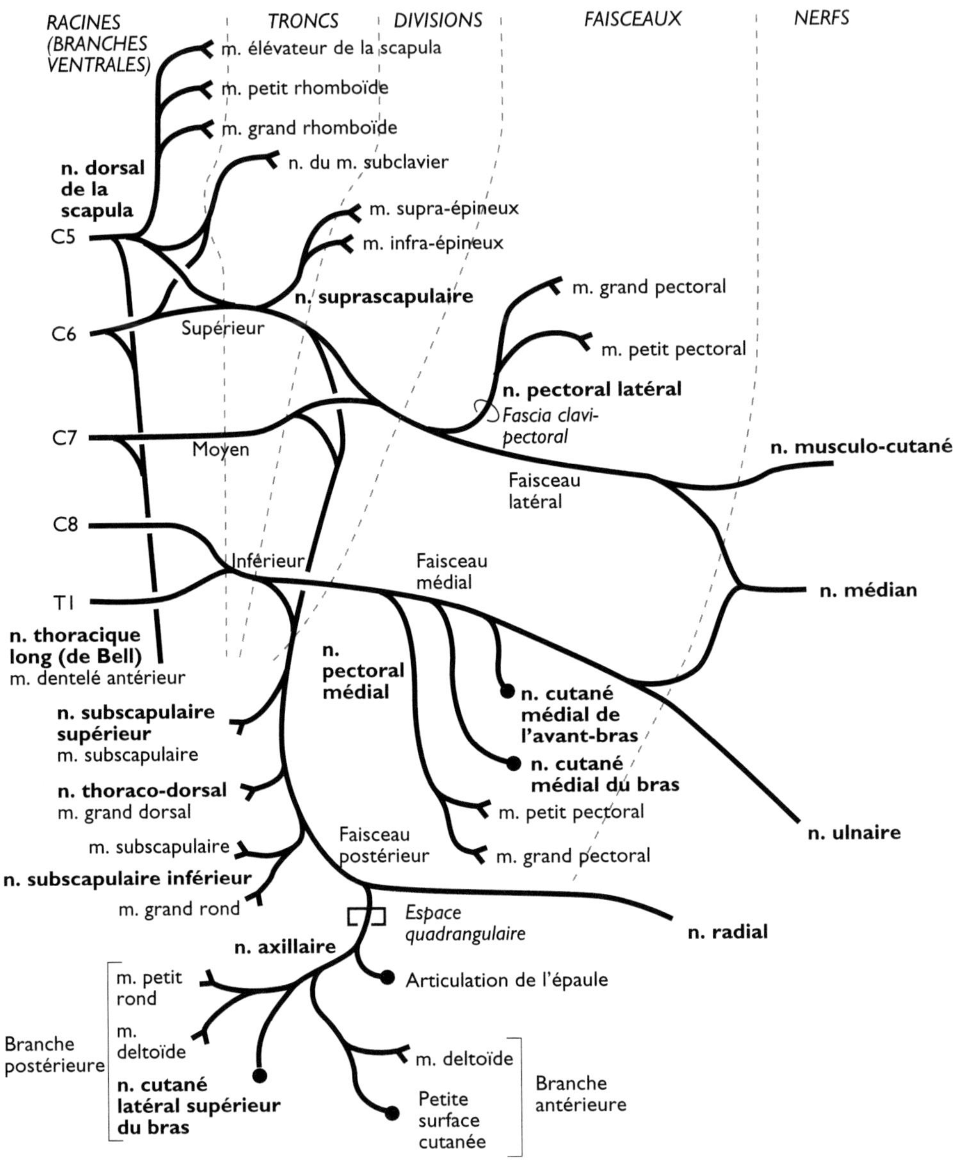

Plexus brachial (C5,6,7,8,T1)

2. Plexus brachial (C5,6,7,8,T1)

Origine : branches ventrales de C5,6,7,8,T1
Terminaison : nerfs musculo-cutané, médian, ulnaire et radial

Il émerge sous la forme de cinq racines qui s'étendent en avant du muscle scalène moyen et en arrière du muscle scalène antérieur.

Les troncs se situent à la base du triangle postérieur du cou où ils sont palpables et passent sur la 1ère côte au tiers postérieur de l'artère subclavière en descendant en arrière de la clavicule.

Les divisions se constituent en arrière du tiers moyen de la clavicule en s'étendant sur les fibres supérieures du muscle dentelé antérieur et autour de l'artère axillaire formant ainsi les faisceaux.

Les faisceaux se situent dans le creux axillaire, en relation avec la deuxième portion de l'artère axillaire sur ses faces médiale, latérale et postérieure comme leurs noms l'indiquent et en arrière du muscle petit pectoral.

Les nerfs terminaux sont formés autour de la troisième portion de l'artère axillaire en arrière des fibres inférieures du muscle grand pectoral. (M&D, 709-712)

2.1 *Nerf axillaire (C5,6)*

Il émerge en arrière de la 3ème portion de l'artère axillaire. Il passe postérieurement au muscle subscapulaire en traversant l'espace quadrangulaire avec l'artère circonflexe postérieure de l'humérus.

Il est en rapport étroit avec la partie interne du col chirurgical de l'humérus qu'il parcourt latéralement pour se terminer en branches ventrales et dorsales dans la profondeur du muscle deltoïde. (M&D, 682, 683, 693, 709, 715)

2.2 *Nerf cutané latéral supérieur du bras*

Il est le prolongement de la branche dorsale du nerf axillaire et assure l'innervation de la peau de la région inférieure de la partie moyenne du muscle deltoïde.

Une lésion du nerf axillaire (et en conséquence du n. cutané latéral supérieur du bras) entraîne une perte de la sensibilité sur une région en forme « d'écusson ».

2.3 *Nerf thoraco-dorsal (C5,6,7)*

Il passe, avec l'artère subscapulaire, sous le bord médial de la scapula au-dessus du muscle grand rond et dans le muscle grand dorsal.

2.4 *Nerf thoracique long de Bell (C5,6,7)*

Il descend en arrière des troncs du plexus et de la 1ère partie de l'artère axillaire pour s'étendre sur la région latérale du muscle dentelé antérieur et sur la paroi médiale du creux axillaire.

2.5 *Nerf suprascapulaire (C5,6)*

Il apparaît dans le triangle postérieur du cou, passe en arrière et latéralement à la face profonde des muscles trapèze et omo-hyoïdien en traversant l'incisure suprascapulaire dans la fosse supra-épineuse.

Il descend latéralement, autour de l'épine de la scapula vers la fosse infra-épineuse.

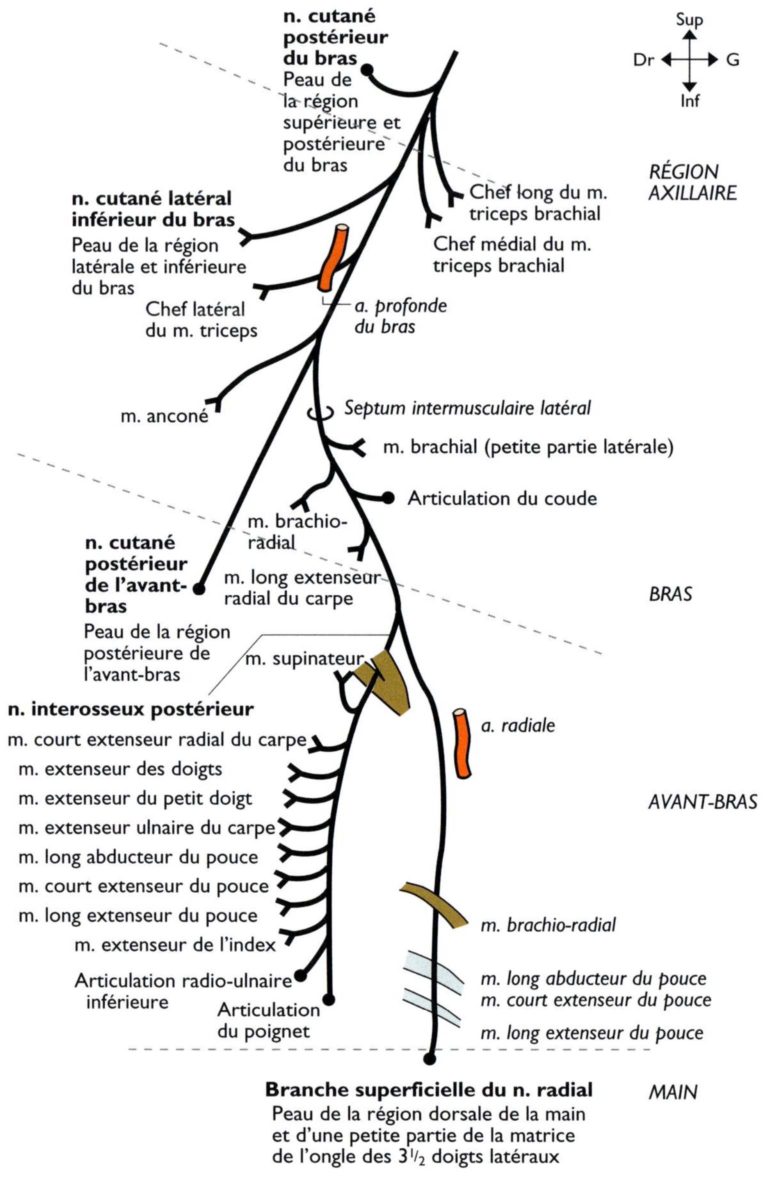

Nerf radial (C5,6,7,8,T1)

3. Nerf radial (C5,6,7,8,T1)

Origine : faisceau postérieur du plexus brachial
Terminaison : branches terminales

Il émerge dans le prolongement du faisceau postérieur et descend en arrière des artères axillaire et brachiale en passant inférieurement aux tendons des muscles grand dorsal et grand rond pour se poursuivre, avec l'artère brachiale profonde, entre les chefs long et médial et traverser l'espace triangulaire latéral.

Il donne le nerf cutané postérieur du bras avant de quitter la région axillaire.

Il passe alors au-dessus du sillon du nerf radial entre les chefs médial et latéral du muscle triceps délivrant des branches musculaires et cutanées ; il perfore le septum intermusculaire latéral au milieu de l'humérus pour atteindre la loge antérieure.

Ici, il s'étend à la face profonde des fibres supérieures du muscle brachial et ensuite du muscle brachio-radial avant de pénétrer dans la partie latérale de la fosse cubitale.

Il se divise en branches terminales au-dessus de l'épicondyle latéral. (M&D, 682, 683, 758 à 761)

3.1 *Branche terminale superficielle*

Elle surplombe les muscles supinateur, rond pronateur et fléchisseur superficiel des doigts et s'étend, avec l'artère radiale, sous le muscle brachio-radial en longeant sa face médiale sur le tiers de son trajet en bas en direction de l'avant-bras.

Elle passe, en arrière, émergeant d'en dessous du tendon du muscle brachio-radial, à proximité du processus styloïde du radius en passant ensuite sur les tendons de la tabatière anatomique où elle se termine en branche cutanée au dos de la main.

3.2 *Nerf interosseux postérieur*

Il s'insinue entre les deux chefs du muscle supinateur à trois travers de doigt sous la tête radiale en passant dans la loge postérieure où il se sépare en branches terminales musculaires dans le plan situé entre les muscles superficiel et profond de cette loge.

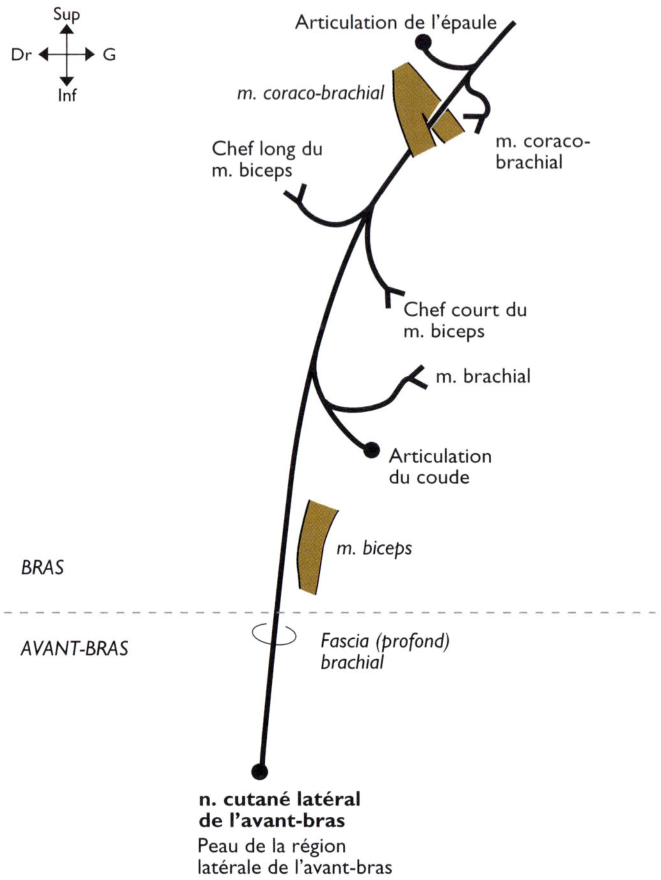

Nerf musculo-cutané (C5,6,7)

4. Nerf musculo-cutané (C5,6,7)

Origine : faisceaux latéraux
Terminaison : branches terminales

Il émerge obliquement en arrière des fibres inférieures du muscle petit pectoral en s'étendant latéralement à l'artère axillaire ; il passe, de façon identique, entre les deux chefs conjoints du muscle coraco-brachial.

Il se poursuit, latéralement, en bas entre les muscles biceps et brachial en adhérant habituellement à la face profonde du muscle biceps.

La branche terminale est le nerf cutané latéral de l'avant-bras. (M&D, 682, 683, 730)

4.1 *Nerf cutané latéral de l'avant-bras*

Il apparaît latéralement au tendon du muscle biceps dans la fosse cubitale en perforant le fascia profond immédiatement sous le coude et descend sur la région latérale de l'avant-bras pour se terminer dans la peau du poignet au-dessus de l'artère radiale. (M&D, 733)

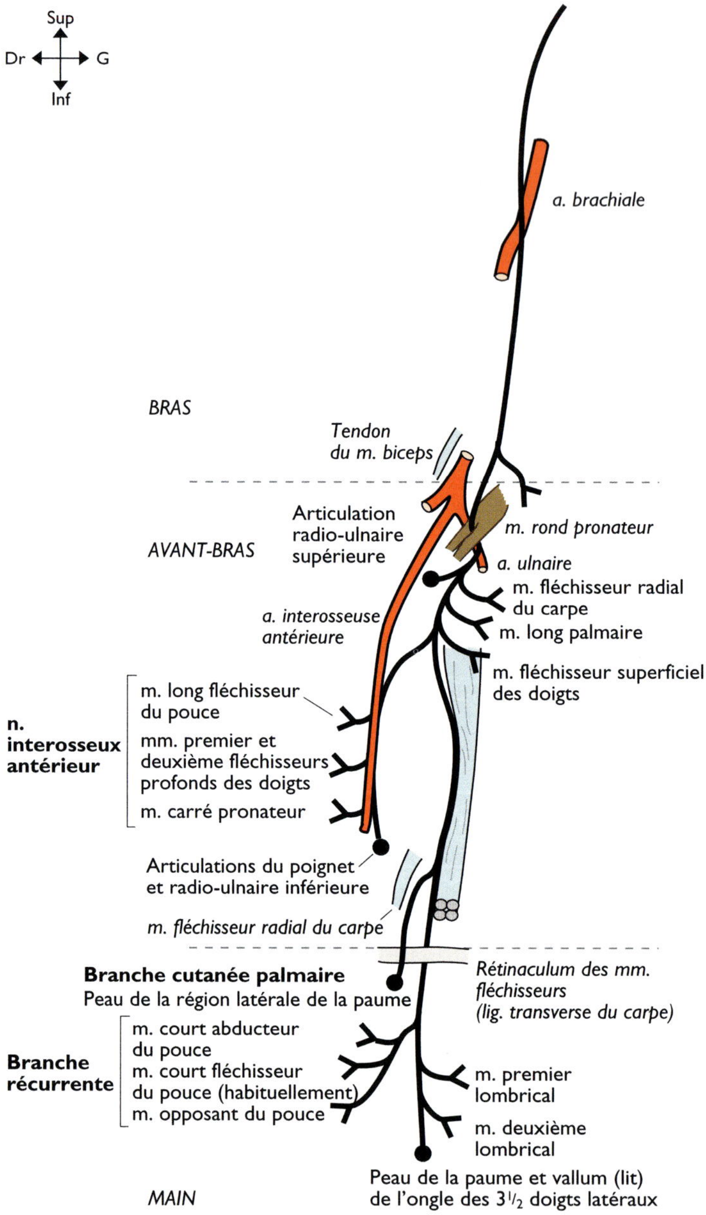

Nerf médian (C6,7,8,T1)

5. Nerf médian (C6,7,8,T1)

Origine : faisceaux médial et latéral
Terminaison : branches terminales

Il est constitué dans la région inférieure de la fosse axillaire par deux racines qui enserrent l'artère axillaire.

Le nerf s'étend, initialement, en avant puis latéralement à l'artère axillaire et ensuite latéralement à l'artère brachiale.

Le nerf médian croise alors l'artère brachiale, généralement en avant, à la hauteur de la moitié de l'humérus pour s'étendre en dedans de l'artère dans la fosse cubitale.

Il se situe d'abord sur le muscle coraco-brachial et ensuite sur le muscle brachial.

Au coude, il passe sous l'aponévrose bicipitale quittant la fosse cubitale entre les deux chefs du muscle rond pronateur avant de croiser superficiellement l'artère ulnaire en donnant en bas, sa branche interosseuse antérieure.

Il s'étend à la face profonde du muscle fléchisseur superficiel des doigts sur le muscle fléchisseur profond des doigts.

Il émerge de la face latérale du muscle fléchisseur superficiel des doigts à 5 cm du poignet où il donne sa branche cutanée palmaire ; il s'enfonce sous le rétinaculum des muscle fléchisseurs entre les tendons des muscles fléchisseur superficiel des doigts et fléchisseur radial du carpe.

Dans le canal carpien, il se divise en branches terminales – branche récurrente (musculaire) et nerfs digitaux palmaires. (M&D, 682-683, 730, 757-759)

5.1 *Nerf interosseux antérieur*

Il apparaît immédiatement en dessous des deux chefs du muscle rond pronateur pour suivre la membrane interosseuse entre les muscles fléchisseur profond des doigts et long fléchisseur propre du pouce qui le recouvrent pour se terminer sous le muscle carré pronateur.

5.2 *Branche récurrente du nerf médian*

Elle sort du canal carpien au bord distal du rétinaculum des muscles fléchisseur dans le muscle court fléchisseur du pouce pour se terminer en passant dans l'éminence thénar.

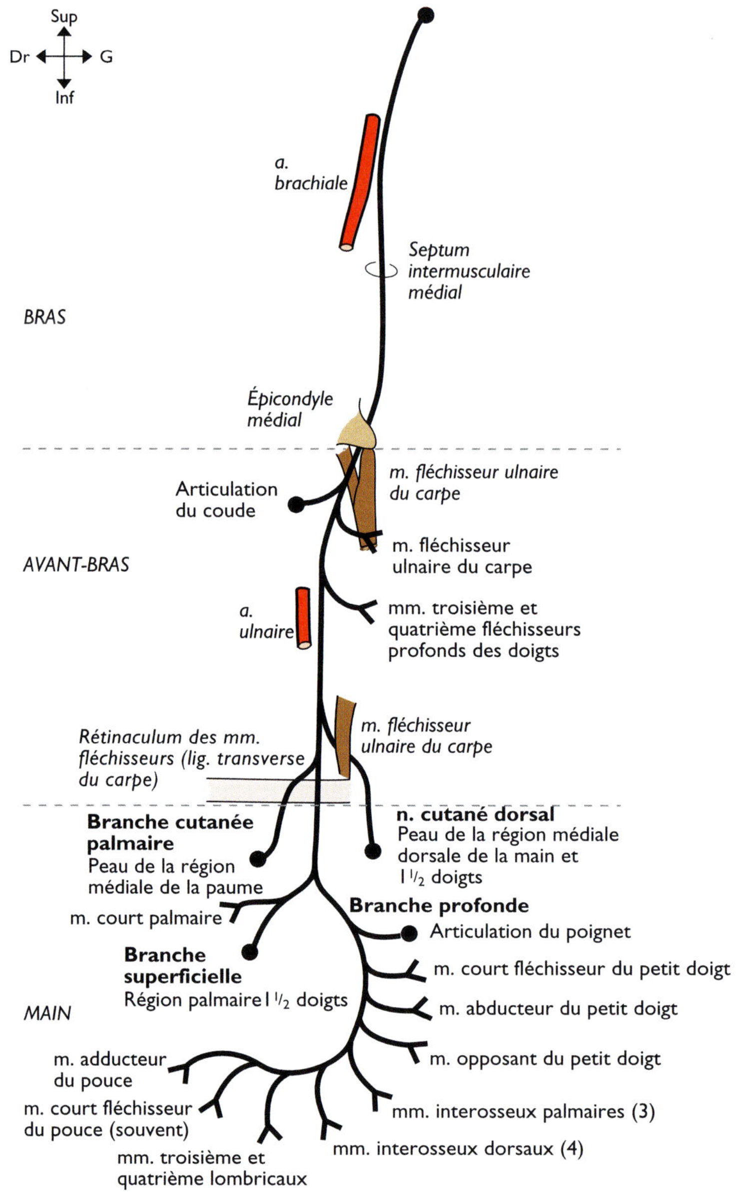

Nerf ulnaire (C8, T1)

6. Nerf ulnaire (C8,T1)

Origine : faisceau médial du plexus brachial

Terminaison : branches terminales

Il émerge en dedans de l'artère axillaire et continue toujours en dedans de l'artère brachiale en s'étendant sur le muscle coraco-brachial au milieu de l'humérus où il quitte la loge antérieure en traversant, en arrière, le septum intermusculaire médial accompagné par l'artère ulnaire collatérale supérieure.

Il se situe entre le septum intermusculaire et le chef médial du muscle triceps, en passant en arrière de l'épicondyle médial de l'humérus, et pénètre dans l'avant-bras entre les deux chefs du muscle fléchisseur ulnaire du carpe.

Il est alors médial au processus coronoïde de l'ulna, parcourant la face profonde du muscle fléchisseur ulnaire du carpe sur le muscle fléchisseur profond des doigts avec l'artère ulnaire longeant sa face latérale à partir du tiers supérieur de l'avant-bras.

Il se situe latéralement au tendon du muscle fléchisseur ulnaire du carpe au poignet et ensuite passe superficiellement au rétinaculum des muscles fléchisseurs pour se diviser en branches terminales au niveau de l'os pisiforme. (M&D, 682, 683, 731, 758, 759)

6.1 Branche terminale superficielle

Elle se trouve superficiellement dans la paume et se terminent en nerfs digitaux.

Elle innerve également lorsqu'il est présent, le muscle court palmaire.

6.2 Branche terminale profonde

Elle traverse l'éminence hypothénar entre les muscles fléchisseur et abducteur du petit doigt en coulissant sur le crochet de l'os hamatum en passant, avec l'arcade palmaire profonde, à la face profonde des tendons des muscles fléchisseurs pour se terminer dans le muscle adducteur du pouce.

6.3 Branche cutanée dorsale

Elle émerge à 5 cm du poignet, passe à la profondeur du muscle fléchisseur ulnaire du carpe dans la région médiale du dos de la main où elle se termine en nerf cutané.

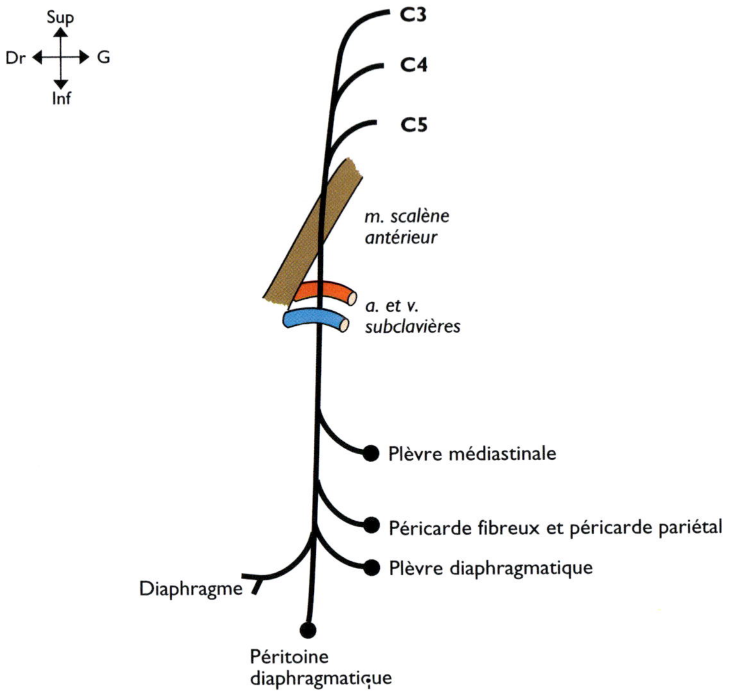

Nerf phrénique (C3,4,5)

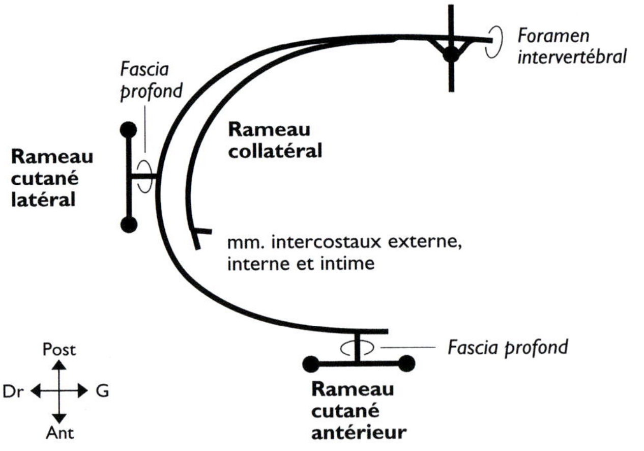

Nerf intercostal

7. Nerf phrénique (C3,4,5)

Origine : branches ventrales (primaires) de C3,4,5
Terminaison : branches terminales

Il apparaît, en profondeur, entre les muscles scalènes moyen et antérieur et passe au-dessus du bord latéral du muscle scalène antérieur, en arrière du fascia prévertébral.

Il parcourt le muscle scalène antérieur du bord latéral au bord médial en s'étendant latéralement à l'artère cervicale ascendante et passe postérieurement aux artères suprascapulaire et cervicale transverse.

Il surplombe la partie antérieure de la coupole pleurale pour pénétrer le médiastin en arrière de la veine subclavière et en avant de l'artère subclavière où les nerfs droit et gauche prennent des trajets différents.

À droite, il forme une spirale en avant pour s'étendre latéralement à la veine brachio-céphalique droite et se poursuivre sur la face latérale de la veine cave supérieure, de l'oreillette droite et de la veine cave inférieure en étant compris dans le péricarde fibreux.

Il passe en avant du hile du poumon et traverse le diaphragme par le foramen de la veine cave.

À gauche, il descend habituellement en avant de l'artère thoracique interne gauche (M&D, 103) et se place latéralement à l'artère carotide commune gauche.

Il se poursuit, en bas, au-dessus de l'arc aortique croisant en avant le nerf vague gauche et devient antérieur à l'artère pulmonaire gauche et donc antérieur au hile du poumon.

Il parcourt alors la face latérale de l'auricule et du ventricule gauches dans le péricarde fibreux pour traverser, de manière isolée, la portion musculaire du diaphragme à gauche du centre tendineux. (M&D, 289)

Un nerf phrénique accessoire (C5) naissant du nerf du muscle subclavier peut rejoindre le nerf phrénique près de la 1ère côte. (M&D, 1010-1011)

6

8. Nerf intercostal (caractéristique)

Origine : branches ventrales (primaires) du nerf thoracique
Terminaison : branches terminales

Il émerge du foramen intervertébral (en émettant le rameau primaire dorsal) pour s'insinuer entre la plèvre et la couche musculaire interne en avant du processus transverse où il se rattache, par les rameaux communicants gris et blanc, au tronc sympathique thoracique.

Il passe en arrière de l'artère intercostale et se situe en dessous, parcourant ainsi le sillon de la côte dans un plan formé par les couches musculaires interne et intime.

La branche musculaire collatérale surgit en avant de l'angle postérieur de la côte et occupe le même plan mais en se trouvant au niveau du bord supérieur de la côte sous-jacente.

T1 : ne possède pas de branches cutanées latérale et antérieure

T7-T11 : dans leurs parcours antérieurs, ils longent en arrière, les bords des côtes pour se situer dans le même plan musculaire dans l'abdomen. À leurs limites antérieures, ils passent de la profondeur vers le muscle droit de l'abdomen et son aponévrose en perforant ces deux structures pour donner les branches terminales cutanées antérieures. Ils innervent également le muscle droit de l'abdomen.

T12 : il passe sous la 12ème côte, comme le nerf subcostal, en ayant des branches similaires aux précédentes. Il émerge en arrière du ligament arqué latéral du diaphragme. (M&D, 82-87)

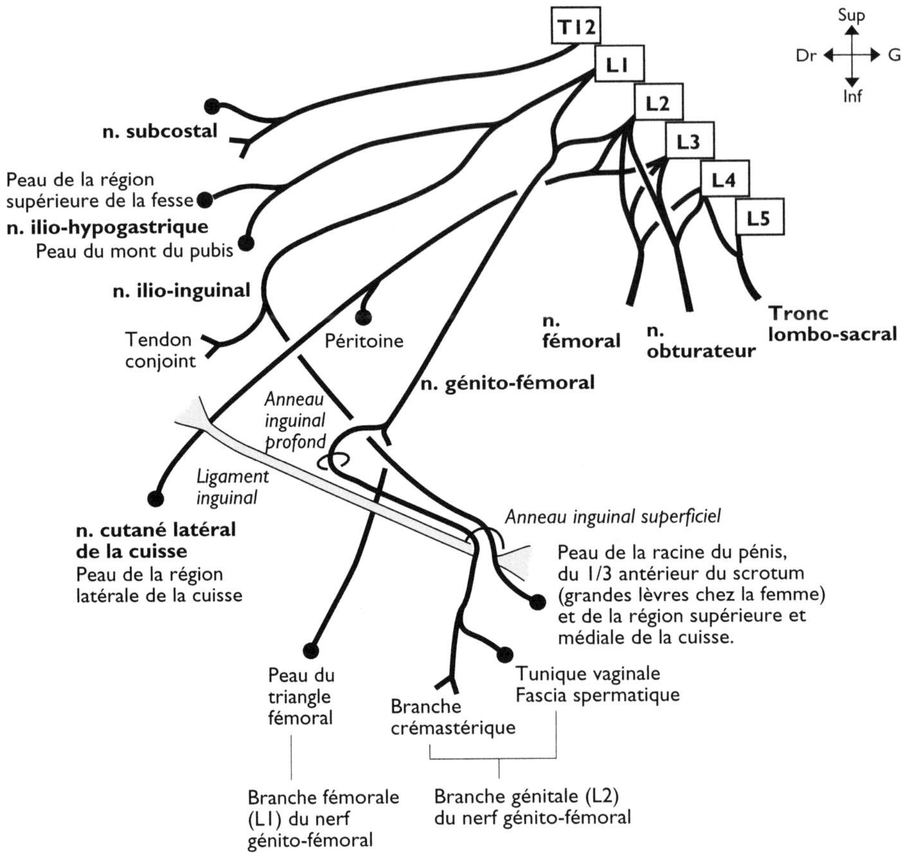

Plexus lombaire (T12,L1,2,3,4,5)

9. Plexus lombaire (T12,L1,2,3,4,5)

Origine : branches ventrales (primaires) de T12,L1,2,3,4,5
Terminaison : nerfs de la figure page 140

Le plexus est formé, dans la masse du muscle grand psoas, en avant des processus transverses de LII-V, par les branches ventrales (primaires) sortant des foramina intervertébraux. (M&D, 195, 198-200, 298)

9.1 *Nerf ilio-hypogastrique (L1)*

Ce nerf important apparaît latéralement au muscle grand psoas sur le fascia lombaire à la hauteur de LII pour passer, postérieurement, au pôle inférieur du rein et au-dessus du muscle carré des lombes.

Il franchit la crête iliaque entre les muscles transverse et oblique interne de l'abdomen et le perfore au-dessus de l'épine iliaque antéro-supérieure.

Il innerve les deux muscles avant de devenir sous-cutané.

9.2 *Nerf ilio-inguinal (L1)*

Cette branche collatérale émerge latéralement au muscle grand psoas sur le fascia lombaire, passe en arrière du pôle inférieur du rein, au-dessus du muscle carré des lombes et pénètre dans les muscles transverse et oblique interne de l'abdomen au-dessus de l'épine iliaque antéro-supérieure.

Il innerve les fibres inférieures de ces muscles et le tendon conjoint.

Sa branche terminale pénètre, au-dessus, dans le canal inguinal, pour passer dans l'anneau inguinal superficiel avant de perforer le fascia spermatique et devenir sous-cutané.

9.3 *Nerf cutané latéral de la cuisse (L2,3)*

Il émerge latéralement au muscle grand psoas sous la crête iliaque, surplombe obliquement le muscle iliaque s'étendant en arrière du caecum, à droite, et descendant le colon, à gauche.

Il se dirige en avant vers l'épine iliaque antéro-supérieure où il pénétre le ligament inguinal et ses insertions pour se fondre dans le tissu sous-cutané de la face latérale de la cuisse.

9.4 *Nerf génito-fémoral (L1,2)*

Il apparaît sur la face antéro-médiale du muscle grand psoas s'étendant, à droite, en arrière de l'uretère, des vaisseaux testiculaires ou ovariques et iléo-coliques et, à gauche, en arrière de l'uretère, des vaisseaux testiculaires ou ovariques et coliques inférieurs.

Il se sépare en branches génitale et fémorale sur la partie antérieure du muscle grand psoas.

9.5 *Branche génitale*

Elle croise l'artère iliaque externe, traverse, dans le canal inguinal, l'anneau inguinal profond et l'anneau inguinal superficiel pour se terminer dans le cordon spermatique chez l'homme et la grande lèvre chez la femme.

Elle peut aussi innerver une petite surface cutanée du scrotum ou de la lèvre.

9.6 *Branche fémorale*

Elle se poursuit en bas, latéralement à l'artère iliaque externe sous le ligament inguinal et dans l'aponévrose fémorale qu'elle pénètre antérieurement pour devenir sous-cutanée.

9.7 *Tronc lombo-sacral (L4,5)*

Il émerge, en profondeur, de la partie médiale du muscle grand psoas pour passer au-dessus du bord du bassin pour former les fibres supérieures du nerf sciatique.

NDT : les nerfs cutanés antérieurs de la cuisse sont les rameaux cutanés des nn. musculo-cutanés externe et interne. Ils innervent la peau des régions médiale et antérieure de la cuisse. (M&D, 529).

6

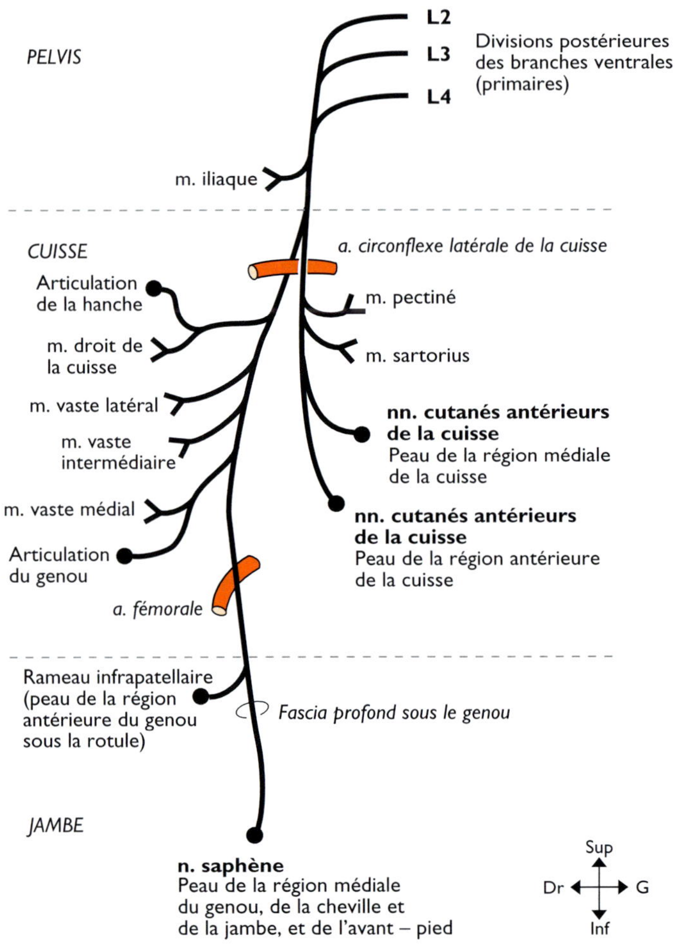

Nerf fémoral (L2,3,4)

NDT: les nerfs cutanés antérieurs de la cuisse sont les rameaux cutanés des nn. musculo-cutanés externe et interne. Ils innervent la peau des régions médiale et antérieure de la cuisse. (M&D, 529)

10. Nerf fémoral (L2,3,4)

Origine : division postérieure des branches (primaires) ventrales
Terminaison : branches terminales

Il est formé dans le muscle grand psoas et émerge de son bord latéral, en bas dans la fosse iliaque, pour se placer dans le sillon entre les muscles grand psoas et iliaque.

Il atteint la cuisse sous le ligament inguinal latéralement à l'artère fémorale en s'étendant sur le tendon des muscles grand psoas et iliaque.

Dans le triangle fémoral, il se scinde en deux divisions antérieure et postérieure qui enjambent l'artère circonflexe latérale de la cuisse.

Il existe généralement quatre courtes branches superficielles.

Les branches profondes se poursuivent en bas du triangle fémoral ; le nerf du muscle vaste médial parcourt latéralement l'artère fémorale jusqu'à la partie supérieure de l'hiatus tendineux de l'adducteur (anneau du grand adducteur) avant sa pénétration dans le muscle. (M&D, 542 à 544)

10.1 *Nerf saphène (division postérieure)*

Il descend dans le triangle fémoral pour atteindre l'hiatus tendineux de l'adducteur où il entoure en spirale l'artère fémorale pour se situer sur sa face médiale.

Il perfore le fascia profond à travers l'apex du canal et émerge en arrière du muscle sartorius et en avant du muscle gracile pour continuer son trajet avec la grande veine saphène.

Il passe sur la face sous-cutanée du tibia et en avant de la malléole médiale où il est palpable et en étroite relation avec la grande veine saphène.

Il se termine en branches au-dessus de la face médiale du pied. (M&D, 530)

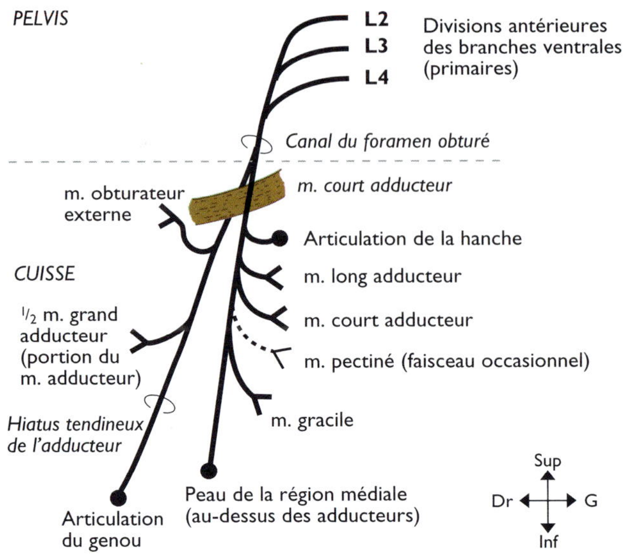

Nerf obturateur (L2,3,4)

11. Nerf obturateur

Origine : divisions antérieures des branches (primaires) ventrales de L2,3,4

Terminaison : branches terminales

Ce nerf est formé dans le muscle grand psoas et émerge de la partie médiale du muscle sur l'aile du sacrum pour se diriger en arrière des vaisseaux iliaques communs.

Il passe au-dessus du bord du bassin, sur la paroi latérale du bassin et sur les fibres supérieures du muscle obturateur interne pour traverser la partie antérieure et supérieure du foramen obturé.

Il se scinde en divisions antérieure et postérieure qui enjambent le muscle court adducteur.

La division postérieure perfore quelques fibres du muscle obturateur externe et sous le muscle court adducteur, elle passe sur le muscle long adducteur.

La division antérieure parcourt la partie antérieure du muscle court adducteur à la face profonde du muscle pectiné et ensuite du muscle long adducteur pour se terminer en participant, avec les nerfs saphène et cutané médial de la cuisse, au plexus subartériel qui innerve la peau de la région médiale de la cuisse.

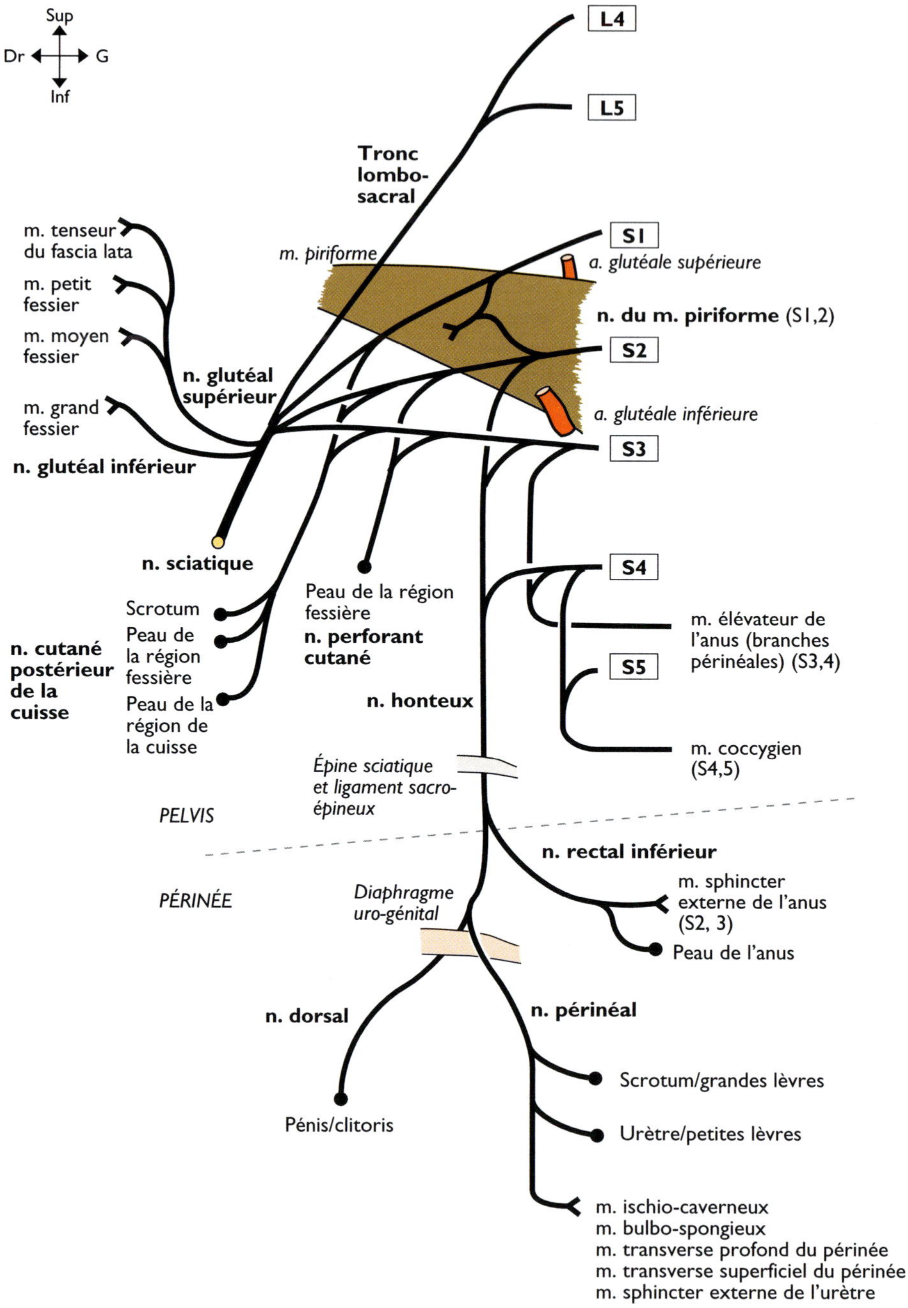

Plexus sacral (L4,5,S1,2,3,4,5)

12. Plexus sacral (L4,5,S1,2,3,4,5)

Origine : tronc lombo-sacral (L4,5) et branches (primaires) ventrales de S1,2,3,4,5
Terminaison : nerfs terminaux

Il s'applique sur le muscle piriforme à la paroi postérieure du bassin, profondément aux vaisseaux iliaques internes (et les vaisseaux sigmoïdes, à gauche) et est protégé par un feuillet du fascia pelvien qui le recouvre.

Ses racines sont en rapport, de manière caractéristique, avec les artères qui passent entre elles. (M&D, 348, 359, 387, 410)

12.1 *Nerf glutéal supérieur (L4,5,S1)*

Il émerge des racines supérieures du nerf sciatique et sort du bassin au-dessus du muscle piriforme, par la grande ouverture sciatique[1].

Il se situe entre les muscles moyen et petit fessiers sur la ligne glutéale antérieure à la face externe de l'ilion pour se terminer en branches musculaires. (M&D, 507)

12.2 *Nerf glutéal inférieur (L5,S1,2)*

Il provient des racines moyennes du nerf sciatique et quitte le bassin, sous le muscle piriforme, par la grande ouverture sciatique pour pénétrer dans le muscle grand fessier.

12.3 *Nerf cutané postérieur de la cuisse (S1,2,3)*

Il sort du bassin, sous le muscle piriforme, par la grande ouverture sciatique.

Il se situe sur le nerf sciatique et le chef long du muscle biceps fémoral pour devenir sous-cutané et se prolonger jusqu'à la fosse poplitée.

12.4 *Nerf perforant cutané (S2,3)*

Il passe dans le ligament sacro-tubéral et sous le muscle grand fessier pour devenir sous-cutané dans la région fessière.

Il innerve cette partie des fesses qui se touchent en position debout et se séparent en position assise.

12.5 *Nerf honteux (S2,3,4)*

Il quitte le bassin, au-dessus du ligament sacro-épineux et près de l'épine sciatique, par la grande ouverture sciatique et pénètre à nouveau dans le bassin par la petite ouverture sciatique.

Il se situe à la face médiale des fibres inférieures du muscle obturateur interne dans le canal honteux (canal d'Alcock). Il se dirige en avant sur la paroi latérale de la fosse ischio-anale où il donne sa branche rectale inférieure. (M&D, 395)

Il passe dans le périnée et délivre ses branches terminales ; le nerf périnéal étant superficiel et le nerf dorsal profond par rapport au diaphragme urogénital.

Remarque : en langue anglaise, il est facile de se souvenir que toutes les branches (**6**) quittant les racines sacrales, avant leurs divisions antérieures et postérieures, commencent par la lettre « **P** ».

*Nerve to **P**iriformis* (Nerf du **p**iriforme) (S1,2,3) : reste dans le bassin pour innerver ce muscle.

***P**osterior femoral cutaneus nerve* (nerf cutané **p**ostérieur de la cuisse) (S2,3) : quitte le bassin par la grande ouverture sciatique

***P**erforating cutaneus nerve* (nerf **p**erforant cutané) (S2,3) : quitte le bassin par la grande ouverture sciatique

***P**udendal nerve* (nerf honteux) (S2,3,4) : quitte le bassin par la grande ouverture sciatique

***P**elvic splanchnics* (nerfs splanchniques **p**elviens – **p**arasympathique) (S2,3,4) : restent dans le bassin pour innerver les organes pelviens

***P**erineal branche of S4* (branche **p**érinéale de S4) : reste dans le bassin pour innerver le muscle élévateur de l'anus. (M&D, 348)

NDT : le faisceau inférieur du muscle grand adducteur est innervé par une branche collatérale du nerf grand sciatique et les faisceaux moyen et supérieur par la branche terminale du nerf obturateur. (B&L I, 75)

1. *NDT* : l'échancrure est osseuse tandis que l'ouverture est ostéo-ligamentaire.

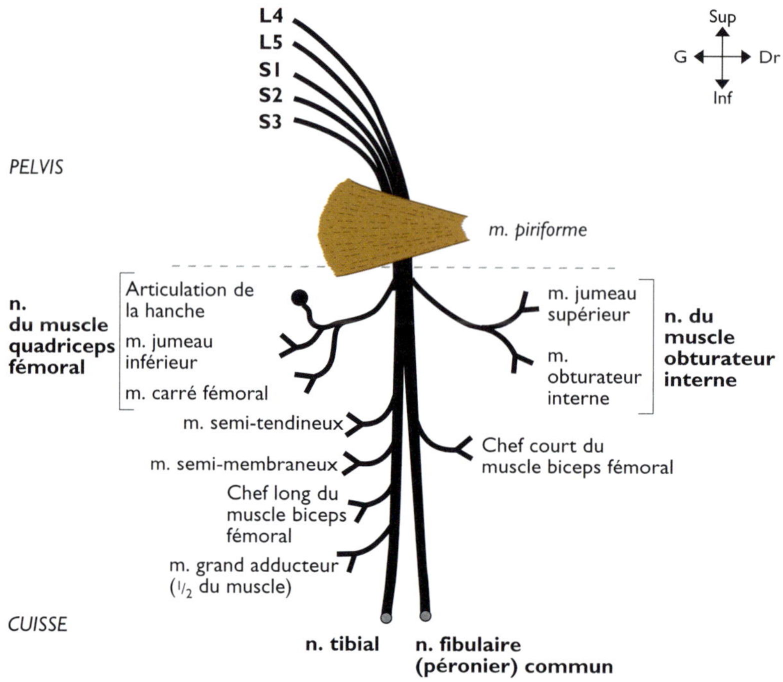

Vue postérieure

Nerf sciatique (L4,5,S1,2,3)

NDT: le faisceau inférieur du muscle grand adducteur est innervé par une branche collatérale du nerf grand sciatique et les faisceaux moyen et supérieur par la branche terminale du nerf obturateur. (B&L I, *75*)

13. Nerf sciatique (L4,5,S1,2,3)

Origine : branches (primaires) ventrales de L4,5,S1,2,3
Terminaison : nerfs tibial et fibulaire (péronier) commun

Il est formé dans la partie supérieure du plexus sacral et traverse la grande ouverture sciatique au-dessus du muscle piriforme.

Dans la fesse et la cuisse, il s'étend d'abord, en profondeur, sous le muscle grand fessier et passe, d'abord, sur le muscle jumeau supérieur, le tendon du muscle obturateur interne, le muscle jumeau inférieur et ensuite sur les muscles carré crural et grand adducteur.

Il déborde du muscle grand fessier et, sur une courte distance, il est uniquement recouvert par le fascia profond avant de s'enfoncer sous les deux chefs du muscle biceps fémoral.

Il descend verticalement au milieu de la loge postérieure de la cuisse et se termine en se divisant, habituellement aux deux tiers de la cuisse, en nerfs fibulaire (péronier) commun et tibial.

Dans son trajet sur les muscles jumeaux, il est en relation étroite avec la partie postérieure de l'ischion et du bord de l'acétabulum. (M&D, 530, 553)

13.1 *Nerf du muscle carré fémoral (L4,5,S1)*

Il émane de la face antérieure du nerf sciatique dans le bassin et le quitte dans cette position, par la grande ouverture sciatique en se situant entre le nerf sciatique et l'ischion.

Se dirigeant en profondeur, vers le tendon du muscle obturateur interne et les muscles jumeaux, il innerve le muscle jumeau inférieur avant de passer en haut, dans le muscle carré fémoral.

13.2 *Nerf du muscle obturateur interne (L5,S1,2)*

Il provient de la surface antérieur du nerf sciatique dans le bassin et quitte celui-ci par la grande ouverture sciatique en passant sous le muscle piriforme et en dedans du nerf sciatique.

Il passe, en dehors, sur l'épine sciatique (en dehors du paquet vasculo-nerveux honteux) et envoie une branche au muscle jumeau supérieur avant de se recourber, vers l'avant, pour s'engager dans la petite ouverture sciatique. Il pénètre alors le muscle obturateur interne et l'innerve.

6

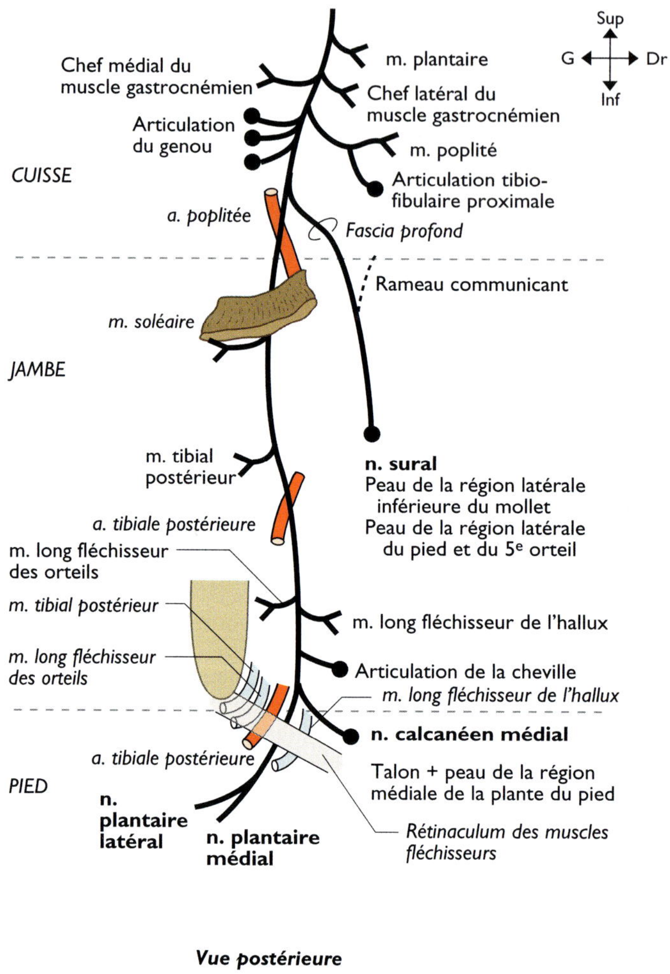

Nerf tibial (L4,5,S1,2,3)

14. Nerf tibial (L4,5,S1,2,3)

Origine : nerf sciatique
Terminaison : nerfs plantaires médial et latéral

Il apparaît comme une branche terminale importante du nerf sciatique, aux deux tiers inférieurs de la cuisse au-dessus de l'apex de la fosse poplitée ; il se poursuit au milieu de la fosse, en profondeur, entre les muscles semi-tendineux et biceps fémoral.

Il se situe de manière caractéristique, latéralement à l'artère poplitée à son entrée dans la fosse poplitée, mais ensuite, l'artère croise la face profonde du nerf pour se retrouver à sa face latérale.

Le nerf tibial et l'artère poplitée restent séparés par les veines poplitées.

Le nerf quitte la fosse à la face profonde des deux chefs du muscle gastrocnémien en passant profondément à l'arcade fibreuse du muscle soléaire.

Il s'enfonce alors au milieu, vers les muscles soléaire et tibial postérieur en enjambant l'artère tibiale postérieure, de dedans en dehors, à mi-chemin, de la cheville, vers le bas.

Il s'enroule médialement dans la région inférieure de la cheville en passant en arrière de la malléole médiale du tibia entre l'artère tibiale postérieure, en avant et en dedans, et le tendon du muscle long fléchisseur de l'hallux en arrière et en dehors.

Il passe sous le rétinaculum des muscles fléchisseurs où il se sépare en branches terminales. (M&D 575)

14.1 *Nerf sural*

Il apparaît dans la fosse poplitée en passant vers l'arrière, sur le « V » des deux chefs du muscle gastrocnémien et est rejoint par le rameau communicant du nerf fibulaire (péronier) commun.

Il perfore le fascia profond pour devenir souscutané.

Il se poursuit en bas, latéralement accompagné par la petite veine saphène et passe en arrière de la malléole latérale sur le rétinaculum supérieur des muscles fibulaires pour se terminer en branches terminales sur la face latérale du pied.

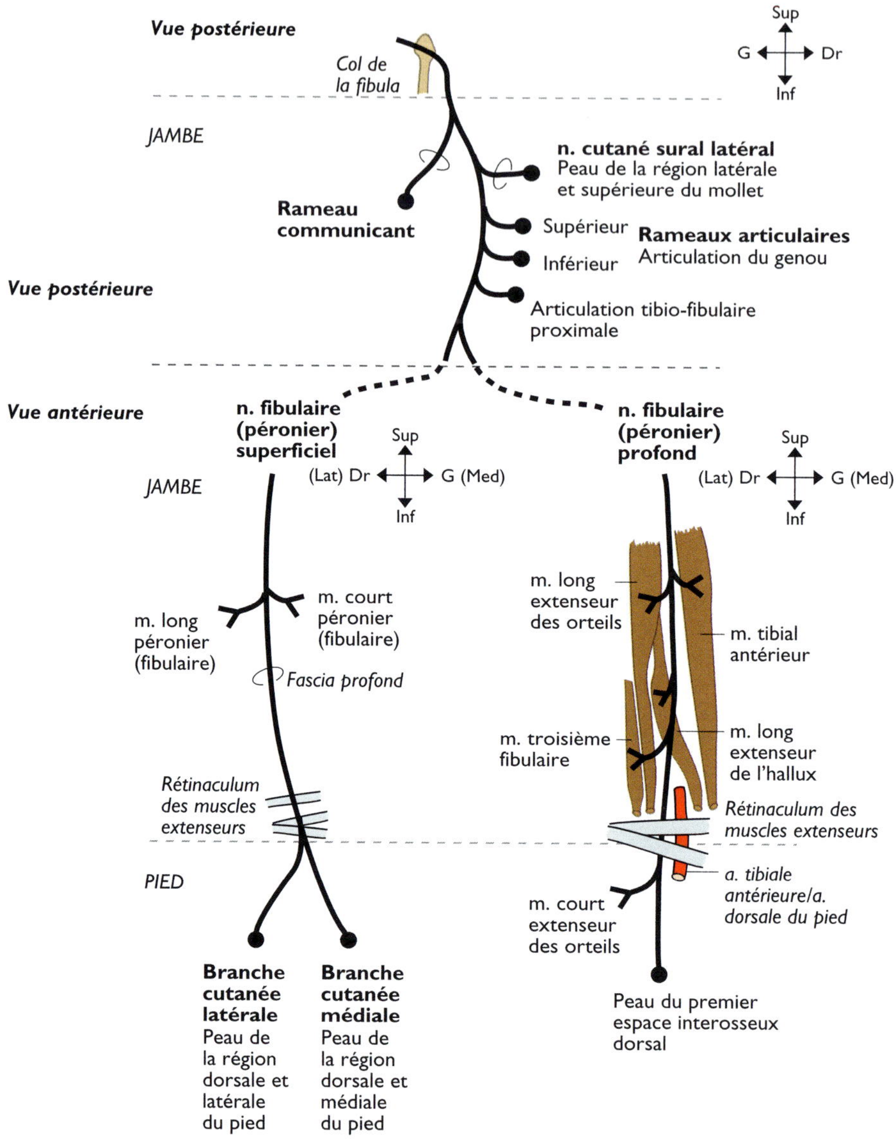

Nerfs fibulaires (péroniers) commun, superficiel et profond

Note: le nerf fibulaire (péronier) est vu postérieurement mais les nerfs superficiel et profond sont vus antérieurement.

15. Nerf fibulaire (péronier) commun (L4,5,S1,2)

Origine : nerf sciatique
Terminaison : nerfs fibulaires (péroniers) superficiel et profond

Il apparaît dans le tiers inférieur de la cuisse, au-dessus de l'apex de la fosse poplitée, comme la branche terminale la plus importante du nerf sciatique.

Il traverse la fosse poplitée le long de la limite supérieure, juste sous le bord du muscle biceps fémoral et passe au-dessus du muscle plantaire, du chef latéral du muscle gastrocnémien et de la capsule postérieure de l'articulation du genou.

Il parcourt l'insertion fibulaire du muscle soléaire pour s'enrouler, postérieurement puis latéralement, autour du col de la fibula.

Il traverse le muscle long fibulaire à sa séparation. (M&D, 138)

6

16. Nerf fibulaire (péronier) superficiel (L5,S1,2)

Origine : nerf fibulaire (péronier) commun
Terminaison : branches terminales

Il émerge à la face profonde du muscle long péronier et passe en avant et en bas pour s'étendre sur la face latérale de la fibula entre les muscles long et court péroniers.

Il perfore le fascia profond, à mi-chemin en bas de la jambe, pour devenir sous-cutané.

En descendant, il reste superficiel par rapport aux rétinaculum supérieur et inférieur des muscles extenseurs pour finir en branches terminales.

17. Nerf fibulaire (péronier) profond (L4,5,S1,2)

Origine : nerf fibulaire (péronier) commun
Terminaison : branches terminales

Il apparaît en profondeur du muscle long péronier et passe, en avant, à la face profonde du muscle pour s'enrouler autour de la fibula et traverser le septum intermusculaire antérieur de la jambe.

Il se poursuit profondément au muscle long extenseur des orteils pour surgir entre celui-ci et le muscle tibial antérieur en s'étendant sur la membrane interosseuse dans le quart supérieur de la loge antérieure.

Il parcourt, en bas, la membrane interosseuse accompagné des vaisseaux tibiaux, venant se placer entre les muscles long extenseur de l'hallux et tibial antérieur dans les trois quarts inférieurs de la loge.

Il se situe antérieurement au tibia au niveau de l'articulation de la cheville entre, médialement, l'artère tibiale antérieure et latéralement, le tendon du muscle long extenseur des orteils en passant sous les rétinaculums supérieur et inférieur des muscles extenseurs.

Il se divise en branches terminales à la face dorsale du pied. (M&D, 581)

(La branche articulaire de l'articulation de la cheville n'est pas démontrée.).

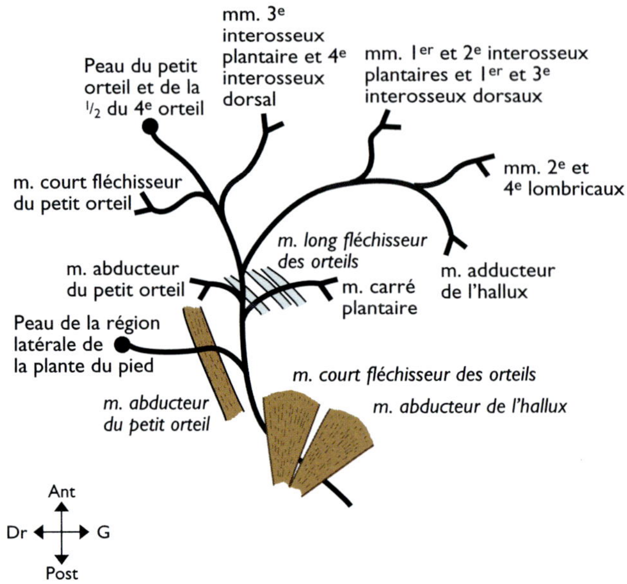

Nerf plantaire latéral (S1,2)

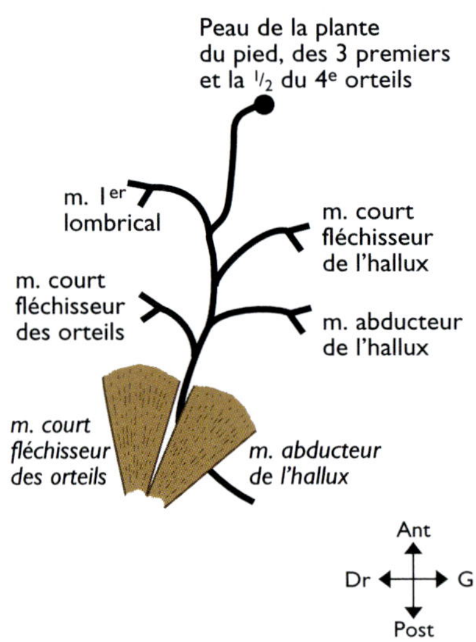

Nerf plantaire médial (L4,5)

18. Nerf plantaire latéral (S1,2)

Origine : nerf tibial
Terminaison : branches terminales

Il se trouve sous le rétinaculum des muscles fléchisseurs et se dirige en avant, avec l'artère plantaire latérale sous le sustentaculum tali du calcanéus, à la face profonde du muscle abducteur de l'hallux.

Il passe au-dessus de l'origine du muscle carré plantaire, sous les muscles court fléchisseur des orteils et abducteur du petit orteil.

Ses branches terminales profondes passent médialement, sous les tendons du muscle long fléchisseur des orteils et croisent l'axe des os métatarsiens pour se terminer en branches musculaires.

19. Nerf plantaire médial (L4,5)

Origine : nerf tibial
Terminaison : branches terminales

Il se trouve sous le rétinaculum des muscles fléchisseurs et passe, avec l'artère plantaire médiale, sous le sustentaculum tali du calcanéus à la face profonde du muscle abducteur de l'hallux.

Il perfore le fascia plantaire et se dirige en avant, au-dessus du tendon du muscle long fléchisseur des orteils pour apparaître à nouveau, plus superficiellement à la plante du pied, entre les muscles abducteur de l'hallux et court fléchisseur des orteils. (M&D, 595, 597)

7

Dermatomes et distribution nerveuse cutanée

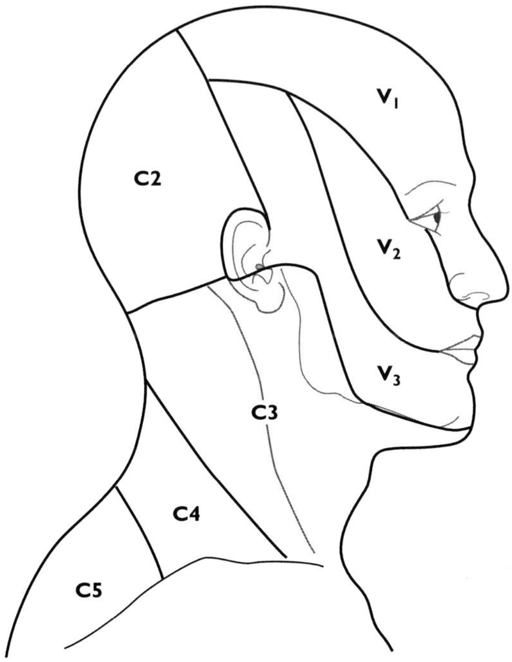

Dermatomes : tête et cou

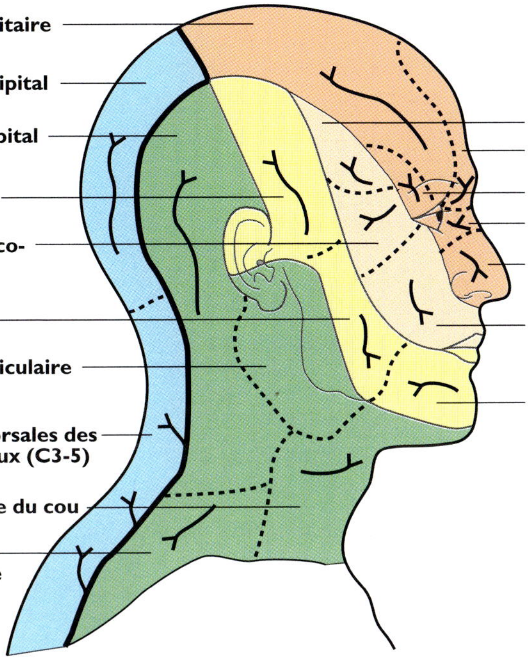

Nerfs cutanés : tête et cou

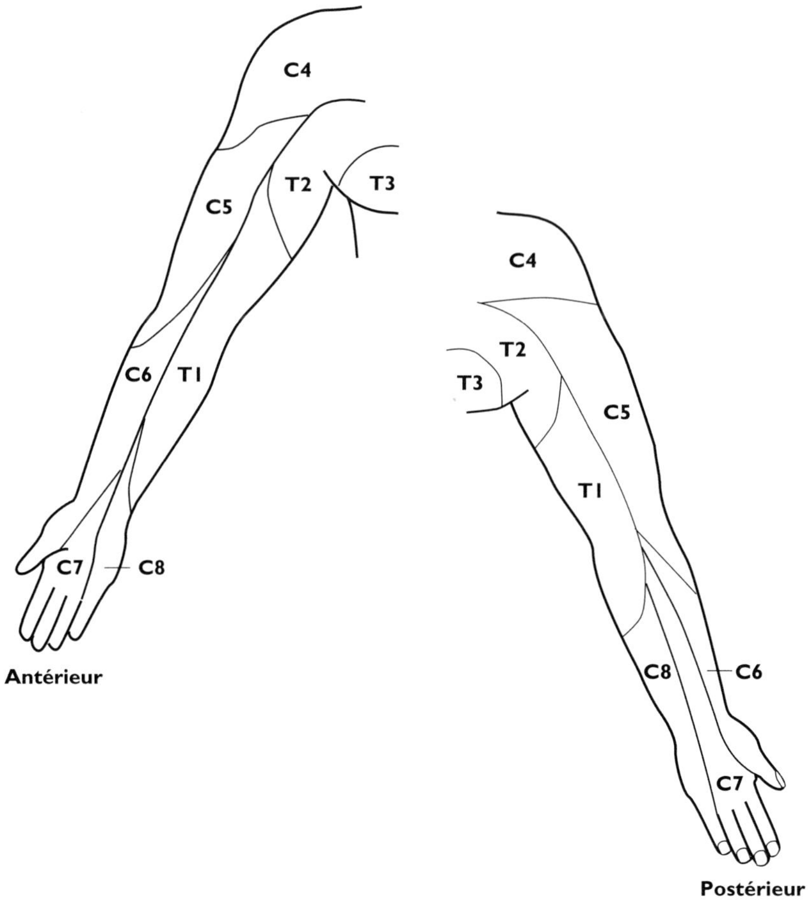

Dermatomes : membre supérieur

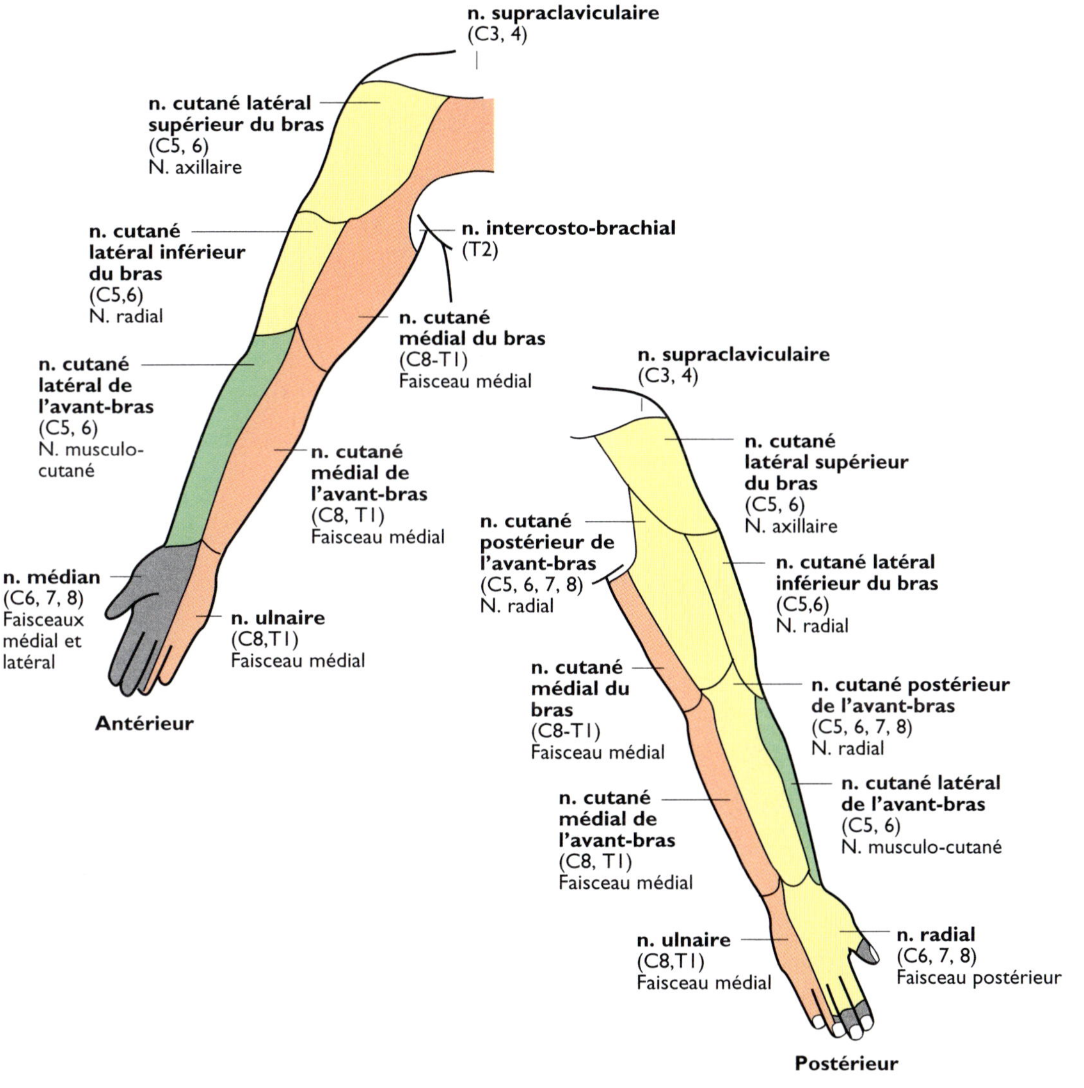

Nerfs cutanés : membre supérieur

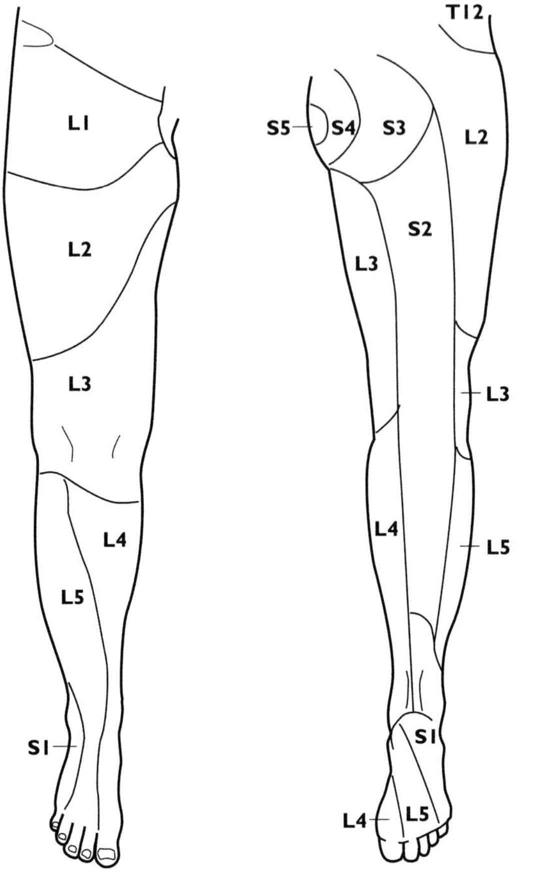

Dermatomes : membre inférieur

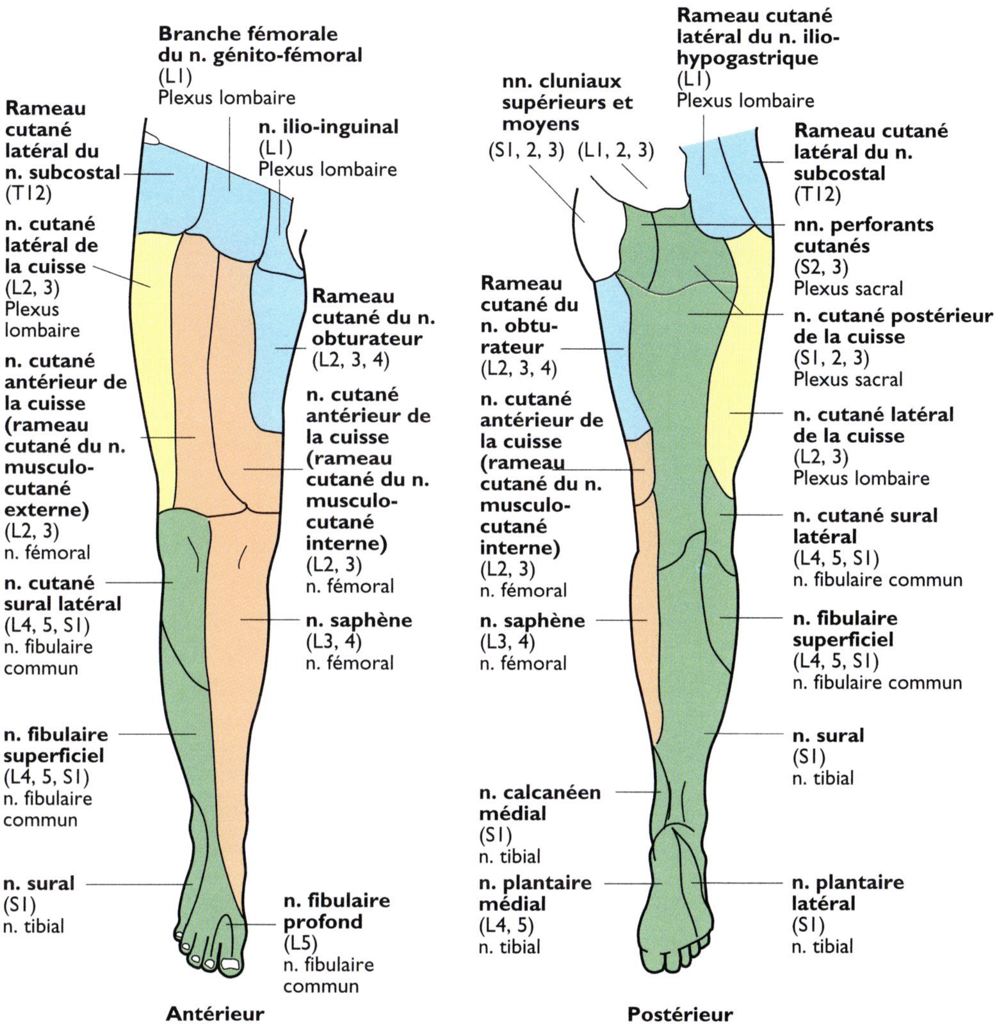

Nerfs cutanés : membre inférieur

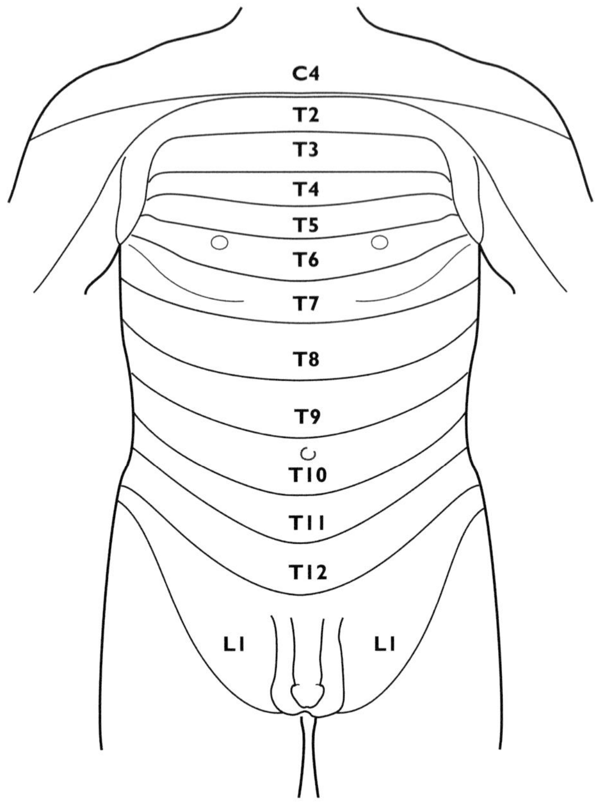

Dermatomes : thorax et abdomen

8

Muscles

1. Abaisseur de l'angle de la bouche

Situation : surface externe de la mandibule, sous le foramen mentonnier

Insertions : à l'angle de la bouche

Action : déprime et tire l'angle de la bouche latéralement

Innervation : branche mandibulaire du n. facial (NC VII)

NDT : intervient lorsque l'on prend un « air renfrogné » (M&D 854)

2. Abaisseur de la lèvre inférieure

Situation : surface externe de la mandibule, inférieure et médiale au foramen mentonnier

Insertions : peau de la lèvre inférieure

Action : déprime et tire la lèvre inférieure latéralement

Innervation : branche mandibulaire du n. facial (NC VII)

NDT : expression de l'impatience (M&D 854)

Abducteur, voir

Court abducteur du pouce

Long abducteur du pouce

3. Abducteur de l'hallux

Situation : processus médial de la tubérosité du calcanéus et le rétinaculum des muscles fléchisseurs

Insertions : région médiale de la base de la phalange proximale du 1er orteil vers le sésamoïde médial

Action : flexion et adduction du 1er orteil. Soutient l'arche longitudinale médiale

Innervation : nerf plantaire médial (S1, S2)

4. Abducteur du 5ème doigt (main)

Situation : os pisiforme et ligament pisi-crochu

Insertions : face ulnaire de la base de la phalange proximale du 5ème doigt et sur l'expansion du muscle extenseur (± sésamoïde)

Action : abduction du 5ème doigt à l'articulation métacarpo-phalangienne

Innervation : branche profonde du nerf ulnaire (C8,T1)

5. Abducteur du 5ème orteil

Situation : processus médial et latéral de la tubérosité du calcanéus

Insertions : face latérale de la base de la phalange proximale du 5ème orteil et du 5ème os métatarsien

Action : flexion et abduction du 5ème orteil. Soutient l'arcade plantaire longitudinale, dans sa partie latérale

Innervation : nerf plantaire latéral (S2, S3)

Adducteur, voir

Court adducteur

Grand adducteur

Long adducteur

6. Adducteur de l'hallux

Situation :

- *chef oblique* : base des 2ème, 3ème et 4ème os métatarsiens
- *chef transverse* : ligaments métatarsiens plantaires et le ligament métatarsien transverse profond

Insertions : face latérale de la base de la phalange proximale du 1er orteil et le sésamoïde latéral

Action : adduction et flexion de l'articulation métacarpo-phalangienne du 1er orteil. Soutient l'arcade plantaire transversale

Innervation : branche profonde du nerf plantaire latéral (S2, S3)

Notes : si les fibres musculaires s'attachent sur le 1er os métatarsien, ce muscle peut être considéré comme l' opposant de l'hallux

7. Adducteur du pouce

Situation :

- *chef oblique* : base des 2ème et 3ème os métacarpiens, os trapézoïde et os capitatum
- *chef transverse* : bord palmaire et diaphyse du 3ème os métacarpien

Insertions : sésamoïde ulnaire ensuite, face ulnaire de la base de la phalange proximale et tendon du m. long extenseur du pouce

Action : adduction de l'articulation carpo-métacarpienne du pouce

Innervation : branche profonde du nerf ulnaire (C8, T1)

8. Anconé

Situation : surface lisse à l'extrémité inférieure de la région postérieure de l'épicondyle latéral de l'humérus

Insertions : face latérale de l'olécrâne

Action : faible extenseur de l'avant-bras ; abducteur de l'ulna en pronation

Innervation : nerf radial (C7, C8)

NDT : rôle proprioceptif sur l'articulation du coude (B&L, t2 190)

9. Articulaire du coude

Situation : face profonde, partie distale du chef médial du m. triceps brachial

Insertions : capsule postérieure de l'articulation du coude

Action : soulève la capsule de l'articulation pendant les mouvements du coude.

Innervation : nerf radial (C6, C7, C8)

10. Articulaire du genou

Situation : deux lames de la face antérieure du fémur sous le m. vaste intermédiaire

Insertions : apex de la bourse supra-patellaire

Action : rétraction de la bourse séreuse lors de l'extension de la cuisse

Innervation : division postérieure du nerf fémoral (L2, L3, L4)

11. Ary-épiglottique

Situation : apex du cartilage aryténoïde

Insertions : bord latéral de l'épiglotte

Action : participe à la fermeture de l'entrée du larynx

Innervation : nerf laryngé récurrent, branche du n. vague (NC X)

Notes : ce muscle est une expansion du m. aryténoïdien oblique

12. Aryténoïdien oblique

Situation : processus musculaire du cartilage aryténoïde

Insertions : pôle supérieur du cartilage aryténoïde opposé

Action : adduction des cartilages aryténoïdes (fermeture de la fente glottique)

Innervation : n. laryngé récurrent, branche du n. vague (NC X)

Notes : il s'étend dans le pli ary-épiglottique comme muscle ary-épiglottique

13. Aryténoïdien transverse

Situation : surface postérieure et processus musculaire du cartilage aryténoïde

Insertions : surfaces correspondantes du cartilage opposé

Action : rapproche les cartilages aryténoïdes ; mouvement qui provoque une fermeture de la fente glottique

Innervation : nerf laryngé récurrent, branche du n. vague (NC X)

14. Auriculaire

Situation : cartilage de l'auricule

Insertions : aponévrose épicrânienne

Action : contrôle la position de l'oreille

Innervation : nerfs temporal et auriculaire postérieur, branches du n. facial (NC VII)

15. Biceps brachial

Situation :

- *chef long* : tubercule supraglénoïdal de la scapula
- *chef court* : processus coracoïde de la scapula avec le m. coraco-brachial

Insertions : bord postérieur de la tubérosité du radius (au-dessus de la bourse séreuse), par l'aponévrose bicipitale au fascia antébrachial et à la région supérieure sous-cutanée de l'ulna

Action : flexion, supination de l'avant-bras, faible fléchisseur du bras

Innervation : nerf musculo-cutané (C5, C6) (du faisceau latéral)

Notes : la supination est meilleure lorsque l'avant-bras est fléchi

NDT : coaptateur longitudinal de la tête humérale, ce muscle possède également une composante d'abduction du bras ; c'est le « muscle de l'alimentation » (B&L, t2 106-108)

16. Biceps fémoral

Situation :

- *chef long* : quadrant supérieur et interne de la tubérosité ischiatique

- *chef court* : tiers moyen de la ligne âpre, partie latérale de la ligne intercondylienne du fémur

Insertions : processus styloïde de la tête de la fibula, ligament collatéral latéral et condyle latéral du tibia

Action : flexion et rotation latérale de la cuisse ; rétroversion du bassin par le chef long

Innervation :

- *chef long* : portion tibiale du nerf sciatique
- *chef court* : portion fibulaire commune du nerf sciatique (L5, S1, S2)

17. Brachial

Situation : moitié antérieure et inférieure de l'humérus et septums intermusculaires médial et latéral du bras

Insertions : processus coronoïde et tubérosité de l'ulna

Action : flexion du coude

Innervation : nerf musculo-cutané (C5, C6) (du faisceau latéral) ; avec un apport du nerf radial (C7)

18. Brachio-radial

Situation : deux tiers supérieurs de la crête supracondylaire latérale de l'humérus et le septum intermusculaire latéral du bras

Insertions : base du processus styloïde du radius

Action : flexion du coude et porte l'avant-bras en position intermédiaire de pronation-supination

Innervation : nerf radial (C5, C6)

Notes : recouvre le nerf radial et l'articulation du coude au niveau du muscle supinateur.

19. Buccinateur

Situation : processus alvéolaires du maxillaire et de la mandibule, près des molaires ; à la tubérosité de l'os maxillaire et l'hamulus ptérygoïdien, à la ligne mylo-hyoïdienne et par le raphé ptérygo-mandibulaire entre les os

Insertions : il s'entrecroise à l'angle de la bouche avec les digitations du côté opposé

Action : participe à la mastication en vidant le vestibule, tend les joues pour souffler et siffler, participe à la fermeture de la bouche

Innervation : branche buccale du n. facial (NC VII)

20. Bulbo-spongieux

Situation : centre tendineux du périnée (et raphé médian sur le corps spongieux chez l'homme)

Insertions : fascia superficiel du périnée et le fascia dorsal (profond) du pénis/fascia du clitoris.

Action :

- *homme* : aide à la vidange vésicale et à l'éjaculation de l'urètre
- *femme* : ferme le vestibule du vagin

Innervation : branche périnéale du nerf honteux (S2, S3, S4)

21. Carré des lombes

Situation : bord inférieur de la 12ème côte

Insertions : sommet des processus transverses de LI -LIV, ligament ilio-lombaire et le tiers postérieur de la crête iliaque

Action : fixation de la 12ème côte pendant la respiration et inclinaison du tronc

Innervation : rameaux ventraux primaires (T12 à L3)

NDT : son action bilatérale stabilise la colonne dans le sens transversal (B&L, t3 272)

22. Carré fémoral

Situation : bord latéral de la tubérosité ischiatique

Insertions : crête intertrochantérique et zone sous-jacente au niveau du petit trochanter

Action : rotation latérale de la cuisse et stabilisateur de la hanche

Innervation : nerf du m. carré fémoral (L4, L5, S1)

23. Carré pronateur

Situation : quart distal de la face antéro-médiale de l'ulna

Insertions : quart distal de la face antéro-latérale du radius et en partie sur la face antérieure de la membrane interosseuse.

Action : pronation ; solidarise le radius et l'ulna

Innervation : nerf interosseux antérieur (nerf médian – C8, T1)

NDT : ce muscle est composé de 2 plans de fibres.

24. Coccygien

Situation : ligament sacro-épineux et épine sciatique

Insertions : ligament ano-coccygien, bord latéral du sacrum et du coccyx

Action : soutient les viscères pelviens

Innervation : rameaux (primaires) ventraux (branches périnéales) de S4, S5

NDT : ce muscle forme une petite partie du diaphragme pelvien ; il peut également fléchir le coccyx (M&D 343)

25. Constricteur inférieur du pharynx

Situation :

- *partie crico-pharyngienne* : région latérale de l'arc du cartilage cricoïde
- *partie thyro-pharyngienne* : crête oblique sur la lame du cartilage thyroïde et arc fibreux crico-thyroïdien

Insertions :

- *partie crico-pharyngienne* : en continuation avec le muscle du côté opposé, en arrière du pharynx
- *partie thyro-pharyngienne* : portion inférieure du raphé pharyngien

Action : aide à la déglutition. La partie crico-pharyngienne agit comme sphincter supérieur de l'œsophage

Innervation : plexus pharyngien (NC IX, NC X et sympathique) par la branche pharyngienne du NC X avec ses fibres motrices de la partie crâniale du n. accessoire (NC XI)

Notes : la déhiscence de Killian se situe entre les deux parties postérieures.

26. Constricteur moyen du pharynx

Situation : tiers inférieur du ligament stylo-hyoïdien, corne inférieure et bord supérieur de la grande corne de l'os hyoïde

Insertions : portion moyenne du raphé pharyngien

Action : participe à la déglutition

Innervation : plexus pharyngien (NC IX, NC X et sympathique) par la branche pharyngienne du N CX avec ses fibres motrices de la partie crâniale du n. accessoire (NC XI)

27. Constricteur supérieur du pharynx

Situation : deux tiers inférieurs de la lame médiale du processus ptérygoïde, raphé ptérygo-mandibulaire et la partie terminale postérieure de la ligne mylo-hyoïdienne de la mandibule

Insertions : ligne médiane supérieure du raphé pharyngien et le tubercule pharyngien de l'os occipital

Action : aide à la déglutition

Innervation : plexus pharyngien (NC IX, NC X et sympathique) par la branche pharyngienne du NC X avec ses fibres motrices de la partie crâniale du n. accessoire.

28. Coraco-brachial

Situation : processus coracoïde de la scapula avec le muscle biceps brachial (*NDT* : chef court)

Insertions : tiers moyen du bord médial de l'humérus

Action : flexion et faible adduction du bras

Innervation : nerf musculo-cutané (C5, C6, C7) (faisceau latéral)

Notes : ligament de Struthers : reliquat embryologique d'un 3ème chef musculaire. Le n. musculo-cutané perfore le muscle

29. Corrugateur du sourcil

Situation : partie interne de l'arcade sourcilière

Insertions : peau de la région médiale du front

Action : plisse la peau du front

Innervation : branche temporale du n. facial (NC VII)

NDT : expression du souci, de l'inquiétude (M&D 856)

30. Court abducteur du pouce

Situation : tubercule du scaphoïde et le rétinaculum des muscles fléchisseurs

Insertions : sésamoïde radial de la phalange proximale du pouce et tendon du long extenseur du pouce

Action : abduction du pouce aux articulations métacarpo-phalangienne et carpo-métacarpienne

Innervation : branche récurrente (musculaire) du nerf médian (C8, T1)

Notes : comme ce muscle est innervé uniquement par le n. médian, son action est utilisée pour tester l'intégrité de ce nerf dans la main

31. Court adducteur

Situation : branche inférieure et corps du pubis

Insertions : tiers supérieur de la ligne âpre

Action : adducteur de la cuisse

Innervation : division antérieure du nerf obturateur (L2, L3)

32. Court extenseur des orteils

Situation : surface supérieure de la partie antérieure du calcanéum

Insertions : 4 tendons ; le 1er tendon sur la face dorsale de la phalange proximale du gros orteil et les 3 suivants sur le bord latéral des tendons du muscle long extenseur des orteils

Action : extension des orteils lorsque le pied est complètement en flexion dorsale

Innervation : nerf fibulaire profond (L5, S1)

Notes : le premier tendon de ce muscle peut être considéré comme le muscle court extenseur de l'hallux

33. Court extenseur du pouce

Situation : tiers inférieur de la face postérieure de la diaphyse du radius et la partie adjacente de la membrane interosseuse

Insertions : à la base de la phalange proximale du pouce en passant au-dessus des tendons des muscles extenseurs radiaux et brachio-radial

Action : extension de l'articulation métacarpo-phalangienne du pouce

Innervation : nerf interosseux postérieur (C7, C8)

Notes : forme la paroi radiale de la tabatière anatomique

34. Court extenseur radial du carpe

Situation : origine commune des muscles extenseurs sur la région antérieure de l'épicondyle latéral de l'humérus

Insertions : face dorsale de la base du 3ème os métacarpien

Action : extension et abduction de la main à l'articulation du poignet

Innervation : nerf interosseux postérieur (nerf radial)

NDT : situé sur l'axe de la main, la composante d'abduction de ce muscle est négligeable (B&L, t2 187)

35. Court fibulaire (péronier)

Situation : deux tiers inférieurs de la face latérale de la fibula

Insertions : tubérosité du 5ème os métatarsien

Action : flexion plantaire et éversion du pied ; supporte l'arcade plantaire longitudinale

Innervation : nerf fibulaire superficiel (L5, S1)

36. Court fléchisseur de l'hallux

Situation : cuboïde, cunéiforme latéral et insertion avec le muscle tibial postérieur sur les 2 autres cunéiformes (médial et intermédiaire)

Insertions :

- *tendon médial* à la face médiale de la base de la phalange proximale de gros orteil
- *tendon latéral* à la face latérale de la même phalange

Ces 2 tendons s'insérant également sur les os sésamoïdes

Action : flexion de l'articulation métatarso-phalangienne du gros orteil. Soutient l'arche longitudinale médiale

Innervation : nerf plantaire médial (S1, S2)

37. Court fléchisseur des orteils

Situation : processus médial de la tubérosité postérieure du calcanéus

Insertions : 4 tendons pour les 4 orteils latéraux aux faces latérales des phalanges moyennes. Les tendons du muscle long fléchisseur des orteils passent entre les languettes tendineuses

Action : flexion des 4 orteils latéraux. Soutient les arches longitudinales latérale et médiale

Innervation : nerf plantaire médial (S1, S2)

38. Court fléchisseur du petit doigt

Situation : rétinaculum des muscles fléchisseurs et le crochet [ou hamulus] de l'os hamatum [os crochu]

Insertions : face ulnaire de la base de la phalange proximale du petit doigt

Action : flexion de l'articulation métacarpo-phalangienne du petit doigt

Innervation : branche profonde du nerf ulnaire (C8, T1)

39. Court fléchisseur du petit orteil

Situation : base du 5ème os métatarsien et gaine du muscle long fibulaire

Insertions : face latérale de la base de la phalange proximale du petit orteil

Action : flexion de l'articulation métatarso-phalangienne du petit orteil

Innervation : branche superficielle du nerf plantaire latéral (S2, S3)

Notes : quelques fibres musculaires de la moitié distale de la surface plantaire du 5ème os métatarsien représente l'opposant du petit orteil

40. Court fléchisseur du pouce

Situation :

- *chef superficiel* : rétinaculum des muscles fléchisseurs et tubercule du trapèze
- *chef profond* : os capitatum et os trapèze

Insertions : base de la phalange proximale du pouce (et os sésamoïde radial)

Action : flexion de l'articulation métacarpo-phalangienne du pouce

Innervation : branche récurrente (musculaire) du nerf médian (C8, T1) [(peut aussi provenir de la branche profonde du nerf ulnaire) (C8, T1)]

NDT : selon certains anatomistes, le chef profond serait innervé par le nerf ulnaire et le chef superficiel par le nerf médian (B&L, t2 282)

41. Court palmaire

Situation : rétinaculum des muscles fléchisseurs et l'aponévrose palmaire

Insertions : peau de la paume, dans le derme

Action : maintient et plisse la peau de la paume afin d'aider à la préhension

Innervation : branche superficielle du nerf ulnaire (C8, T1)

Notes : le muscle court palmaire est le seul muscle innervé par cette branche du nerf ulnaire.

42. Crémaster

Situation : bord inférieur des muscles oblique interne et transverse de l'abdomen dans le canal inguinal

Insertions : entoure le cordon spermatique et la tunique vaginale ; quelques fibres vont s'insérer au tubercule pubien

Action : élève le testicule

Innervation : fibres sympathiques et somatiques de la branche génitale (L2) du n. génito-fémoral (L1, L2)

43. Crico-aryténoïdien latéral

Situation : région latérale de l'arc du cartilage cricoïde

Insertions : processus musculaire du cartilage aryténoïde

Action : adduction et rotation médiale du cartilage aryténoïde (fermeture de la glotte)

Innervation : branche laryngée récurrente du n. vague (NC X)

44. Crico-aryténoïdien postérieur

Situation : face postérieure du cartilage cricoïde

Insertions : processus musculaire du cartilage aryténoïde

Action : abduction et rotation latérale du cartilage aryténoïde (ouverture de la glotte)

Innervation : nerf laryngé récurrent, branche du n. vague (NC X)

45. Crico-thyroïdien

Situation : région antéro-latérale du cartilage cricoïde

Insertions : corne inférieure et partie basse de la lame du cartilage thyroïde

Action : allongement et tension des cordes vocales en inclinant, vers l'avant, le cartilage thyroïde

Innervation : branche latérale de la branche laryngée supérieure du n. vague (NC X)

46. Dartos

Situation : tissu sous-cutané du scrotum, superficiel au fascia spermatique externe (*Colles*)

Insertions : peau et septum médian, fibreux du scrotum

Action : plisse la peau du scrotum

Innervation : fibres sympathiques de la branche génital (L2) du n. génito-fémoral (L1, L2)

47. Deltoïde

Situation : tiers latéral de la clavicule, de l'acromion et l'épine de la scapula jusqu'au tubercule du deltoïde

Insertions : partie moyenne de la face latérale de l'humérus (tubérosité deltoïdienne)

Action : abduction du bras ; flexion et rotation interne par les fibres antérieures ; extension et rotation externe par les fibres postérieures

Innervation : n. axillaire (C5, C6) (du faisceau postérieur)

NDT : dans l'abduction du bras, le m. deltoïde agit, en synergie, avec le m. supra-épineux. Le « faisceau fonctionnel » du m. deltoïde est le faisceau antérieur qui porte le bras en flexion et abduction (B&L, t2 58-60)

48. Dentelé antérieur

Situation : 8 côtes supérieures et la membrane intercostale externe suivant la ligne médio-claviculaire.

Les 4 digitations distales s'engrènent avec les digitations du muscle oblique externe de l'abdomen

Insertions : face antérieure du bord médial de la scapula.

1 & 2 : angle supérieur ;

3 & 4 longueur de la face costale ;

5 à 8 : angle inférieur

Action : rotation latérale de la scapula et attire la scapula en avant.

Innervation : nerf thoracique long (n. de Ch. Bell) (des racines C5, C6, C7)

Digitations des côtes

1 & 2 : C5 ;

3 & 4 : C6 ;

5 à 8 : C7

NDT : le m. dentelé antérieur intervient dans les mouvements d'abduction de grande amplitude. Il applique la scapula contre le thorax. C'est l'un des muscles les plus puissants de la ceinture scapulaire (M&D 689)

Ce muscle, lorsque les membres supérieurs sont fixes, peut intervenir dans l'inspiration (B&L, t3 42, 51)

49. Dentelé postérieur et inférieur

Situation : processus épineux et ligaments supra-épineux de TXI à LII

Insertions : région postérieure des côtes IX à XII

Action : intervient dans l'expiration forcée

Innervation : rameaux ventraux primaires (T9 à 12)

50. Dentelé postérieur et supérieur

Situation : processus épineux et ligaments supra-épineux de CVII à TII

Insertions : région postérieure des côtes II à V

Action : intervient dans l'inspiration forcée

Innervation : rameaux ventraux primaires (T2 à 5)

51. Diaphragme

Situation :

- *vertébrale* : piliers qui se détachent des corps vertébraux de LI et LII (à gauche), LI à LIII (à droite) formant ensemble le ligament arqué médian
- *costale* : ligaments arqués médial et latéral, région interne des 6 dernières côtes et cartilages costaux
- *sternale* : 2 lames de la région postérieure du processus xiphoïde

Insertions : centre tendineux en forme de trèfle

Action : inspiration. Participe à l'augmentation de la pression intra-abdominale

Innervation :

- **motrice :** nerf phrénique (C3, C4, C5)
- **sensitive** : nerfs phrénique, intercostaux (6-12) et les racines des 2 nerfs lombaires supérieurs

NDT : le diaphragme présente 3 orifices importants :

- dans le centre tendineux (en avant et à droite) : le ***foramen de la veine cave***
- entre les piliers de la partie vertébrale (en arrière) : ***l'hiatus aortique***
- au-dessus et en avant de l'hiatus aortique : ***l'hiatus œsophagien*** (B&L, t2 191-192)

52. Digastrique

Situation :

- *ventre antérieur* : fosse digastrique sur la face postérieure de la symphyse mentonnière
- *ventre postérieur* : base de la région médiale du processus mastoïde

Insertions : anse fibreuse à la corne inférieure de l'os hyoïde

Action : élévation de l'os hyoïde. Participe à la déglutition et à l'abaissement de la mandibule

Innervation :

- *ventre antérieur* : nerf du muscle mylo-hyoïdien (NC V_3)

- *ventre postérieur* : n. facial (NC VII) avant son entrée dans la glande parotide

53. Droit antérieur de la tête

Situation : masse latérale de l'atlas (CI)
Insertions : partie basilaire de l'os occipital en avant du condyle occipital
Action : flexion de l'articulation atlanto-occipitale
Innervation : rameau ventral primaire de C1

54. Droit de l'abdomen

Situation : crête pubienne et symphyse pubienne
Insertions : 5ème, 6ème et 7ème cartilages costaux, bord inférieur et médial de l'arc costal et la région dorsale du processus xiphoïde
Action : flexion du tronc, participe à l'expiration forcée et augmente la pression intra-abdominale
Innervation : rameaux ventraux primaires (T7 à T12)
NDT : ce muscle présente 3 ou 4 intersections tendineuses transversales. Si le thorax est fixe, il élève le pubis et provoque ainsi une rétroversion du bassin (B&L, t3 276, 282)

55. Droit fémoral (Quadriceps fémoral 1)

Situation :
- *tendon direct* : épine iliaque antérieure et inférieure
- *tendon réfléchi* : ilion au bord supérieur de l'acétabulum

Insertions : à la rotule, par le tendon du muscle quadriceps fémoral et par le ligament patellaire à la tubérosité du tibia
Action : extension de la jambe et flexion de la cuisse
Innervation : division postérieure du n. fémoral (L2, L3, L4)

56. Droit inférieur

Situation : anneau tendineux commun, dans l'orbite
Insertions : région inférieure de la sclère, en avant de l'équateur du bulbe oculaire
Action : abaissement de l'œil. Propulsion du globe en adduction
Innervation : division inférieure du nerf oculomoteur (NC III)

57. Droit latéral

Situation : anneau tendineux commun dans l'orbite
Insertions : partie latérale de la sclère du bulbe oculaire en avant de l'équateur
Action : abduction de l'œil
Innervation : nerf abducens (NC VI)

58. Droit latéral de la tête

Situation : masse latérale de l'atlas (CI)
Insertions : processus jugulaire de l'os occipital
Action : flexion latérale (inclinaison) de l'articulation atlanto-occipitale
Innervation : rameau ventral primaire de C1
NDT : certains anatomistes insèrent plutôt ce muscle sur le processus transverse de CI.

59. Droit médial

Situation : anneau tendineux commun dans l'orbite
Insertions : partie médiale de la sclère du bulbe oculaire, en avant de l'équateur
Action : adduction de l'œil
Innervation : division inférieure du n. oculomoteur (NC III)

60. Droit supérieur

Situation : anneau tendineux commun dans l'orbite
Insertions : partie supérieure de la sclère en avant de l'équateur du bulbe oculaire
Action : élévation, adduction et rotation médiale du globe oculaire
Innervation : division supérieure du nerf oculomoteur (NC III)

Droits, voir

Grand droit postérieur de la tête
Petit droit postérieur de la tête

61. Élévateur de l'anus – muscle ilio-coccygien

Situation : moitié postérieure de l'arcade tendineuse du fascia du muscle obturateur interne et l'épine sciatique
Insertions : ligament ano-coccygien

Action : supporte les viscères pelviens

Innervation : rameaux (primaires) ventraux (branches périnéales) de S3, S4

62. Élévateur de l'anus – muscle pubo-coccygien

Situation : surface postérieure du pubis et moitié antérieure de l'arcade tendineuse du fascia du m. obturateur interne

Insertions : ligament ano-coccygien

Action : soutient les viscères pelviens

Innervation : rameaux (primaires) ventraux (branches périnéales) de S3, S4

63. Élévateur de l'anus – muscle pubo-rectal

Situation : surface postérieure du pubis

Insertions : anse médiane postérieure au rectum

Action : soutient et participe à la continence du rectum en maintenant l'angle ano-rectal

Innervation : rameaux (primaires) ventraux (branches périnéales) de S3, S4

64. Élévateur de l'anus – muscle pubo-vaginal (muscle élévateur de la prostate)

Situation : surface postérieure du pubis

Insertions : milieu du fascia prostatique ou dans la paroi du vagin

Action : soutient les viscères pelviens antérieurs.

Innervation : rameaux (primaires) ventraux (branches périnéales) de S3, S4

NDT : l'ensemble des muscles de l'élévateur de l'anus constitue le plancher pelvien ou diaphragme pelvien. Ce diaphragme pelvien s'oppose également aux augmentations de la pression intra-abdominale (M&D 343)

En dépit d'une terminologie semblable, il serait inopportun d'appliquer des rôles identiques aux 2 diaphragmes (thoracique et pelvien). Leur constitution respective est d'ailleurs différente (B&L, t3 191, 362)

65. Élévateur de la scapula

Situation : tubercules postérieurs des processus transverses de CI à CIV

Insertions : partie supérieure du bord médial de la scapula

Action : élévation du bord médial de la scapula

Innervation : rameaux (primaires) ventraux de C3 & C4 et nerf scapulaire dorsal (C5)

66. Élévateur des côtes

Situation : processus transverses de CVII à TXI

Insertions : surface postérieure et angle de la côte sous-jacente

Action : élévation des côtes

Innervation : rameaux (primaires) postérieurs

67. Élévateur du voile du palais

Situation : dans le pharynx à l'apex de la surface inférieure de la partie pétreuse de l'os temporal et au bord médial de la trompe auditive

Insertions : aponévrose palatine

Action : élévation, rétraction et déviation latérale du palais mou. Il peut ouvrir l'orifice pharyngien de la trompe auditive lors de la déglutition

Innervation : plexus pharyngien (NC IX, NC X, sympathique) par la branche pharyngienne du n. vague (NC X) avec ses fibres motrices de la partie crâniale du n. accessoire (NC XI)

NDT : ce muscle soulève le voile du palais lors de la déglutition et du bâillement (M&D 939)

68. Érecteur du rachis – Épineux

Situation : processus épineux

Insertions : processus épineux des 6 étages sus-jacents

Action : inclinaison homolatérale du rachis

Innervation : rameaux (primaires) dorsaux

Notes : le muscle épineux se compose des muscles épineux du thorax, du cou et de la tête

69. Érecteur du rachis – Ilio-costal du cou

Situation : angles postérieurs des côtes (supérieures et moyennes)

Insertions : processus transverses des vertèbres cervicales moyennes

Action : extension et inclinaison homolatérale du rachis

Innervation : rameaux (primaires) dorsaux

Notes : l'ensemble du muscle ilio-costal comporte également les muscles ilio-costaux du thorax et des lombes (B&L, t3 133 – M&D 467-470)

70. Érecteur du rachis – Longissimus du thorax

Situation : crête iliaque, processus épineux, processus transverses, processus mamillaires

Insertions : processus accessoires et costiformes des vertèbres lombaires, angle des 11 dernières côtes, processus transverses des vertèbres thoraciques

Action : extension du rachis

Innervation : rameaux (primaires) dorsaux

Notes : le muscle longissimus comporte également les muscles longissimus du cou et de la tête (M&D 470 – *B*&L, t3 180)

71. Étrier (muscle de l')

Situation : éminence pyramidale (mur postérieur de l'oreille moyenne)

Insertions : tête de l'étrier

Action : protège les osselets de l'ouïe en amortissant leurs vibrations critiques

Innervation : n. facial (NC VII), dans l'oreille moyenne

Extenseur, voir

Court extenseur des orteils
Court extenseur du pouce
Court extenseur radial du carpe
Long extenseur de l'hallux
Long extenseur des orteils
Long extenseur du pouce
Long extenseur radial du carpe

72. Extenseur de l'index

Situation : partie inférieure de la face postérieure de l'ulna (sous le muscle long extenseur du pouce)et partie adjacente de la membrane interosseuse

Insertions : expansion du muscle extenseur de l'index (le tendon se situe sur le versant ulnaire du tendon du muscle extenseur des doigts)

Action : extension des articulations de l'index

Innervation : nerf interosseux postérieur (C7, C8)

73. Extenseur des doigts

Situation : origine commune des muscles extenseurs à la région antérieure de l'épicondyle latéral de l'humérus

Insertions : expansion du muscle extenseur à toutes les phalanges des 4 doigts par 4 tendons. Les tendons 3 et 4 sont généralement soudés et le 5ème doigt reçoit uniquement une lamelle fibreuse

Action : extension de toutes les articulations des doigts

Innervation : nerf interosseux postérieur (C7, C8)

NDT : la languette médiane du tendon de ce muscle s'insère sur la capsule de l'articulation métacarpophalangienne.

Le m. extenseur des doigts peut également intervenir dans l'extension du poignet ; il agit en synergie avec les muscles fléchisseurs du poignet (B&L, t2 188, 303, 308)

74. Extenseur du petit doigt

Situation : origine commune des muscles extenseurs, sur la région antérieure de l'épicondyle latéral de l'humérus

Insertions : expansion de l'extenseur du petit doigt, habituellement 2 tendons qui sont rejoints par une lamelle fibreuse du muscle extenseur des doigts au niveau de l'articulation métacarpo-phalangienne

Action : extension de toutes les articulations du 5ème doigt

Innervation : nerf interosseux postérieur (C7, C8)

75. Extenseur ulnaire du carpe

Situation : origine commune des muscles extenseurs sur la région antérieure de l'épicondyle latéral de l'humérus

Insertions : base du 5ème os métacarpien en passant dans une gouttière située à la face dorsale du processus styloïde de l'ulna

Action : extension et adduction de la main dans l'articulation du poignet

Innervation : nerf interosseux postérieur (C7, C8)

NDT : muscle important pour la stabilisation du poignet (B&L, t2 189)

Fessier, voir

Grand fessier
Moyen fessier
Petit fessier

8

Fibulaire, voir

Court fibulaire

Long fibulaire

Troisième fibulaire

Fléchisseur, voir

Court fléchisseur de l'hallux

Court fléchisseur des orteils

Court fléchisseur du petit doigt

Court fléchisseur du petit orteil

Court fléchisseur du pouce

Long fléchisseur de l'hallux

Long fléchisseur des orteils

Long fléchisseur du pouce

76. Fléchisseur accessoire des orteils (carré plantaire)

Situation : faces latérale et médiale du calcanéus

Insertions : tendon du muscle long fléchisseur des orteils

Action : aide le muscle long fléchisseur des orteils pour la flexion des 4 derniers orteils, spécifiquement lorsque le pied se trouve en flexion plantaire

Innervation : nerf plantaire latéral (S2, S3)

NDT : ce muscle, en exerçant une traction dans l'axe du pied, augmente l'efficacité du muscle long fléchisseur des orteils (B&L, t1 232)

77. Fléchisseur profond des doigts

Situation : trois quarts supérieurs des faces antérieure et médiale de l'ulna (entourant la pièce osseuse jusqu'à son bord postérieur) et une bande étroite de la membrane interosseuse

Insertions : phalanges distales des 4 derniers doigts. Le tendon de l'index se sépare rapidement

Action : flexion des articulations interphalangiennes distales ; secondairement flexion des articulations interphalangiennes proximales, métacarpophalangiennes et du poignet

Innervation : nerf médian (nerf interosseux antérieur) (C8, T1) ; nerf ulnaire (C8, T1)

Notes : l'innervation décrite ci-dessus se présente dans 60 % des cas ; dans 40 % c'est un rapport de 3:1

78. Fléchisseur radial du carpe

Situation : origine commune des muscles fléchisseurs sur l'épicondyle médial de l'humérus

Insertions : bases des 2ème et 3ème métacarpiens en passant dans une gouttière propre à la face antérieure de l'os trapèze

Action : flexion et abduction de la main.

Innervation : nerf médian (C6, C7) (des faisceaux médial et latéral)

NDT : ce muscle est également pronateur, par son trajet oblique à la face antérieure de l'avant-bras (B&L, t2 170)

79. Fléchisseur superficiel des doigts

Situation :

- *chef huméral* : origine commune des muscles fléchisseurs sur l'épicondyle médial de l'humérus, ligament médial du coude.
- *chef ulnaire* : bord médial du processus coronoïde et arcade fibreuse
- *chef radial* : partie oblique du bord antérieur du radius

Insertions : les tendons se clivent pour s'insérer sur les faces des phalanges moyennes des 4 derniers doigts

Action : flexion des articulations interphalangiennes proximales et du poignet

Innervation : nerf médian (C7, C8, T1) (des faisceaux médial et latéral)

Notes : le nerf médian est appliqué à la face profonde du muscle

NDT : les muscles fléchisseurs des doigts travaillent en synergie avec les muscles extenseurs du poignet (B&L, t2 174, 270, 289)

80. Fléchisseur ulnaire du carpe

Situation :

- *chef huméral* : origine commune des muscles fléchisseurs sur l'épicondyle latéral
- *chef ulnaire* : aponévrose sur la face médiale de l'olécrâne et les trois quarts supérieurs du bord postérieur, sous-cutané, de l'ulna

Insertions : os pisiforme, crochet [ou hamulus] de l'os hamatum [os crochu], base du 5ème métacarpien par les ligaments pisi-crochu et pisi-métacarpien

Action : flexion et adduction de la main. Fixe le pisiforme pendant l'action des muscles hypothénariens

Innervation: nerf ulnaire (C7, C8, T1) (par une communication du faisceau latéral)

Notes: le nerf ulnaire passe entre les 2 chefs musculaires.

NDT: muscle important pour la stabilisation de l'articulation du poignet (B&L, t2 173)

81. Gastrocnémien

Situation:

- *chef latéral*: surface postérieure du condyle latéral du fémur et la plus haute des 3 facettes sur le condyle latéral
- *chef médial*: surface postérieure du fémur, au-dessus du condyle médial

Insertions: tendon calcanéen [Achille]au centre des 3 facettes, sur la région postérieure du calcanéus

Action: flexion plantaire du pied, flexion de la jambe sur la cuisse

Innervation: nerf tibial (S1, S2)

Notes: force d'impulsion importante lors du saut

82. Génio-glosse

Situation: partie supérieure de l'épine mentonnière à la face postérieure de la symphyse mentonnière

Insertions: masse centrale de la langue et la muqueuse

Action: protrusion de la langue

Innervation: nerf hypoglosse (NC XII)

83. Génio-hyoïdien

Situation: partie inférieure de l'épine mentonnière à la face postérieure de la symphyse mentonnière

Insertions: bord supérieur du corps de l'os hyoïde

Action: élévation et antépulsion (protraction) de l'os hyoïde. Abaisse la mandibule

Innervation: C1 fibres transportées par le nerf hypoglosse (NC XII)

84. Gracile

Situation: face externe de la branche de l'ischium

Insertions: face médiale, partie supérieure de la diaphyse du tibia sous le m. sartorius

Action: adduction du membre inférieur ; flexion et rotation interne de la jambe

Innervation: division antérieure du nerf obturateur (L2, L3)

85. Grand adducteur

Situation:

- *portion adductrice*: branche de l'ischium
- *portion ischio-jambière*: quadrant externe

inférieur de la tubérosité ischiatique

Insertions:

- *portion adductrice*: région inférieure de la tubérosité glutéale et ligne âpre
- *portion ischio-jambière*: tubercule de l'adducteur

Action:

- *portion adductrice*: adduction de la cuisse
- *portion ischio-jambière*: extension de la hanche

Innervation:

- *portion adductrice*: division postérieure du nerf obturateur (L2, L3, L4)
- *portion ischio-jambière*: portion tibiale du nerf sciatique (L4)

86. Grand dorsal

Situation: tous les processus épineux et les ligaments supra-épineux de TVII à LV et la crête sacrale médiane vers le fascia thoraco-lombaire, tiers postérieur de la crête iliaque, les 4 dernières côtes (les digitations s'entrecroisent avec les digitations du muscle oblique externe de l'abdomen) et l'angle inférieur de la scapula

Insertions: dans le sillon intertuberculaire de l'humérus après avoir subi une torsion autour du muscle grand rond

Action: extension, adduction et rotation médiale du bras. Les insertions costales participe à l'inspiration profonde et à l'expiration forcée

Innervation: nerf thoraco-dorsal (C6, C7, C8) (du faisceau postérieur)

NDT: l'insertion sur la scapula est inconstante. Certains auteurs rapportent l'insertion humérale sur la crête du tubercule mineur[1]

87. Grand droit postérieur de la tête

Situation: processus épineux de l'axis (CII)

1. Feneis H

Insertions : moitié latérale de la ligne nuchale inférieure

Action : extension et rotation de l'articulation atlanto-occipitale

Innervation : nerf suboccipital (rameau dorsal primaire de C1)

88. Grand fessier

Situation : surface externe de l'ilium en arrière de la ligne glutéale postérieure et le tiers postérieur de la crête iliaque, fascia lombaire, région latérale du sacrum, ligament sacro-tubéral et le coccyx

Insertions :

- quart le plus profond : sur la tubérosité glutéale du fémur
- trois quarts du muscle : sur le tractus ilio-tibial (surface antérieure du condyle latéral du tibia)

Action : extension et rotation latérale de la cuisse. Maintient, par le tractus, la jambe en extension.

Innervation : nerf glutéal inférieur (L5, S1, S2)

Notes : muscle le plus large du corps humain

NDT : le muscle grand fessier a une action prépondérante lors de la marche en terrain accidenté, lors de l'escalade. Il travaille également, en synergie avec les muscles ischio-jambiers pour redresser le bassin et la colonne (B&L, t1 36)

89. Grand pectoral

Situation :

- *chef claviculaire* : moitié médiale de la clavicule
- *chef sterno-costal* : partie latérale du manubrium et du sternum, les cartilages costaux des 6 premières côtes et l'aponévrose du muscle oblique externe (gaine du muscle droit de l'abdomen)

Insertions : lèvre latérale du sillon intertuberculaire de l'humérus et la lèvre antérieure de la tubérosité deltoïdienne

Action :

- *chef claviculaire* : flexion et adduction du bras
- *chef sternal* : adduction et rotation médiale du bras. Accessoirement, inspiration.

Innervation : nerfs pectoraux médial et latéral (des faisceaux médial et latéral) (C6, C7, C8)

Notes : les fibres musculaires subissent une torsion ; ce qui provoque une insertion basse des fibres claviculaires et une insertion plus haute des fibres sternales sur la capsule de l'articulation de l'épaule.

NDT : ce muscle rapprochant le thorax des membres supérieurs intervient dans l'action de grimper.

90. Grand psoas

Situation : processus transverses de LI à LV, corps vertébraux de TXII à LV et disques intervertébraux sous les corps vertébraux de TXII à LIV

Insertions : surface médiane du petit trochanter du fémur

Action : flexion de la cuisse

Innervation : rameaux primaires ventraux de L1, L2

NDT : l'action de ce muscle peut avoir une composante de rotation latérale ou médiale. Il intervient également dans la stabilisation de la colonne sur la ceinture pelvienne (M&D 533)

91. Grand rhomboïde

Situation : processus épineux de TII à TV et ligaments supra-épineux

Insertions : moitié distale du bord médial de la scapula, de l'angle inférieur à la partie supérieure de la surface triangulaire à la base de l'épine scapulaire

Action : rétropulsion de la scapula. Rotation de la scapula vers la position de repos

Innervation : nerf dorsal de la scapula (de la racine C5)

NDT : la rotation de la scapula oriente la cavité glénoïdale vers le bas (B&L, t2 86-87)

92. Grand rond

Situation : surface ovale (tiers inférieur) de la face latérale de l'angle inférieur de la scapula sous le muscle petit rond

Insertions : lèvre médiale du sillon intertuberculaire *(crête du tubercule mineur)* de l'humérus

Action : rotation médiale et adduction du bras ; stabilisation de l'articulation de l'épaule

Innervation : nerf subscapulaire (C5, C6, C7) (des faisceaux postérieurs)

Notes : partie fonctionnelle du muscle subscapulaire

93. Grand zygomatique

Situation : surface antérieure de l'os zygomatique

Insertions : angle de la bouche

Action : attire l'angle de la bouche latéralement et vers le haut
Innervation : branche buccale du n. facial (NC VII)
NDT : ce muscle intervient dans le rire ou le sourire (M&D 854)

94. Hyo-glosse (& Chondro-glosse)

Situation : bord supérieur de la grande corne de l'os hyoïde
Insertions : face latérale de la langue
Action : abaisse la langue
Innervation : nerf hypoglosse (NC XII)

95. Iliaque

Situation : fosse iliaque, à l'intérieur de l'abdomen
Insertions : la surface la plus inférieure du petit trochanter du fémur
Action : flexion de la cuisse
Innervation : nerf fémoral (L2, L3)

96. Infra-spinal

Situation : trois quarts médiaux de la fosse infra-épineuse de la scapula et les septums fibreux inter-musculaires
Insertions : facette médiane du tubercule majeur de l'humérus et la capsule de l'articulation scapulo-humérale
Action : rotation latérale du bras et stabilisation de l'articulation scapulo-humérale
Innervation : nerf supra-scapulaire (C5, C6) (du tronc supérieur)
Notes : présence d'une bourse séreuse sous le tendon, au-dessus de la cavité glénoïdale. Le tendon du muscle participe à la « coiffe des rotateurs ».

97. Intercostal externe

Situation : bord inférieur des côtes jusqu'à la jonction costo-chondrale ; au-delà le muscle se poursuit par la membrane intercostale externe, entre les cartilages costaux, jusqu'au sternum (M&D 82)
Insertions : vers le bas et en avant au bord supérieur des côtes
Action : fixation des espaces intercostaux pendant la respiration. Participe à la respiration forcée en élevant les côtes
Innervation : branches musculaires collatérales des nerfs intercostaux

98. Intercostal interne

Situation : bord inférieur des côtes jusqu'aux angles postérieurs. Au-delà, le muscle se poursuit par la membrane intercostale interne jusqu'aux corps vertébraux
Insertions : obliquement en bas et en arrière au bord supérieur des côtes
Action : fixation des espaces intercostaux pendant la respiration ; participe à l'inspiration forcée en élevant les côtes.
Innervation : branches musculaires collatérales des nerfs intercostaux.
Notes : en dépit de nombreuses études électromyographiques, il est difficile d'évaluer le rôle individuel des muscles intercostaux et des muscles accessoires de la respiration dans la mobilisation des côtes (M&D 84)

99. Intercostal intime

Situation : face interne et région latérale des côtes adjacentes
Insertions : face interne des côtes adjacentes
Action : fixation de l'espace intercostal pendant la respiration
Innervation : branches musculaires collatérales des nerfs intercostaux
Notes : les muscles intercostaux intimes sont l'un des 3 muscles qui constituent la couche la plus interne des muscles de la paroi thoracique. Les autres sont les muscles transverse du thorax (ant) et subcostaux (post)

100. Interépineux

Situation : processus épineux
Insertions : processus épineux sus-jacent
Action : extension de la colonne
Innervation : rameaux (primaires) dorsaux

101. Interosseux dorsaux de la main (4)

Situation : forme bipennée des régions internes des diaphyses de tous les métacarpiens
Insertions : phalanges proximales et expansion dorsale des muscles extenseurs sur la face radiale des 2ème et 3ème doigts et la face ulnaire des 3ème et 4ème doigts
Action : écartement des 2ème, 3ème et 4ème doigts de l'axe du 3ème doigt (axe de la main). Flexion de

8

l'articulation métacarpo-phalangienne tout en étendant les articulations interphalangiennes

Innervation : branche profonde du nerf ulnaire (C8, T1)

102. Interosseux dorsaux du pied (4)

Situation : forme bipennée des régions internes des diaphyses de tous les métatarsiens

Insertions : bases des phalanges proximales et expansions dorsales des muscles extenseurs de la face médiale du 2ème orteil et des faces latérales des 2ème, 3ème et 4ème orteils

Action : écartement des 2ème, 3ème et 4ème orteils par rapport à l'axe du 2ème orteil (axe du pied). Participe avec les muscles lombricaux dans l'extension des articulations interphalangiennes tout en fléchissant les articulations métatarso-phalangiennes

Innervation : nerf plantaire latéral (1-3 : branche profonde ;4 : branche superficielle) (S2, S3)

103. Interosseux palmaires de la main (3)

Situation : partie antérieure des diaphyses des 2ème, 4ème et 5ème métacarpiens (forme unipennée)

Insertions : phalanges proximales et expansions dorsales des muscles extenseurs sur la face ulnaire du 2ème doigt et la face radiale des 4ème et 5ème doigts

Action : rapprochement des 2ème, 4ème et 5ème doigts de l'axe du 3ème doigt. Flexion de l'articulation métacarpo-phalangienne tout en étendant les articulations interphalangiennes

Innervation : branche profonde du nerf ulnaire (C8, T1)

104. Interosseux plantaires du pied (3)

Situation : partie inférieure et médiale des diaphyses des 3ème, 4ème et 5ème métatarsiens (chefs uniques)

Insertions : faces médiales des bases des phalanges proximales avec des bandelettes aux expansions dorsales des muscles extenseurs des 3ème, 4ème et 5ème orteils

Action : rapprochement des 3ème, 4ème et 5ème orteils de l'axe du 2ème orteil. Participe, avec les muscles lombricaux, à l'extension des articulations interphalangiennes tout en fléchissant les articulations métatarso-phalangiennes

Innervation : branche profonde du nerf plantaire latéral (S2, S3)

105. Intertransversaires

Situation : processus transverses

Insertions : processus transverse sus-jacent

Action : inclinaison de la colonne

Innervation : rameaux (primaires) dorsaux

106. Intrinsèques de la langue

Situation : muscles longitudinaux supérieur et inférieur, muscles transverse et vertical de la langue

Insertions : aponévrose linguale, septum et les autres muscles de la langue

Action : modifie la forme de la langue et participe ainsi à la mastication, le langage et la déglutition

Innervation : nerf hypoglosse (NC XII)

107. Ischio-caverneux

Situation : région médiale de la tubérosité ischiatique et branche de l'ischium

Insertions : bords latéraux et face ventrale du pilier du pénis/clitoris ainsi que sur la membrane du périnée (M&D 409)

Action : stabilisation et maintien de l'érection

Innervation : branche périnéale du nerf honteux (S2, S3, S4)

108. Jumeau inférieur

Situation : bord supérieur de la tubérosité ischiatique

Insertions : partie moyenne de la région médiale du grand trochanter du fémur

Action : rotation latérale de la cuisse et stabilisateur de la hanche

Innervation : nerf du muscle carré fémoral, du plexus sacré (L5, S1, S2)

109. Jumeau supérieur

Situation : épine sciatique

Insertions : partie médiane de la région médiale du grand trochanter du fémur

Action : rotation latérale de la cuisse et stabilisateur de la hanche

Innervation : nerf de l'obturateur interne, du plexus sacré (L5, S1, S2)

Jumeaux, voir

Gastrocnémien

110. Lombricaux de la main (4)

Situation : 4 tendons du m. fléchisseur profond des doigts

- *2 radiaux* : face radiale uniquement (unipennés)
- *2 ulnaires* : fourche musculaire entre les tendons (bipennés)

Insertions : expansion des muscles extenseurs (face dorsale de la phalange proximale) à la face radiale des doigts 2-5

Action : flexion des articulations métacarpo-phalangiennes et extension des articulations interphalangiennes des doigts

Innervation :

- *2 latéraux* : nerf médian (C8, T1)
- *2 médiaux* : branche profonde du nerf ulnaire (C8, T1)

Notes : l'innervation précitée est présente dans 60 % des cas ; dans 40 % des cas nous avons 3:1 ou 1:3

111. Lombricaux du pied (4)

Situation :

- *3 latéraux* : origine bipennée de la fourche musculaire située entre les 4 tendons du m. long fléchisseur des doigts.
- *1 médial* : origine unipennée de la région médiale du 1er tendon

Insertions : expansion dorsale du muscle extenseur

Action : extension des orteils aux articulations interphalangiennes et flexion des articulations métatarso-phalangiennes

Innervation :

- *1* : nerf plantaire médial (S2, S3)
- *2-4* : branche profonde du nerf plantaire latéral (S2, S3)

112. Long abducteur du pouce

Situation : surface postérieure et supérieure de l'ulna et tiers moyen de la surface postérieure du radius et de la membrane interosseuse

Insertions : au-dessus des tendons des muscles extenseurs radiaux et brachio-radial vers la base du 1er os métacarpien et de l'os trapèze

Action : abduction et extension du pouce à l'articulation carpo-métacarpienne

Innervation : nerf interosseux postérieur (C7, C8)

Notes : constitue la paroi latérale de la tabatière anatomique

113. Long adducteur

Situation : corps du pubis ; au-dessous et médialement au tubercule pubien

Insertions : deux tiers inférieurs de la partie médiale de la ligne âpre

Action : adducteur de la cuisse

Innervation : division antérieure du nerf obturateur (L2, L3, L4)

114. Long de la tête

Situation : tubercules antérieurs des processus transverses de CIII à CVI

Insertions : région antérieure de la partie basilaire de l'os occipital

Action : flexion de la colonne cervicale et de l'articulation atlanto-occipitale

Innervation : rameaux (primaires) ventraux de C1-C3

115. Long du cou

Situation : partie antérieure du corps des vertèbres de TI à TIII, tubercules antérieurs des processus transverses de CIII à CVII

Insertions : arc antérieur de CI et corps des vertèbres de CII à CIV

Action : flexion et rotation de la colonne cervicale

Innervation : rameaux (primaires) antérieurs de C2-C6

NDT : ce muscle rigidifie la colonne cervicale et représente un ligament actif antérieur renforçant le ligament longitudinal antérieur.

116. Long extenseur de l'hallux

Situation : partie moyenne et antérieure de la face médiale de la fibula

Insertions : face dorsale de la base de la phalange distale du gros orteil

Action : extension du gros orteil, flexion dorsale du pied. Inversion du pied et stabilisation de l'articulation sous-talienne.

Innervation : nerf fibulaire profond (L5, S1)

117. Long extenseur des orteils

Situation : deux tiers supérieurs et antérieurs de la face médiale de la fibula, membrane interosseuse et articulation tibio-fibulaire supérieure

8

Insertions : expansion du muscle extenseur des 4 orteils latéraux

Action : extension des orteils et flexion dorsale de la cheville

Innervation : nerf fibulaire profond (L5, S1)

NDT : ce muscle participe à l'éversion du pied (B&L, t1 194)

118. Long extenseur du pouce

Situation : tiers moyen de la face postérieure de l'ulna (sous le muscle long abducteur du pouce) et la partie adjacente de la membrane interosseuse

Insertions : à la base de la phalange distale du pouce en passant en dedans du tubercule de Lister (tubercule dorsal du radius)

Action : extension des articulations interphalangienne et métacarpo-phalangienne du pouce

Innervation : nerf interosseux postérieur (C7, C8)

Notes : forme la paroi ulnaire de la tabatière anatomique

119. Long extenseur radial du carpe

Situation : tiers inférieur de la crête supracondylaire latérale de l'humérus et le septum intermusculaire latéral

Insertions : face dorsale de la base du 2ème os métacarpien

Action : extension et abduction de la main dans l'articulation du poignet

Innervation : nerf radial (C6, C7)

120. Long fibulaire (péronier)

Situation : deux tiers supérieurs de la face latérale de la fibula, tête de la fibula et articulation tibio-fibulaire supérieure

Insertions : en passant à la profondeur du ligament plantaire long, à la région plantaire de la base du 1er os métatarsien et au cunéiforme médial

Action : flexion plantaire et éversion du pied ; supporte les arcades longitudinale et transversale

Innervation : nerf fibulaire superficiel (L5, S1)

NDT : par son insertion sur le 1er os métatarsien, ce muscle a une action importante au cours de la marche, lors du déroulement du pied, en fin de mouvement.

121. Long fléchisseur de l'hallux

Situation : deux tiers inférieurs de la face postérieure de la fibula entre la crête médiale et le bord postérieur, partie inférieure du septum intermusculaire et de la membrane interosseuse

Insertions : base de la phalange distale du gros orteil et bandelettes aux 2 tendons médiaux du muscle long fléchisseur des orteils

Action : flexion de la phalange distale du gros orteil, flexion plantaire du pied. Soutient l'arche longitudinale médiale

Innervation : nerf tibial (S2, S3)

122. Long fléchisseur des orteils

Situation : face postérieure de la diaphyse du tibia sous la ligne soléaire et sur la fibula par une large aponévrose

Insertions : base des phalanges distales des 4 derniers orteils

Action : flexion de la phalange distale des 4 derniers orteils et flexion plantaire du pied

Innervation : nerf tibial (S2, S3)

Notes : les 2 tendons médiaux reçoivent des bandelettes du long fléchisseur de l'hallux ; les 4 tendons donnent insertion aux muscles carré plantaire et lombricaux

NDT : seul le tendon latéral du muscle long fléchisseur des orteils reçoit l'insertion du muscle carré plantaire (B&L, t1 220)

123. Long fléchisseur du pouce

Situation : face antérieure du radius sous la partie oblique du bord antérieur et partie adjacente de la membrane interosseuse

Insertions : base de la phalange distale du pouce

Action : flexion de la phalange distale du pouce

Innervation : nerf interosseux antérieur (C7, C8)

NDT : le muscle long fléchisseur du pouce passe, avec les tendons des autres muscles fléchisseurs sous le rétinaculum ; il coulisse à la face profonde, entre les 2 chefs du muscle court fléchisseur du pouce (B&L, t2 178)

124. Long palmaire

Situation : origine commune des muscles fléchisseurs sur l'épicondyle médial de l'humérus

Insertions : rétinaculum des muscles fléchisseurs et l'aponévrose palmaire

Action : flexion du poignet et tenseur de l'aponévrose palmaire

Innervation : nerf médian (C7, C8) (des faisceaux médial et latéral)

Notes : muscle inconstant, il est absent dans 13 %

125. Masséter

Situation : deux tiers antérieurs de l'arcade zygomatique et le processus zygomatique du maxillaire

Insertions : surface latérale de l'angle et de la branche mandibulaires

Action : élévation de la mandibule (permet la fermeture de la bouche)

Innervation : division antérieure du n. mandibulaire (NC V_3)

NDT : ce muscle comporte 2 plans (un plan superficiel et un plan profond) qui sont orientés en sens inverse. Il intervient également dans les mouvements de rétropulsion et de diduction

126. Menton (muscle du)

Situation : fosse incisive à la région antérieure de la mandibule

Insertions : peau du menton

Action : élévation et plissement de la peau du menton et antépulsion (protraction) de la lèvre inférieure

Innervation : branche mandibulaire du n. facial (NC VII)

NDT : ce muscle intervient dans les expressions dubitatives (M&D 852)

127. Moyen fessier

Situation : surface externe de l'ilium entre les lignes glutéales postérieure et antérieure

Insertions : surface postéro-latérale du grand trochanter du fémur

Action : abducteur de la cuisse et rotateur médial. Incline le bassin lors de la marche

Innervation : nerf glutéal supérieur (L4, L5, S1)

NDT : la paralysie du muscle moyen fessier provoque, du côté opposé, une boiterie (« démarche de Trendelenburg »)

Muscle de l'étrier, voir

Étrier

Muscle du menton, voir

Menton

128. Mylo-hyoïdien

Situation : ligne mylo-hyoïdienne à la région interne de la mandibule

Insertions :

- trois quarts antérieurs : milieu du raphé
- quart postérieur : bord supérieur du corps de l'os hyoïde

Action : élévation de l'os hyoïde, supporte et soulève le plancher de la bouche. Participe à la mastication et à la déglutition

Innervation : nerf mylo-hyoïdien (NC V_3)

129. Nasal (parties transversale et alaire)

Situation : processus frontal de l'os maxillaire

Insertions : aponévrose nasale

Action : ouverture et fermeture des narines, particulièrement pendant la respiration forcée

Innervation : branche buccale du n. facial (NC VII)

Notes : une partie du m. dilatateur de la narine est abaisseur du septum nasal ; elle s'insère du maxillaire, au-dessus de l'incisive centrale, à la partie mobile du septum nasal

NDT : le muscle nasal est donc composé de 2 parties : une partie transversale (m. transverse du nez) qui comprime la narine et d'une partie alaire (m. dilatateur de la narine) qui ouvre la narine (M&D 855-856)

130. Oblique externe de l'abdomen

Situation : angles antérieurs des 8 dernières côtes

Insertions : moitié antérieure de la lèvre externe de la crête iliaque, ligament inguinal, crête et tubercule pubiens, feuillet antérieur de la gaine du muscle droit de l'abdomen, la ligne blanche et la région xipho-sternale

Action : participe à la constitution de la sangle abdominale, à l'expiration forcée, à l'augmentation de la pression intra-abdominale, à la rotation controlatérale du tronc et à l'inclinaison homolatérale

Innervation : rameaux (primaires) antérieurs (T 7-12)

Notes : les digitations supérieures du muscle s'engrènent avec 4 digitations du muscle dentelé antérieur et les digitations inférieures avec 4 digitations du muscle grand dorsal

131. Oblique inférieur

Situation : face orbitaire du maxillaire, en arrière du bord infra-orbitaire, sur la face médiale

Insertions : quadrant postérieur et inférieur de la sclère en arrière de l'équateur du bulbe oculaire sur la face latérale

Action : élévation de l'œil en adduction. Propulsion du globe en abduction

Innervation : division inférieure du nerf oculomoteur (NC III)

132. Oblique inférieur de la tête

Situation : processus épineux de l'axis (CII)

Insertions : masse latérale de l'atlas (CI)

Action : rotation de l'articulation atlanto-axoïdienne

Innervation : nerf suboccipital (rameau primaire postérieur de C1)

NDT : son action bilatérale permet de soulager le ligament transverse en tirant CI en arrière.

133. Oblique interne de l'abdomen

Situation : fascia thoraco-lombaire, deux tiers antérieurs de la crête iliaque et deux tiers latéraux du ligament inguinal

Insertions : articulations costo-chondrales des côtes X, XI, XII, gaine du muscle droit de l'abdomen (feuillets antérieur et postérieur), tendon conjoint à la crête pubienne et au pecten du pubis.

Action : rotation et inclinaison du tronc du côté de la contraction. Soutient la paroi abdominale, participe à la respiration forcée (expiration) et à l'augmentation de la pression abdominale. Le tendon conjoint renforce la paroi postérieure du canal inguinal

Innervation : rameaux (primaires) ventraux (T7-T12) [tendon conjoint : nerf ilio-inguinal (L1)]

134. Oblique supérieur

(voir aussi Oblique supérieur de la tête)

Situation : corps de l'os sphénoïde dans la région médiale de l'anneau tendineux commun

Insertions : quadrant postérieur et supérieur de la sclère, en arrière de l'équateur du bulbe oculaire, sur sa face latérale

Action : abduction, abaissement et rotation médiale du globe oculaire.

Innervation : nerf trochléaire (NC IV)

Notes : le muscle passe dans la trochlée de l'os frontal

135. Oblique supérieur de la tête

Situation : masse latérale de l'atlas (CI)

Insertions : moitié latérale de la ligne nuchale inférieure

Action : flexion latérale (inclinaison) de l'articulation atlanto-occipitale

Innervation : nerf suboccipital (rameau primaire postérieur de C1)

NDT : bilatéralement, ce muscle est extenseur de l'étage articulaire C0-CI et unilatéralement, il peut intervenir dans la rotation de la tête du côté opposé à la contraction (B&L, t3 50)

136. Obturateur externe

Situation : face externe de la membrane obturatrice, cadre osseux formé par les bords du pubis et de l'ischion

Insertions : fosse trochantérique à la surface médiale du grand trochanter

Action : rotation externe de la hanche

Innervation : division postérieure du nerf obturateur (L3,L4)

NDT : rôle de « ligament actif » de l'articulation coxo-fémorale (B&L, t1 48)

137. Obturateur interne

Situation : face interne de la membrane obturatrice et cadre osseux formé par les bords du pubis et de l'ischion entourant la membrane

Insertions : partie moyenne de la région médiane du grand trochanter du fémur

Action : rotation externe et stabilisateur de la hanche

Innervation : nerf du muscle obturateur interne (L5, S1, S2)

NDT : par sa réflexion au niveau de la petite échancrure sciatique, certains auteurs lui attribuent une action secondaire de rétroversion du bassin.

138. Occipito-frontal

Situation :

- *occipital* : ligne nuchale supérieure et le processus mastoïde
- *frontal* : fibres supérieures des muscles faciaux supérieurs

Insertions : aponévrose épicrânienne

Action : plisse la peau du front et fixe l'aponévrose épicrânienne

Innervation : branches postérieures auriculaire et temporale du n. facial (NC VII)

139. Omo-hyoïdien

Situation : ligament suprascapulaire et partie médiale de l'incisure scapulaire

Insertions : bord inférieur du corps de l'os hyoïde

Action : abaisse l'os hyoïde et en conséquence le larynx

Innervation : anse cervicale (C1, C2, C3)

Notes : tendon intermédiaire entre les 2 ventres musculaires ; l'ensemble formant une anse en arrière du m. sterno-cléido-mastoïdien.

140. Opposant du petit doigt (main)

Situation : rétinaculum des muscles fléchisseurs et crochet de l'os hamatum

Insertions : bord ulnaire de la diaphyse du 5ème os métacarpien

Action : opposition (flexion et rotation latérale) de l'articulation carpo-métacarpienne du petit doigt

Innervation : branche profonde du nerf ulnaire (C8, T1)

NDT : il oppose la pulpe du petit doigt à celle du pouce

141. Opposant du pouce

Situation : rétinaculum des muscles fléchisseurs et le tubercule de l'os trapèze

Insertions : tout le bord radial du 1er métacarpien

Action :opposition (rotation médiale et flexion) de l'articulation carpo-métacarpienne du pouce

Innervation : branche récurrente (musculaire) du nerf médian (C8, T1)

Notes : l'innervation peut aussi provenir de la branche profonde du nerf ulnaire (C8, T1)

142. Orbiculaire de l'œil

Situation : bord orbitaire médial et le fascia lacrymal, en arrière du sac lacrymal (parties orbitaire, palpébrale et lacrymale)

Insertions : ligament palpébral latéral

Action : fermeture des paupières et favorise le passage et le drainage des larmes

Innervation : branches temporale et zygomatique du n. facial (NC VII)

143. Orbiculaire de la bouche

Situation : près de la ligne médiane sur la surface antérieure du maxillaire, de la mandibule et à l'angle de la bouche

Insertions : membrane muqueuse du bord des lèvres et le raphé avec le muscle buccinateur à l'angle de la bouche.

Action : rétrécit l'orifice oral, pince les lèvres et plisse les angles des lèvres

Innervation : branche buccale du n. facial (NC VII)

Notes : les muscles abaisseur et releveur de l'angle de la bouche sont des parties musculaires accessoires du muscle orbiculaire de la bouche.

NDT : pincement des lèvres dans l'action de siffler ou de sucer (M&D 851)

144. Palato-glosse

Situation : aponévrose palatine

Insertions : bord postéro-latéral de la langue

Action : élève la base de la langue et ferme l'isthme du gosier et participe au début de la déglutition

Innervation : plexus pharyngien (NC IX, NC X, sympathique) par la branche pharyngienne du n. vague (NC X) avec ses fibres motrices de la partie crâniale du n. accessoire (NC XI)

Notes : forme l'arc palato-glosse

NDT : l'arc palato-glosse est un repli muqueux situé en avant de la fosse tonsillaire.

145. Palato-pharyngien

Situation : aponévrose palatine et bord postérieur du palais dur

Insertions : bord supérieur du cartilage thyroïde et se confond avec les fibres des muscles constricteurs du pharynx. Les fibres supérieures s'entrecroisent avec celles du côté opposé pour former le raphé du pharynx (« crête de Passavant »)

Action : élévation du pharynx et du larynx.

Fermeture de l'isthme naso-pharyngien pendant la déglutition

Innervation : plexus pharyngien (NC IX, NC X, sympathique) par la branche pharyngienne du n. vague (NC X) avec ses fibres motrices de la partie crâniale du n. accessoire (NC XI)

Notes : forme l'arc palato-pharyngien

NDT : cet arc est un repli muqueux situé en arrière de la fosse tonsillaire.

Palmaire, voir

Court palmaire

Long palmaire

146. Pectiné

Situation : pecten du pubis et une surface étroite sous la branche supérieure du pubis

Insertions : ligne verticale (ligne pectinée) située entre la lèvre médiale de la ligne âpre et la tubérosité glutéale, sous le petit trochanter du fémur

Action : flexion et adduction de la cuisse

Innervation : division antérieure du nerf fémoral (L2, L3). Rameau occasionnel du nerf obturateur (division antérieure – L2, L3)

NDT : ce muscle possède également une action de rotation latérale (B&L t1 70, 122)

Pectoral, voir

Grand pectoral

Petit pectoral

Péronier, voir

Fibulaire

147. Petit droit postérieur de la tête

Situation : tubercule postérieur de l'atlas (CI)

Insertions : moitié médiale de la ligne nuchale inférieure

Action : extension de l'articulation atlanto-occipitale.

Innervation : nerf suboccipital (rameau dorsal primaire de C1)

148. Petit fessier

Situation : surface externe de l'ilium entre les lignes glutéales antérieure et inférieure

Insertions : surface antérieure du grand trochanter du fémur

Action : abduction et rotation médiale de la cuisse. Incline le bassin lors de la marche

Innervation : nerf glutéal supérieur (L4, L5, S1)

149. Petit pectoral

Situation : région antérieure des 3, 4 et 5èmes côtes

Insertions : surface médiale et supérieure du processus coracoïde de la scapula

Action : si la scapula est fixe, il élève des côtes ; si les côtes sont fixes, il attire la scapula en avant (aide le muscle dentelé antérieur)

Innervation : nerfs pectoraux médial et latéral (des faisceaux médial et latéral) (C6, C7, C8)

Notes : ce muscle est le point de repère de l'artère axillaire et des faisceaux du plexus brachial.

150. Petit psoas

Situation : corps vertébraux de TXII et LI et disque intervertébral interposé

Insertions : pecten du pubis et fascia iliaca

Action : flexion faible du tronc

Innervation : rameau primaire ventral de L1

NDT : muscle rudimentaire et souvent absent

151. Petit rhomboïde

Situation : partie distale du ligament nuchal, processus épineux de CVII et TI

Insertions : petite surface du bord médial de la scapula au niveau de l'épine, sous le muscle élévateur de la scapula.

Action : identiques aux actions du muscle précédent

Innervation : nerf dorsal de la scapula (de la racine C5)

NDT : les muscles rhomboïdes participent, avec le muscle dentelé antérieur, au maintien de la scapula au contact de la paroi thoracique et à sa fixation lors des mouvements du membre supérieur. Ils sont utilisés pour abaisser, avec force, les membres supérieurs surélevés (enfoncer un piquet avec une masse) (M&D 695)

152. Petit rond

Situation : tiers moyen du bord latéral de la scapula au-dessus du muscle grand rond

Insertions : facette inférieure du tubercule majeur de l'humérus (sous le muscle infra-épineux) et capsule de l'articulation de l'épaule

Action : rotation latérale du bras et stabilisation de l'articulation de l'épaule

Innervation : nerf axillaire (C5, C6) (des faisceaux postérieurs)

Notes : partie fonctionnelle du muscle infra-épineux. Son tendon fait partie de la coiffe des rotateurs

153. Petit scalène (scalène accessoire)

Situation : tubercule antérieur du processus transverse de C VII

Insertions : membrane suprapleurale [Sibson]

Action : supporte la membrane suprapleurale

Innervation : rameau ventral primaire de C7

NDT : muscle inconstant et accessoire, il se situe entre les muscles scalènes antérieur et moyen. Il peut également s'insérer sur C VI et la 1ère côte.

La membrane suprapleurale est une extension du fascia endothoracique renforçant la plèvre cervicale (M&D 96)

154. Petit zygomatique

Situation : partie latérale du bord infra-orbitaire

Insertions : peau et muscle de la lèvre supérieure

Action : élévation et éversion de la lèvre supérieure

Innervation : branche buccale du n. facial (NC VII)

NDT : ce muscle contribue à soulever la lèvre supérieure dans l'expression du mépris ou à approfondir le sillon naso-labial dans celle de la tristesse (M&D 854)

155. Piriforme

Situation : face pelvienne des 2ème et 3ème segments vertébraux du sacrum, entre les foramina intervertébraux

Insertions : partie antérieure de la région médiale du grand trochanter du fémur.

Action : rotation latérale et stabilisation de l'articulation de la hanche

Innervation : rameaux ventraux primaires de S1 et S2

Notes : traverse latéralement la grande échancrure sciatique

NDT : à son passage dans la grande échancrure sciatique, le nerf sciatique se situe sous le muscle piriforme (B&L, t1 46)

156. Plantaire

Situation : ligne supracondylaire latérale du fémur, au-dessus du chef latéral du m. gastrocnémien

Insertions : tendon calcanéen (face médiale, en profondeur du tendon du m. gastrocnémien)

Action : flexion plantaire du pied et flexion de la jambe

Innervation : nerf tibial (S1, S2)

NDT : muscle vestigial souvent absent dont les actions sont faibles. Pourrait jouer un rôle proprioceptif au service des muscles fléchisseurs plantaires plus volumineux (M&D 586)

157. Platysma

Situation : peau des régions inférieure du cou et supérieure du thorax

Insertions : bord inférieur de la mandibule et la peau de la région inférieure de la face et à l'angle de la bouche

Action : abaisse et plisse la peau de la région inférieure de la face et de la bouche. Aide à l'abaissement forcé de la mandibule

Innervation : branche cervicale du n. facial (NC VII)

158. Poplité

Situation : face postérieure du tibia, au-dessus de la ligne du muscle soléaire et sous les condyles tibiaux

Insertions : facette à la face latérale du condyle latéral du fémur, en arrière et sous l'épicondyle latéral. Le tendon s'enfonce dans la capsule de l'articulation du genou et quelques fibres s'attachent au ménisque latéral

Action : bloque le genou en extension par rotation latérale du fémur sur le tibia. Tire en arrière le ménisque latéral

Innervation : nerf tibial (L4, L5, S1)

Notes : une bourse séreuse se situe à la face profonde du tendon

NDT : cette bourse séreuse est souvent en communication avec la cavité articulaire du genou et parfois avec la cavité de l'articulation tibio-fibulaire (récessus subpoplité)

159. Procérus

Situation : cartilages et os nasaux

Insertions : peau de la région médiale du front

Action : plisse et fronce la peau du front

Innervation : branche temporale du n. facial (NC VII)

NDT : ce muscle est en continuité avec le muscle frontal. Il attire la partie médiale du sourcil vers le bas et produit la formation d'une ride transversale sur la racine du nez ; action qui vise à réduire l'éclat d'une lumière trop vive (M&D 856)

Psoas, voir

Grand psoas

Petit psoas

160. Ptérygoïdien latéral

Situation :

- *chef supérieur* : fosse infra-temporale de l'os sphénoïde
- *chef inférieur* : face latérale de la lame latérale du processus ptérygoïde

Insertions : fossette ptérygoïdienne sous le processus condylaire de la mandibule, le disque articulaire et la capsule de l'articulation temporo-mandibulaire

Action : protrusion de la mandibule, ouverture de la bouche en poussant les condyles et le disque vers l'avant

Innervation : nerf du muscle ptérygoïdien latéral [division antérieure du n. mandibulaire (NC V_3)]

161. Ptérygoïdien médial

Situation :

- chef profond : face médiale de la lame latérale du processus ptérygoïde et fosse ptérygoïdienne
- chef superficiel : tubérosité du maxillaire et processus pyramidal de l'os palatin

Insertions : face médiale de l'angle mandibulaire

Action : élévation, antépulsion et diduction (mâchonnement)

Innervation : nerf du m. ptérygoïdien médial [tronc important du n. mandibulaire (NC V_3)]

NDT : ce muscle intervient aussi dans l'élévation de la mandibule (fermeture de la bouche) (M&D 919-920)

162. Pyramidal

Situation : crête pubienne en avant de l'origine du muscle droit de l'abdomen

Insertions : partie distale de la ligne blanche

Action : renforce la partie distale de la gaine du muscle droit.

Innervation : nerf subcostal (T12)

NDT : muscle inconstant

Quadriceps fémoral, voir

Droit fémoral

Vaste intermédiaire

Vaste latéral

Vaste médial

163. Releveur de l'angle de la bouche

Situation : surface antérieure de la mandibule sous le foramen infra-orbitaire

Insertions : partie terminale et latérale de la lèvre supérieure et l'angle de la bouche

Action : élévation de l'angle de la bouche

Innervation : branche buccale du n. facial (NC VII)

NDT : ce muscle est aussi appelé le muscle canin (M&D 854)

164. Releveur de la lèvre supérieure

Situation : région médiale de du bord infra-orbitaire

Insertions : peau et muscle de la lèvre supérieure

Action : élévation et éversion de la lèvre supérieure

Innervation : branche buccale du n. facial (NC VII)

NDT : ce muscle participe avec le m. petit zygomatique à l'approfondissement du sillon naso-labial dans l'expression de la tristesse et de la mélancolie (M&D 854)

165. Releveur de la lèvre supérieure et de l'aile du nez

Situation : processus frontal du maxillaire

Insertions : cartilage alaire du nez et lèvre supérieure

Action : dilatation de la narine et élévation de la lèvre supérieure
Innervation : branche buccale du n. facial (NC VII)

166. Releveur de la paupière supérieure

Situation : région inférieure de la petite aile de l'os sphénoïde, immédiatement au-dessus de l'anneau tendineux commun
Insertions : lame supérieure du tarse et peau de la paupière supérieure
Action : élévation et rétraction de la paupière supérieure
Innervation : division supérieure du nerf oculomoteur (NC III) et sympathique à la portion du muscle lisse.
NDT : ce muscle est l'antagoniste du muscle orbiculaire de l'œil, le sphincter de la fente palpébrale (M&D 909)

Rhomboïde, voir

Grand rhomboïde
Petit rhomboïde

167. Risorius

Situation : fascia profond de la face et fascia de la glande parotide
Insertions : peau de l'angle de la bouche
Action : attire latéralement l'angle de la bouche.
Innervation : branche buccale du n. facial (NC VII)
NDT : il intervient lors du rictus (M&D 854)

Rond, voir

Grand rond
Petit rond

168. Rond pronateur

Situation :
- *chef huméral* : épicondyle médial, crête supracondylaire médiale et septum intermusculaire médial du bras
- *chef ulnaire* : bord médial du processus coronoïde

Insertions : en arrière de la partie la plus proéminente de la convexité de la face latérale du radius
Action : pronation et flexion de l'avant-bras.
Innervation : nerf médian (C6, C7) (des faisceaux latéral et médial)
Notes : le n. médian passe entre les 2 chefs d'insertion.

169. Salpingo-pharyngien

Situation : partie inférieure du cartilage et muqueuse de l'ostium pharyngien de la trompe auditive
Insertions : bord supérieur du cartilage thyroïde et les fibres musculaires du muscle constricteur inférieur du pharynx.
Action : élévation du pharynx et du larynx et participe à la déglutition. Ouverture de la trompe auditive pendant la déglutition
Innervation : plexus pharyngien (NC IX, NC X, sympathique) par la branche pharyngienne du n. vague (NC X) avec ses fibres motrices de la partie crâniale du n. accessoire (NC XI)
NDT : ce muscle empêche également le glissement, en arrière, du m. élévateur du voile du palais.

170. Sartorius

Situation : immédiatement sous l'épine iliaque antérieure et supérieure
Insertions : surface supérieure et médiale de la diaphyse du tibia
Action : flexion, abduction et rotation latérale de la cuisse. Flexion, rotation médiale de la jambe.
Innervation : division antérieure du nerf fémoral (L2, L3)
NDT : l'action d'ensemble de ce muscle réalise la position « assis tailleur » (B&L, t1 58)

Scalène (petit), voir

Petit scalène

171. Scalène antérieur

Situation : tubercules antérieurs des processus transverses de CIII à CVI
Insertions : tubercule du m. scalène (tubercule de Lisfranc) sur la face supérieure de la 1ère côte
Action : inspirateur accessoire. Flexion latérale (inclinaison) du cou lorsque la 1ère côte est fixe.
Innervation : rameau ventral primaire de C5, C6
NDT : la veine subclavière passe en avant de ce muscle ; le nerf phrénique traverse sa face antérieure

172. Scalène moyen

Situation : tubercules postérieurs des processus transverses de CII à CVII

Insertions : face supérieure de la 1ère côte, en avant de son tubercule

Action : inspirateur accessoire.

Innervation : rameau ventral primaire de C3 à C8

NDT : entre les muscles scalènes antérieur et moyen se situe l'espace interscalénique où passent l'artère subclavière et les troncs du plexus brachial (B&L, t3 126-127)

173. Scalène postérieur

Situation : tubercules postérieurs des processus transverses de CIV à CVI

Insertions : face latérale de la 2ème côte

Action : inspirateur accessoire

Innervation : rameaux ventraux primaires de C6 à C8

NDT : les insertions proximales de ce muscle sont confondues avec celles du muscle scalène moyen. Il incline le cou lorsque la 1ère côte est fixe.

174. Semi-membraneux

Situation : quadrant supérieur et latéral de la surface postérieure de la tubérosité ischiatique

Insertions : condyle médial du tibia sous le bord de la surface articulaire supérieure, fascia du muscle poplité et le ligament poplité oblique

Action : flexion et rotation médiale de la jambe. Extension de la cuisse.

Innervation : division tibiale du nerf sciatique (L5, S1, S2)

NDT : si le membre inférieur est fixe, ce muscle provoque une rétroversion du bassin et une extension du tronc (B&L, t1 130)

175. Semi-tendineux

Situation : quadrant supérieur et médial de la surface postérieure de la tubérosité ischiatique

Insertions : partie supérieure et médiale de la diaphyse du tibia, en arrière du muscle gracile

Action : flexion et rotation médiale de la jambe. Extension de la cuisse.

Innervation : division tibiale du nerf sciatique (L5, S1, S2)

NDT : voir m. semi-membraneux.

176. Soléaire

Situation : ligne du muscle soléaire et le tiers moyen du bord médial du tibia et le quart supérieur de la face postérieure de la diaphyse (y compris le col) de la fibula

Insertions : tendon calcanéen sur la tubérosité du calcanéus

Action : flexion plantaire du pied (participe au retour veineux)

Innervation : nerf tibial (S1, S2)

Notes : force propulsive importante pour la marche et la course

177. Sphincter de l'urètre

Situation : sphincter anatomique circulaire

Insertions : se confond dans le muscle transverse profond du périnée

Action : maintient la continence urinaire

Innervation : branche périnéale du nerf honteux (S2, S3, S4)

178. Sphincter externe de l'anus

Situation : sphincter anatomique circulaire

Insertions : parties profonde, superficielle et sous-cutanée

Action : maintient la continence fécale

Innervation : nerf rectal inférieur, branche du nerf honteux (S2, S3, S4)

NDT : ce sphincter se confond en haut avec les muscles pubo-rectaux (M&D 395)

179. Splénius de la tête

Situation : partie distale du ligament nuchal, processus épineux et ligament supra-épineux de CVII à TIII

Insertions : partie latérale de l'os occipital entre les lignes nuchales supérieure et inférieure

Action : extension et rotation de la tête

Innervation : rameaux primaires postérieurs de C3, C4

180. Splénius du cou

Situation : processus épineux et ligament supra-épineux de TIII à TVI

Insertions : tubercules postérieurs des processus transverses de CI à CIII

Action : extension et rotation de la tête

Innervation : rameaux primaires postérieurs de C5, C6

181. Sterno-cléido-mastoïdien

Situation : partie antérieure et supérieure du manubrium et le tiers médial et supérieur de la clavicule

Insertions : région latérale du processus mastoïde et la moitié antérieure de la ligne nuchale supérieure

Action :

- *en contraction unilatérale* : flexion latérale (inclinaison) de la colonne cervicale et rotation de la tête qui porte l'oreille ipsilatérale sur l'épaule ipsilatérale.
- *en contraction bilatérale* : extension de la tête et si la tête est fixe, il participe à la respiration.

Innervation : racine spinale du n. accessoire (NC XI) (racines latérales C1 à C5)

Note : en fait, il est constitué de 4 muscles séparés

NDT : si la colonne cervicale est rigidifiée par les muscles prévertébraux, le m. sterno-cléido-mastoïdien fléchit la tête sur le tronc (B&L, t3 123)

182. Sterno-hyoïdien

Situation : région supérieure latérale et postérieure du manubrium sternal

Insertions : bord inférieur du corps de l'os hyoïde

Action : abaisse l'os hyoïde et en conséquence le larynx

Innervation : anse cervicale (C1, C2, C3)

NDT : ce muscle constitue le plan superficiel des muscles infra-hyoïdiens (B&L, t3 109)

183. Sterno-thyroïdien

Situation : région médiale et postérieure du manubrium sternal

Insertions : ligne oblique de la lame du cartilage thyroïde

Action : abaisse le larynx

Innervation : anse cervicale (C1, C2, C3)

NDT : si les muscles masséters et temporaux sont contractés, les muscles supra et infra-hyoïdiens interviennent dans la flexion de la tête sur le tronc

184. Stylo-glosse

Situation : surface antérieure et sommet du processus styloïde et le quart supérieur du ligament stylo-hyoïdien

Insertions : portions latérales et supérieures de la langue

Action : tire la langue en haut et en arrière, participe au début de la déglutition

Innervation : nerf hypoglosse (NC XII)

8

185. Stylo-hyoïdien

Situation : base du processus styloïde

Insertions : base de la grande corne de l'os hyoïde

Action : tire l'os hyoïde en haut et en arrière ; participe à la déglutition et élève le larynx

Innervation : n. facial (NC VII) avant son entrée dans la glande parotide

186. Stylo-pharyngien

Situation : région médiale du processus styloïde

Insertions : bord postérieur et latéral du cartilage thyroïde

Action : élève le larynx et le pharynx. Participe à la déglutition

Innervation : branche musculaire du nerf glosso-pharyngien (NC IX)

NDT : les fibres de ce muscle s'étalent dans la paroi du pharynx, jusqu'au cartilage thyroïde et l'épiglotte (M&D 1053, 1055)

187. Subclavier

Situation : articulation costo-chondrale de la 1ère côte

Insertions : sillon du muscle subclavier, au tiers moyen de la face inférieure de la clavicule

Action : abaisse la clavicule et stabilise la clavicule pendant les mouvements de l'épaule.

Innervation : nerf du subclavier (C5, C6, tronc supérieur)

NDT : ce muscle est un ligament actif important de l'articulation costo-claviculaire (B&L, t2 40, 50)

188. Subcostaux

Situation : régions postérieures et internes des 6 dernières côtes

Insertions : régions internes des 2 ou 3 côtes sous-jacentes

Action : abaissement des dernières côtes

Innervation : branches musculaires collatérales des nerfs intercostaux

Notes : les muscles subcostaux font partie des 3 muscles qui comblent la couche musculaire interne de la paroi thoracique. Les autres muscles sont les muscles intercostal intime et transverse du thorax

189. Subscapulaire

Situation : deux tiers médiaux de la fosse subscapulaire

Insertions : tubercule mineur de l'humérus, partie proximale de la lèvre médiale du sillon intertuberculaire (crête du tubercule mineur), capsule de l'articulation de l'épaule

Action : rotation médiale du bras et stabilisation de l'articulation de l'épaule

Innervation : nerfs subscapulaires supérieur et inférieur (faisceaux dorsaux de C5, C6)

Notes : la bourse du muscle subscapulaire, située sous le tendon, est habituellement en communication avec l'articulation scapulo-humérale. Le tendon fait partie de la coiffe des rotateurs

NDT : ce muscle a également une action d'adduction du bras (B&L, t2 54, 57, 64)

190. Supinateur

Situation :

- *faisceau profond* (horizontal) : crête du muscle supinateur de l'ulna
- *faisceau superficiel* (oblique en bas) : épicondyle latéral et les ligaments collatéral radial et annulaire

Insertions : col et diaphyse du radius, entre les bords palmaire et dorsal

Action : supination de l'avant-bras. Agit seul lorsque le coude est en extension

Innervation : nerf interosseux postérieur (C6, C7)

Notes : le nerf interosseux postérieur passe entre les 2 chefs musculaires.

191. Supra-épineux

Situation : trois quarts médiaux de la fosse supra-épineuse de la scapula, face supérieure de l'épine (muscle bipenné)

Insertions : facette supérieure du tubercule majeur de l'humérus et la capsule articulaire de l'épaule.

Action : abduction du bras et stabilisateur de l'articulation scapulo-humérale

Innervation : nerf suprascapulaire (C5, C6) (du tronc supérieur)

Notes : la bourse subacromiale se situe au-dessus du tendon musculaire ; ce tendon fait partie de la coiffe des rotateurs

NDT : la bourse subacromiale communique, occasionnellement, avec la bourse subdeltoïdienne.

Le muscle supra-épineux agit en synergie avec le muscle deltoïde dans le mouvement d'abduction ; son activité est plus marquée au début du mouvement. Sa fonction coaptatrice de l'articulation scapulo-humérale est très importante (B&L, t2 35, 66)

192. Temporal

Situation : fosse temporale entre la ligne temporale inférieure et la crête supra-mastoïdienne

Insertions : régions médiale et antérieure du processus coronoïde de la mandibule

Action : élévation de la mandibule et les fibres postérieures la portent en arrière

Innervation : branche temporale profonde de la division ventrale du n. mandibulaire (NC V_3)

NDT : le muscle s'insère également à la face profonde du fascia temporal (M&D 921)

193. Temporo-pariétal

Situation : aponévrose au-dessus de l'oreille

Insertions : aponévrose épicrânienne

Action : fixation de l'aponévrose épicrânienne

Innervation : branche temporale du n. facial (NC VII)

194. Tenseur du fascia lata

Situation : surface externe de la crête de la région antérieure de la crête iliaque entre le tubercule iliaque et l'épine iliaque antérieure et supérieure

Insertions : tractus ilio-tibial (surface antérieure du condyle latéral du tibia)

Action : maintient l'articulation du genou en extension (participe à l'action du muscle grand fessier) ; abduction de la cuisse.

Innervation : nerf glutéal supérieur (L4, L5, S1)

NDT : ce muscle est également rotateur médial de la cuisse et a une composante de flexion de la cuisse. Il participe, avec le muscle grand fessier, à la formation du « deltoïde fessier ». Il constitue aussi un renforcement du compartiment externe de l'articulation du genou (B&L, t1 57)

195. Tenseur du tympan

Situation : bords cartilagineux et osseux de la trompe auditive

Insertions : manche du marteau (via le processus cochléariforme)

Action : protection par amortissement des vibrations des osselets de l'ouïe

Innervation : rameau du nerf ptérygoïdien médial [tronc principal du n. mandibulaire (NC V_3)]

NDT : son action tend à empêcher une lésion de l'oreille interne lors d'une exposition à des sons très bruyants (M &D 971)

196. Tenseur du voile du palais

Situation : fosse scaphoïde, région médiale de l'épine de l'os scaphoïde et la partie latérale et cartilagineuse de la trompe auditive

Insertions : aponévrose palatine (via la poulie de l'hamulus ptérygoïdien)

Action : tension de l'aponévrose palatine avant son élévation ; ouverture de la trompe auditive avant la déglutition

Innervation : rameau du nerf ptérygoïdien médial [tronc principal du n. mandibulaire (NC V_3)]

197. Thyro-aryténoïdien et vocal

Situation : surface postérieure et inférieure dans l'angle des lames du cartilage thyroïde

Insertions : processus vocal du cartilage aryténoïde

Action : raccourcissement et relâchement du pli vocal en rapprochant le cartilage aryténoïde du cartilage thyroïde

Innervation : nerf laryngé récurrent, branche du n. vague (NC X)

Note : le muscle vocal est la partie du muscle thyro-aryténoïdien qui s'insère dans le pli vocal lui-même.

198. Thyro-épiglottique

Situation : surface postérieure et inférieure du cartilage thyroïde

Insertions : bord latéral de l'épiglotte

Action : agrandit l'aditus laryngé

Innervation : nerf laryngé récurrent, branche du n. vague (NC X)

199. Thyro-hyoïdien

Situation : ligne oblique de la lame du cartilage thyroïde

Insertions : bord inférieur du corps de l'os hyoïde

Action : élévation du larynx ou abaissement de l'os hyoïde

Innervation : fibres issues de C1 par l'intermédiaire du nerf hypoglosse (NC XII)

8

200. Tibial antérieur

Situation : moitié supérieure de la face latérale de la diaphyse du tibia et la membrane interosseuse.

Insertions : région plantaire et médiale du cunéiforme médial et base du 1er métatarsien

Action : extension et inversion du pied. Maintien de l'arcade longitudinale médiale du pied

Innervation : nerf fibulaire profond (L4, L5)

Note : l'inversion se réalise dans les articulations sous-talienne et transverse du tarse.

NDT : le muscle tibial antérieur est un muscle fondamental dans la marche ; en effet, il relève la pointe du pied avant l'attaque du talon au sol (B&L, t1, 192)

201. Tibial postérieur

Situation : moitié supérieure de la face postérieure de la diaphyse du tibia, moitié supérieure du péroné entre la crête médiane et le bord interosseux et la membrane interosseuse

Insertions : tubérosité de l'os naviculaire, tous les os du tarse (excepté le talus) et la base des métatarsiens II à IV

Action : flexion plantaire et inversion du pied, support de l'arcade longitudinale médiale du pied

Innervation : nerf tibial (L4, L5)

202. Transversaire épineux – muscles multifides

Situation : lames des vertèbres du sacrum à CII

Insertions : processus épineux des 2 à 3 vertèbres sus-jacentes

Action : extension de la colonne vertébrale

Innervation : rameaux dorsaux primaires

203. Transversaire épineux – muscles rotateurs

Situation : processus transverses

Insertions : processus épineux de la vertèbre sus-jacente

Action : rotation des étages vertébraux

Innervation : rameaux dorsaux primaires

204. Transversaire épineux – muscles semi-épineux

Situation : processus transverse

Insertions : processus épineux des 6 vertèbres sus-jacentes

Action : extension et inclinaison latérale de la colonne

Innervation : rameaux dorsaux primaires

Notes : de trois types : thoraciques, cervicaux et de la tête

205. Transverse de l'abdomen

Situation : bord costal (côtes et cartilages costaux), fascia thoraco-lombaire, deux tiers antérieurs de la crête iliaque et la moitié latérale du ligament inguinal

Insertions : feuillets antérieur et postérieur de la gaine du muscle droit de l'abdomen, tendon conjoint sur la crête pubienne et le pecten du pubis

Action : soutient la paroi abdominale, participe à l'expiration forcée et augmente la pression intra-abdominale. Le tendon conjoint renforce la paroi postérieure du canal inguinal

Innervation : rameaux primaires antérieurs (T7 à T12). Tendon conjoint : nerf ilio-inguinal (L1)

206. Transverse du thorax

Situation : tiers inférieur de la région interne du sternum et les 3 articulations sterno-costales inférieures

Insertions : des 2ème aux 6ème cartilages costaux

Action : abaissement des côtes supérieures

Innervation : branches musculaires collatérales des nerfs intercostaux

Notes : le muscle transverse du thorax est l'un des 3 muscles qui comblent la couche interne des muscles de la paroi thoracique. Les autres muscles sont les muscles intercostaux intimes (latéraux) et subcostaux (postérieurs)

207. Transverse profond du périnée

Situation : région médiale de la branche et du corps de l'ischium, dans l'espace profond du périnée

Insertions : raphé médian et le centre tendineux du périnée

Action : maintient, renforce le centre tendineux du périnée pour soutenir les viscères abdomino-pelviens et résister aux augmentations de pression intra-abdominale (M&D 409)

Innervation : branche périnéale du nerf honteux (S2, S3, S4)

208. Transverse superficiel du périnée

Situation : corps de l'ischium

Insertions : centre tendineux

Action : renforce le centre tendineux (plancher pelvien)

Innervation : branche périnéale du nerf honteux (S2, S3, S4)

NDT : faisceau inconstant se détachant du muscle transverse profond du périnée.

209. Trapèze

Situation : tiers médial de la ligne nuchale supérieure ; ligament nuchal, processus épineux et ligaments supra-épineux jusqu'à T XII

Insertions :

- *fibres supérieures* : tiers latéral du bord postérieur de la clavicule ; bord médial de l'acromion et l'épine scapulaire.
- *fibres inférieures* : extrémité médiale de l'épine scapulaire jusqu'au tubercule deltoïdien

Action : élève la scapula et l'applique sur le thorax. Rotation de la scapula pendant l'abduction du bras. Si la scapula est fixe : extension et inclinaison de la colonne cervicale

Innervation :

- racine spinale du n. accessoire (NC XI) – (rameaux latéraux, C1 à C5)
- nerfs spinaux C3 et C4 pour la sensibilité proprioceptive

NDT : le muscle trapèze intervient également lors du port de charge lourde afin de maintenir l'intégrité de la ceinture scapulaire (B&L, t3 139 – t2 8, 81)

210. Triceps brachial

Situation :

- *chef long* : tubercule infra-glénoïdal de la scapula
- *chef latéral* : moitié supérieure de la face postérieure de l'humérus (origine linéaire)
- *chef médial* : moitié inférieure de la face postérieure de l'humérus, au côté médial et inférieur du sillon du nerf radial ; ces 2 chefs s'insérant sur les cloisons intermusculaires

Insertions : partie postérieure de la surface supérieure de l'olécrâne de l'ulna

Action : extension du bras. Le chef long stabilise l'articulation de l'épaule ; le chef médial rétracte la capsule de l'articulation du coude en extension.

Innervation : nerf radial (C6, C7, C8) (des faisceaux postérieurs), 4 branches

Triceps sural, voir

Gastrocnémien

Soléaire

211. Troisième fibulaire (péronier) Péronier antérieur

Situation : quart inférieur de la face antérieure de la fibula

Insertions : face dorsale et base du 5ème os métatarsien

Action : extension et éversion du pied

Innervation : nerf fibulaire profond (L5, S1)

NDT : ce muscle est une partie séparée du muscle long extenseur des orteils ; il fait parfois défaut (M&D 579)

212. Uvulaire

Situation : bord postérieur du processus palatin

Insertions : aponévrose palatine

Action : façonne l'uvule

Innervation : plexus pharyngien (NC IX, NC X, sympathique) par la branche pharyngienne du n. vague (NC X) avec ses fibres motrices de la partie crâniale du n. accessoire (NC XI)

NDT : ce muscle raccourcit l'uvule et l'attire vers le haut (M&D 939)

213. Vaste intermédiaire (Quadriceps fémoral 2)

Situation : faces antérieure et latérale de la diaphyse du fémur à une largeur de main au-dessus des condyles

Insertions : tendon du muscle quadriceps sur la rotule et par le ligament patellaire à la tubérosité du tibia

Action : extension du genou

Innervation : division postérieure du nerf fémoral (L2, L3, L4)

214. Vaste latéral (Quadriceps fémoral 3)

Situation : partie supérieure de la ligne intertrochantérique, base du grand trochanter, lèvre latérale de la ligne âpre, tubérosité supracondylaire latérale et le septum intermusculaire latéral

Insertions : partie latérale du tendon du muscle quadriceps sur la rotule et par le ligament patellaire à la tubérosité du tibia

Action : extension du genou

Innervation : division postérieure du nerf fémoral (L2, L3, L4)

215. Vaste médial (Quadriceps fémoral 4)

Situation : partie inférieure de la ligne intertrochantérique, lèvre médiale de la ligne âpre et le septum intermusculaire médial

Insertions : partie médiale du tendon du muscle quadriceps et directement sur la partie médiale de la rotule ; par le ligament patellaire à la tubérosité du tibia

Action : extension du genou ; stabilisation de la rotule

Innervation : division postérieure du nerf fémoral (L2, L3, L4)

NDT : le muscle quadriceps n'est pas actif dans la station debout ; il intervient dans la montée des escaliers, dans la course (B&L, t1, 114)

Zygomatique, voir

Grand zygomatique

Petit zygomatique

Aide-mémoire pour l'innervation des groupes musculaires de la tête et du cou

Tous les muscles de	Innervés par	Exceptés	Innervés par
Pharynx	Plexus pharyngien (NC IX, NC X, sympathique)	Muscle stylo-pharyngien	Nerf glosso-pharyngien (NC IX)
Palais	Plexus pharyngien (NC IX, NC X, sympathique)	Muscle tenseur du voile du palais	Nerf collatéral du nerf ptérygoïdien médial (NC V_3)
Langue	Nerf hypoglosse (NC XII)	Muscle palato-glosse	Plexus pharyngien (NC IX, NC X, sympathique)
Mastication	Nerf mandibulaire (NC V_3)	Muscle buccinateur	Nerf facial (NC VII)
Larynx	Nerf laryngé récurrent (NC X)	Muscle crico-thyroïdien	Rameau externe du nerf laryngé supérieur (NC X)
Expression de la face et buccinateur	Nerf facial (NC VII)		

9

Articulations

1. Classification des articulations

Fibreuses : présence de tissu fibreux entre les os

Cartilagineuses primaires : présence de cartilage hyalin entre les os

Cartilagineuses secondaires : analogues aux précédentes mais présence de fibrocartilage entre les couches de cartilage hyalin (symphyse)

Synoviales : cavité articulaire avec du liquide synovial. Cartilage hyalin sur les surfaces osseuses. Un disque articulaire peut être présent.

Synoviales atypiques : cavité articulaire avec du liquide synovial. Fibrocartilage sur les surfaces osseuses. Un disque articulaire peut être présent.

2. Types d'articulations synoviales

Plane : uniquement des mouvements de glissement

Trochléenne (en charnière, ginglyme) : un plan de mouvement

Trochléenne modifiée (bicondylaire) : un plan de mouvement + rotation

Condylaire (ellipsoïde) : deux plans de mouvement (circumduction)

Condylaire en selle (sellaire) : deux plans de mouvement + rotation contrôlée

Pivot (trochoïde) : uniquement mouvement de rotation. Un plan de mouvement

Enarthrose (sphéroïde) : multi-axiale. Trois plans de mouvement.

3. Articulations avec disques interarticulaires fibrocartilagineux

Acromio-claviculaire (habituellement incomplète)
Fémoro-tibiale (genou) (incomplète – ménisques)
Radio-carpienne (poignet)
Sterno-claviculaire
Temporo-mandibulaire

4. Articulations avec cavités doubles, séparées par des ligaments intra-articulaires et sans disques fibrocartilagineux

Costo-vertébrales (côtes II à X)
Sterno-chondrale (costale) (2ème côte)

5. Articulations classées par types

5.1 *Articulations fibreuses*

Aryténo-corniculée (peut être synoviale)
Costo-transversaires (côtes XI et XII)
Cuboïdo-naviculaire (peut être synoviale)
Gomphose (dents)
Radio-ulnaire (membrane interosseuse)
Sutures crâniennes
Tibio-fibulaire (distale)
Tibio-fibulaire (membrane interosseuse)

5.2 *Articulations cartilagineuses primaires*

Costo-chondrales
Sterno-chondrale (costale) (1ère côte)
Sphéno-occipitale

5.3 *Articulations cartilagineuses secondaires*

Intervertébrale
Manubrio-sternale
Sacro-coccygienne
Symphyse pubienne
Xipho-sternale

5.4 *Articulations synoviales atypiques*

Acromio-claviculaire
Sterno-chondrales (costales) (côtes II-VII)
Sterno-claviculaire
Temporo-mandibulaire

5.5 *Articulations synoviales typiques*

Coxo-fémorale (hanche)
Atlanto-axoïdienne (dent et facettes)
Atlanto-occipitale
Calcanéo-cuboïdienne
Carpo-métacarpienne
Costo-tranversaires (côtes I-X)
Costo-vertébrale
Crico-aryténoïdienne
Crico-thyroïdienne
Cunéo-cuboïdienne
Cunéo-naviculaire
Fémoro-tibiale (genou)
Scapulo-humérale (épaule)
Huméro-radiale (coude)
Huméro-ulnaire (coude)
Intercarpienne
Interchondrales (cartilages VI-X)
Intercunéiforme
Intermétacarpienne
Intermétatarsienne
Interphalangienne
Métacarpo-phalangienne
Métatarso-phalangienne
De l'os pisiforme
Radio-carpienne (poignet)
Radio-ulnaires (proximale & distale)
Talo-calcanéenne
Talo-calcanéo-naviculaire
Tarso-métatarsienne
Tibio-fibulaire (proximale)
Talo-crurale (cheville)
Zygapophysaire (processus articulaire)

6. Inclassable

Unco-vertébrale (de Luschka)

7. Dénomination des articulations

Toutes ces articulations sont paires sauf les articulations suivantes qui sont impaires :

Atlanto-axoïdienne médiane, intervertébrale, manubrio-sternale, sphéno-occipitale, symphyse pubienne et xipho-sternale

1. Acromio-claviculaire

Classification : synoviale atypique
Type : plane
Articulation : acromion et clavicule
Notes : présence fréquente d'un disque articulaire à la partie supérieure de l'articulation, habituellement incomplet

2. Aryténo-corniculée (larynx)

Classification : fibreuse ou synoviale
Articulation : cartilage aryténoïde et cartilage corniculé

3. Atlanto-axoïdienne latérale

Classification : synoviale
Type : plane
Articulation : facettes articulaires de l'atlas et axis

4. Atlanto-axoïdienne médiane

Classification : synoviale
Type : pivot (trochoïde)
Articulation : dent de l'axis et atlas
Notes : postérieurement, présence d'une seconde cavité (bourse)

5. Atlanto-occipitale

Classification : synoviale
Type : condyloïde
Articulation : atlas et os occipital

6. Calcanéo-cuboïdienne (transverse du tarse de Chopart)

Classification : synoviale
Type : condylaire en selle
Articulation : calcanéus et cuboïde
Notes : ce système articulaire constitue une partie de l'articulation médio-tarsienne ; l'autre est la partie talo-naviculaire de l'articulation talo-calcanéo-naviculaire

7. Carpo-métacarpienne – doigts 2-5 (avec l'articulation intermétacarpienne)

Classification : synoviale
Type : plane
Articulation : os du carpe avec les métacarpiens et entre les métacarpiens
Notes : généralement, les articulations carpo-métacarpienne, intermétacarpienne et intercarpienne constituent une cavité continue

8. Carpo-métacarpienne du pouce

Classification : synoviale
Type : condylienne en selle
Articulation : trapèze avec le 1er os métacarpien
Notes : dans la main, l'articulation est séparée des autres

Cheville, voir

Talo-crurale

Chopart, voir

Calcanéo-cuboïdienne

9. Costo-chondrale

Classification : cartilagineuse primaire
Articulation : partie osseuse de la côte avec le cartilage costal
NDT : le cartilage articulaire subit des phénomènes de torsion et de détorsion au cours des mouvements respiratoires ; cette jonction particulière participe donc à l'ampliation thoracique. (B&L, t3 176)

10. Costo-transversaires – côtes I-X

Classification : synoviale
Type : plane
Articulation : surface médiale du tubercule costal avec le processus transverse de la côte correspondante

11. Costo-transversaires – côtes XI, XII

Classification : fibreuse (ligamentaire)
Articulation : tubercule costal et processus transverse de la côte correspondante

12. Costo-vertébrale

Classification : synoviale
Type : plane

Articulation : tête de la côte et le corps vertébral

Notes : la 1ère côte s'articule uniquement avec TI (cavité articulaire entière). Les côtes II à X avec la vertèbre correspondante et la vertèbre sus-jacente (cavité articulaire en 2 parties séparées par un ligament intra-articulaire). Les côtes XI et XII s'articulent avec la vertèbre correspondante (cavité articulaire entière)

Coude, voir

Huméro-radiale
Huméro-ulnaire

13. Coxo-fémorale (hanche)

Classification : synoviale
Type : énarthrose
Articulation : acétabulum et tête du fémur

14. Crico-aryténoïdienne (larynx)

Classification : synoviale
Type : caractéristiques de l'énarthrose
Articulation : cartilage cricoïde avec cartilage aryténoïde

15. Crico-thyroïdienne (larynx)

Classification : synoviale
Type : plane (rotatoire). Les deux, ensemble, provoquent un mouvement en charnière
Articulation : surface articulaire située latéralement sur la lame du cartilage cricoïde avec la corne inférieure du cartilage thyroïde

16. Épaule, voir

Scapulo-humérale

17. Fémoro-tibiale (genou)

Classification : synoviale
Type : charnière modifiée
Articulation : fémur avec tibia
Notes : les ménisques sont des disques fibrocartilagineux incomplets
NDT : les ménisques se déplacent en sens inverse au mouvement (B&L, t1 98)

Genou, voir

Fémoro-tibiale

18. Gomphose (dento-alvéolaire)

Classification : fibreuse
Articulation : dent avec l'os de la mâchoire

Hanche, voir

Coxo-fémorale

19. Huméro-radiale (coude)

Classification : synoviale
Type : charnière
Articulation : capitulum de l'humérus avec la tête du radius
Notes : la cavité articulaire est partagée avec les articulations huméro-ulnaire et radio-ulnaire proximale
NDT : cette cavité articulaire forme un ensemble unique (B&L, t2 140)

20. Huméro-ulnaire (coude)

Classification : synoviale
Type : charnière
Articulation : trochlée humérale avec l'incisure trochléaire
Notes : voir huméro-radiale

21. Intercarpienne (médio-carpienne)

(voir également l'articulation de l'os pisiforme)
Classification : synoviale
Type : individuellement plane mais ensemble elles donnent un mélange de condylaire, de condylaire en selle et d'énarthrose
Articulation : entre l'os scaphoïde (naviculaire), l'os semi-lunaire (os lunatum), l'os pyramidal (os triquetrum), l'os capitatum, l'os trapèze et l'os trapézoïde
Notes : la cavité articulaire unique entre les 7 os communique habituellement avec les articulations carpo-métacarpienne et intercarpiennes des doigts 2 à 5

22. Interchondrales

Classification : synoviale
Type : plane
Articulation : entre les cartilages costaux VI-VII, VII-VIII, VIII-IX, IX-X

23. Intermétatarsienne

Classification : synoviale
Type : plane
Articulation : entre les métatarsiens

24. Interphalangienne (doigts et orteils)

Classification : synoviale
Type : charnière
Articulation : entre les phalanges

25. Intertarsienne – cuboïdo-naviculaire

Classification : fibreuse (peut être synoviale)
Articulation : l'os cuboïde avec l'os naviculaire

26. Intertarsienne – cunéo-cuboïdienne

Classification : synoviale
Type : plane
Articulation : cunéiforme latéral avec os cuboïde
Notes : l'articulation cunéo-cuboïdienne partage la cavité articulaire avec les articulations cunéo-naviculaire et intercunéiforme

27. Intertarsienne – cunéo-naviculaire

Classification : synoviale
Type : plane
Articulation : les os cunéiformes avec l'os naviculaire
Notes : voir l'articulation cunéo-cuboïdienne

28. Intertarsienne – intercunéiforme

Classification : synoviale
Type : plane
Articulation : entre les os cunéiformes
Notes : voir l'articulation cunéo-cuboïdienne

29. Intervertébrale

Classification : cartilagineuse secondaire
Articulation : entre les corps vertébraux
NDT : les corps vertébraux sont réunis entre eux par des disques intervertébraux composés d'un anneau fibreux renfermant une substance gélatineuse, semi-liquide : le nucléus pulposus. (B&L, t3 103)

30. Manubrio-sternale

Classification : cartilagineuse secondaire
Type : manubrium avec sternum
Notes : peut former une cavité donnant l'apparence d'une articulation synoviale

31. Métacarpo-phalangienne

Classification : synoviale
Type : condylaire
Articulation : métacarpiens avec les phalanges

32. Métatarso-phalangienne

Classification : synoviale
Type : condylaire
Articulation : métatarsiens avec les phalanges

33. Os pisiforme (de l')

Classification : synoviale
Type : plane
Articulation : os pisiforme avec os pyramidal
NDT : ce système articulaire sert également de poulie de réflexion au tendon du muscle fléchisseur ulnaire du carpe (B&L, t2 228-230)

Poignet, voir

Articulation radio-carpienne et disque intra-articulaire de l'articulation radio-ulnaire distale

34. Radio-carpienne (poignet)

Classification : synoviale
Type : condylaire
Articulation : radius et disque articulaire fibrocartilagineux avec les os scaphoïde, semi-lunaire et pyramidal

35. Radio-ulnaire – membrane interosseuse et la corde oblique

Classification : fibreuse
Articulation : radius et ulna

NDT : la corde oblique sont des fibres qui partent de la tubérosité de l'ulna vers le radius. Ces fibres sont plus ou moins perpendiculaires aux fibres de la membrane interosseuse antébrachiale (B&L, t2 165, 176)

36. Radio-ulnaire (distale)

Classification : synoviale

Type : pivot (trochoïde)

Articulation : radius avec ulna

Notes : la cavité articulaire est séparée de la cavité du poignet par le disque articulaire

37. Radio-ulnaire proximale

Classification : synoviale

Type : pivot (trochoïde)

Articulation : radius et cubitus

Notes : la cavité articulaire est en continuité avec les articulations huméro-ulnaire et huméro-radiale

NDT : les articulations radio-ulnaires proximale et distale permettent la réalisation des mouvements de pronation et de supination

38. Sacro-coccygienne

Classification : cartilagineuse secondaire

Articulation : sacrum avec coccyx

39. Sacro-iliaque

Classification : synoviale

Type : plane

Articulation : sacrum avec l'os iliaque

NDT : ce système articulaire est modifié par l'âge et le sexe

40. Scapulo-humérale (épaule)

Classification : synoviale

Type : énarthrose

Articulation : cavité glénoïdale de l'omoplate avec l'humérus

NDT : la cavité articulaire est agrandie par un bourrelet glénoïdal (B&L, t2 34, 37, 107)

Sous-talienne, voir

Articulations talo-calcanéenne et talo-calcanéo-naviculaire

41. Sphéno-occipitale

Classification : cartilagineuse primaire

Articulation : entre les os sphénoïde et occipital

42. Sterno-chondrale (sterno-costale)

Classification :

- 1ère : cartilagineuse primaire
- 2ème – 7ème : synoviale atypique

Type : 2ème – 7ème : plane

Articulation :

- 1ère côte avec le manubrium
- 3ème – 7ème côtes avec le sternum
- 2ème côte : avec le manubrium et le sternum

Notes : la 2ème articulation a deux cavités séparées par un ligament intra-articulaire

43. Sterno-claviculaire (manubrio-claviculaire)

Classification : synoviale atypique

Type : caractéristiques d'une énarthrose

Articulation : clavicule avec le manubrium

Notes : articulation séparée en 2 cavités par un disque fibrocartilagineux

NDT : de nombreux auteurs associent à cette articulation la 1ère côte

44. Sutures crâniennes

Classification : fibreuse

Articulation : entre les diploé du crâne

NDT : chez l'enfant nouveau-né, les zones où se rencontreront les futures sutures sont occupées par de larges plages de tissu fibreux : les fontanelles (M&D 25)

45. Symphyse pubienne

Classification : cartilagineuse secondaire

Articulation : entre les os pubiens

Notes : peut présenter une cavité

NDT : la symphyse pubienne et l'articulation sacro-iliaque forment un ensemble articulaire solidaire. La modification structurelle de l'un des systèmes articulaires se répercutera sur l'autre (B&L, t1 28)

46. Talo-calcanéenne (sous-talienne)

Classification : synoviale

Type : plane (en réalité, énarthrose)

Articulation : talus avec le calcanéus
Note : cette articulation est la partie postérieure, séparée représentant la moitié de l'articulation sous-talienne

47. Talo-calcanéo-naviculaire

Classification : synoviale
Type : caractéristiques d'une énarthrose
Articulation : talus avec le calcanéus et l'os naviculaire
Notes : cette articulation est en 2 parties.
- partie talo-calcanéenne (2 facettes) fait partie de l'articulation sous-talienne
- partie talo-naviculaire (une facette) fait partie de l'articulation transverse du tarse (Chopart), l'autre étant l'articulation calcanéo-cuboïdienne

48. Talo-crurale (cheville)

Classification : synoviale
Type : charnière
Articulation : le tibia avec le talus
NDT : l'articulation talo-crurale est renforcée latéralement et médialement. Sa position d'instabilité, donc de risque d'entorse, est la flexion plantaire.

49. Tarso-métatarsienne

Classification : synoviale
Type : plane
Articulation : les os du tarse avec les os métatarsiens

50. Temporo-mandibulaire

Classification : synoviale atypique
Type : condylaire
Articulation : os temporal avec la mandibule
Notes : articulation séparée en 2 cavités par un disque fibrocartilagineux

51. Tibio-fibulaire distale

Classification : fibreuse
Articulation : le tibia avec la fibule

52. Tibio-fibulaire – membrane interosseuse

Classification : fibreuse
Articulation : le tibia avec la fibula

53. Tibio-fibulaire proximale

Classification : synoviale

Type : plane

Articulation : le tibia avec la fibula

NDT : ce système articulaire est parfois en communication avec la cavité articulaire du genou (B&L, t1 112)

Transverse du tarse (Chopart), Voir

Articulations talo-calcanéo-naviculaire

Calcanéo-cuboïdienne

54. Unco-vertébrale (de Luschka)

Classification : inclassable

Type : inclassable

Articulation : processus semi-lunaires de la face supérieure du corps vertébral de CIII à CVII et TI avec les surfaces biseautées des corps vertébraux sus-jacents (M&D 451)

Notes : se présente souvent sous la forme d'une petite cavité dégénérative (pas de synoviale)

NDT : ces articulations sont souvent le siège du développement d'ostéophytes qui peuvent engendrer des douleurs cervicales (M&D 451)

55. Xipho-sternale

Classification : cartilagineuse secondaire

Articulation : processus xiphoïde avec le sternum

NDT : il faut noter que le processus xiphoïde est inconstant

56. Zygapophysaire (apophyse articulaire ou interapophysaire)

Classification : synoviale

Type : plane

Articulation : entre les processus articulaires

NDT : ces processus sont entourés d'une capsule relativement mince au niveau cervicale. Ces systèmes articulaires sont renforcés notamment par le ligament jaune (M&D 455) (B&L, t3 103, 173, 264)

10

Chronologie de l'ossification

Os[1]	Ossification intramembraneuse (M) ou endochondrale (C)[2]	Centres primaires (P) ou secondaires (S)	Site concerné	Apparition des centres d'ossification		Époque (et éventuellement zone) de fusion
				Grossesse (semaines/mois)	Après la naissance	
mandibule (1)	M	P	à proximité du foramen mentonnier (bilatéralement)	6 semaines		symphyse mentonnière 1-3 ans
os hyoïde (1)	C	P	grande corne (bilatéralement)	8-9 mois		
	C	S	corps (2 centres)	9 mois		
	C	S	petite corne (bilatéralement)		puberté	
os occipital (1)	M	P	partie squameuse (bilatéralement)	8 semaines		
	C	P	partie latérale (bilatéralement)	8 semaines		
	C	P	partie basilaire	8 semaines		
os sphénoïde (1)	M + C	P	approximativement 14 centres	8 semaines-4 mois		
os temporal	M	P	partie squameuse	8 semaines		
	M	P	partie tympanique	3 mois		
	C	P	partie pétro-mastoïdienne (plusieurs centres)	5 mois		
os pariétal	M	P	près de la bosse pariétale (2 centres)	7 semaines		
os frontal (2 → 1)	M	P	près de chaque bosse frontale (2 centres, l'un de chaque côté)	8 semaines		suture métopique – 2 ans

1. Les os sont pairs par défaut. « 1 » est mentionné si l'os est impair.
2. Tous les os sont issus du mésenchyme (tissu conjonctif embryonnaire) et peuvent se développer de deux façons différentes : par ossification intramembraneuse (directement à partir du mésenchyme) ou par ossification endochondrale (à partir du cartilage, lui-même dérivé du mésenchyme). Quelle que soit la modalité de l'ossification, la structure histologique de l'os est la même (Gartner & Hiatt, 1997).
Dans l'ossification intramembraneuse (formation d'os de membrane ou os dermique), les ébauches mésenchymateuses se forment pendant la période embryonnaire et leur ossification commence pendant la période fœtale. Dans l'ossification endochondrale (formation d'os endochondral), les ébauches cartilagineuses se forment pendant la période fœtale à partir du mésenchyme et ensuite l'os remplace presque complètement le cartilage (M&D, 19).

Os[1]	Ossification intra-membraneuse (M) ou endo-chondrale (C)[2]	Centres primaires (P) ou secondaires (S)	Site concerné	Apparition des centres d'ossification		Époque (et éventuellement zone) de fusion
				Grossesse (semaines/mois)	Après la naissance	
os ethmoïde (1)	C	P	labyrinthe (un de chaque côté)	5 mois		
	C	P	lame perpendiculaire & crista galli		1 an	
cornet nasal inférieur	M	P		5 mois		
os lacrymal	M	P		4 mois		
os nasal	M	P		3 mois		
vomer (1)	M	P	2 centres	8 semaines		
os maxillaire	M	P	3 centres	6-8 semaines		
os palatin	M	P	lame perpendiculaire	8 semaines		
os zygomatique	M	P		8 semaines		
osselets de l'oreille	C	P	étrier	4 mois		
	C	P	marteau	4 mois		
	C	P	enclume	4 mois		
scapula	C	P	corps	8 semaines		
	C	S	processus coracoïde		1 an	15 ans
	C	S	sous le processus coracoïde		puberté	20 ans
	C	S	bord médial		puberté	20 ans
	C	S	cavité glénoïdale (anneau inférieur)		puberté	20 ans
	C	S	acromion (2 centres)		puberté	20 ans
	C	S	angle inférieur		puberté	20 ans
clavicule	M	P	centre médial et centre latéral	5 semaines		
	M	S	extrémité sternale		fin de puberté	20 ans
humérus (l'épiphyse proximale est une extrémité de croissance)	C	P	diaphyse	8 semaines		
	C	S	tête		6 mois	épiphyse proximale 18-20 ans
	C	S	tubercule majeur		2 ans	
	C	S	tubercule mineur		5 ans	
	C	S	capitulum et marge latérale de la trochlée		1 an	
	C	S	marge médiale de la trochlée		10 ans	
	C	S	épicondyle médial		5 ans	épiphyse distale 14-16 ans
	C	S	épicondyle latéral		12 ans	

Os[1]	Ossification intra-membraneuse (M) ou endo-chondrale (C)[2]	Centres primaires (P) ou secondaires (S)	Site concerné	Apparition des centres d'ossification		Époque (et éventuellement zone) de fusion
				Grossesse (semaines/mois)	Après la naissance	
radius (l'épiphyse distale est une extrémité de croissance)	C	P	diaphyse	8 semaines		
	C	S	tête		4 ans	14-17 ans
	C	S	extrémité distale		1 an	17-19 ans
ulna (l'épiphyse distale est une extrémité de croissance)	C	P	diaphyse	8 semaines		
	C	S	olécrâne (2 centres)		9 ans	14-16 ans
	C	S	extrémité distale		5 ans	17-18 ans
carpe	C	P	os capitatum[3]		2 mois	
	C	P	os hamatum[4]		3 mois	
	C	P	os triquetrum[5]		3 ans	
	C	P	os lunatum[6]		4 ans	
	C	P	os scaphoïde		4-5 ans	
	C	P	os trapèze		4-5 ans	
	C	P	os trapézoïde		4-5 ans	
	C	P	os pisiforme		9-12 ans	
1er os métacarpien	C	P	diaphyse	9 semaines		
	C	S	base		3 ans	15-17 ans
os métacarpiens (de 2 à 5)	C	P	diaphyse	9 semaines		
	C	S	tête		2 ans	15-19 ans
phalanges (main)	C	P	diaphyse	8-12 semaines		
	C	S	base		2-4 ans	15-18 ans

3. anc. grand os
4. anc. os crochu
5. anc. os pyramidal
6. anc. os semi-lunaire

Os[1]	Ossification intramembraneuse (M) ou endochondrale (C)[2]	Centres primaires (P) ou secondaires (S)	Site concerné	Apparition des centres d'ossification		Époque (et éventuellement zone) de fusion
				Grossesse (semaines/mois)	Après la naissance	
bassin (os coxal)	C	P	branche supérieure du pubis	4 mois		7-8 ans
	C	P	corps de l'ischium	4 mois		7-8 ans
	C	P	ilium (au-dessus de la grande échancrure sciatique)	2 mois		7-8 ans
	C	S	crête iliaque (deux centres)		puberté	15-25 ans
	C	S	acetabulum (deux centres)		puberté	15-25 ans
	C	S	épine iliaque antéro-supérieure		puberté	15-25 ans
	C	S	tubérosité ischiatique		puberté	15-25 ans
	C	S	symphyse pubienne		puberté	15-25 ans
fémur (l'épiphyse distale est une extrémité de croissance)	C	P	diaphyse	7 semaines		
	C	S	grand trochanter		4 ans	
	C	S	petit trochanter		12 ans	
	C	S	tête		6 mois	14-17 ans
	C	S	épiphyse distale	9 mois		16-18 ans
rotule	C	P	(plusieurs centres)		3-6 ans	puberté
	C	S	en haut et latéralement		6 ans	puberté
tibia (l'épiphyse proximale est une extrémité de croissance)	C	P	diaphyse	7 semaines		
	C	S	épiphyse proximale	9 mois		16-18 ans
	C	S	épiphyse distale		1 an	15-17 ans
	C	S	tubérosité tibiale		12 ans	13-14 ans
fibula (l'épiphyse proximale est une extrémité de croissance)	C	P	diaphyse	8 semaines		
	C	S	épiphyse distale		1 an	15-17 ans
	C	S	tête		3-4 ans	17-19 ans
talus[7]	C	P		6 mois		
calcanéus[8]	C	P		3 mois		
	C	S			6-8 ans	14-16 ans

7. anc. astragale
8. anc. calcanéum

Os[1]	Ossification intra-membraneuse (M) ou endo-chondrale (C)[2]	Centres primaires (P) ou secondaires (S)	Site concerné	Apparition des centres d'ossification		Époque (et éventuellement zone) de fusion
				Grossesse (semaines/mois)	Après la naissance	
os naviculaire	C	P			3 ans	
os cunéiforme latéral	C	P			1 an	
os cunéiforme médial	C	P	(peut avoir deux centres)		2 ans	
os cunéiforme intermédiaire	C	P			3 ans	
os cuboïde	C	P		9 mois		
1er os métatarsien	C	P	diaphyse	9 semaines		17-20 ans
	C	S	base		3 ans	17-20 ans
os métatarsiens (de 2 à 5)	C	P	diaphyse	9 semaines		17 –20 ans
	C	S	tête		3-4 ans	17-20 ans
phalanges (pied)	C	P	diaphyse	9-15 semaines		18 ans
	C	S	base		2-8 ans	18 ans

Notes :
1. Les os sont pairs par défaut (sauf si mention particulière).
2. Il n'existe qu'un centre d'ossification (sauf si mention particulière).
3. Il existe des variations dépendant du sexe dans la chronologie de l'ossification. Les centres d'ossification apparaissent et fusionnent plus tôt dans le sexe féminin.
4. La chronologie de fusion des épiphyses est mentionnée lorsqu'il existe des implications cliniques.

Fermeture des sutures crâniennes

La fontanelle antérieure se ferme à 18 mois

La fontanelle postérieure se ferme entre 6 mois et 1 an.

Éruptions dentaires

	Incisives		Canines	Prémolaires	Molaires
	Maxillaires	Mandibulaires			
dents déciduales ((en mois)	7, 8	6, 9	18		12, 24
dents définitives[9] (en années)	7, 8	7, 8	11	9, 10	6, 12, 18

9. Les dents mandibulaires font leur apparition légèrement plus précocement que les dents maxillaires.

11

Foramina de la tête osseuse et du rachis

Notes :

1. La plupart des petites veines émissaires et des réseaux artériels méningés ont été omis.
2. Toutes les structures sont paires, à l'exception des mentions particulières.

1. Aqueduc du vestibule

Localisation : en région postérieure de la partie pétreuse de l'os temporal, dans la fosse crânienne postérieure, 1 cm en arrière du méat acoustique interne

Contenu : conduit et sac endolymphatiques ; petites artères et veines

2. Canal carotidien

Localisation : en région inférieure de la partie pétreuse de l'os temporal, dans la fosse crânienne postérieure

Contenu : a. carotide interne et son plexus sympathique ; plexus veineux carotidien interne qui unit le sinus caverneux et la v. jugulaire interne

3. Canal condylaire

Localisation : dans le sillon sigmoïde inférieur de l'os occipital, fosse crânienne postérieure. Il sort à la fosse condylaire derrière le condyle (il n'est pas toujours présent)

Contenu : v. émissaire qui unit le sinus sigmoïde aux vv. occipitales [vertébrales selon Moore] ; rameau méningé de l'a. occipitale.

4. Canal du n. hypoglosse

Localisation : dans l'os occipital au-dessus du condyle, dans la fosse crânienne postérieure

Contenu : n. hypoglosse (NC XII) et branche méningée de l'a. pharyngienne ascendante

5. Canal facial

Localisation : partie pétreuse de l'os temporal, partant du méat acoustique interne jusqu'au foramen stylo-mastoïdien

Contenu : n. facial (NC VII)

6. Canal incisif

Localisation : dans la partie antérieure de l'os maxillaire, s'étendant du nez vers les foramina incisifs

Contenu : n. naso-palatin ; vaisseaux grands palatins

7. Canal infra-orbitaire

Localisation : dans la partie orbitaire de l'os maxillaire

Contenu : vaisseaux et n. infra-orbitaires

8. Canal lacrymo-nasal

Localisation : entre l'os lacrymal et l'os maxillaire, dans l'angle inférieur et antéro-médial de l'orbite osseuse.

Contenu : conduit lacrymo-nasal

9. Canal mandibulaire (canal alvéolaire inférieur)

Localisation : dans le corps et la branche de la mandibule, entre les foramina mandibulaire et mentonnier

Contenu : vaisseaux et n. alvéolaires inférieurs

10. Canal optique

Localisation : dans le corps de l'os sphénoïde, fosse crânienne moyenne entre le corps et les deux racines de la petite aile

Contenu : n. optique (NC II) et sa gaine durale, a. ophtalmique

11. Canal palato-vaginal

Localisation : entre la face supérieure du processus sphénoïdal de l'os palatin et la surface inférieure du processus vaginal de la racine de la lame ptérygoïdienne médiale, à la base du crâne

Contenu : n. pharyngien en provenance du n. maxillaire (NC V_2) et du ganglion ptérygo-palatin ; branche pharyngienne de l'a. maxillaire

12. Canal ptérygoïdien (canal vidien)

Localisation : dans le processus ptérygoïde de l'os sphénoïde, reliant le bord antérieur du foramen déchiré et la fosse ptérygo-palatine

Contenu : n. et a. du canal ptérygoïdien

13. Canal voméro-vaginal

Localisation : entre la partie inférieure de l'aile du vomer et la partie supérieure du processus vaginal de la racine de la lame ptérygoïdienne médiale de l'os sphénoïde, à la base du crâne inconstant

Contenu : branche pharyngienne de l'a. sphéno-palatine

14. Fissure orbitaire inférieure (fente sphéno-maxillaire)

Localisation : entre la grande aile de l'os sphénoïde et l'os maxillaire

Contenu : branches infra-orbitaire et zygomatique du n. maxillaire (NC V_2) ; vaisseaux infra-orbitaires ; vv. ophtalmiques inférieures ; branches orbitaires du ganglion ptérygo-palatin

15. Fissure orbitaire supérieure (fente sphénoïdale)

Localisation : entre le corps, la grande aile et la petite aile de l'os sphénoïde, dans la fosse crânienne moyenne

Contenu : n. ophtalmique (NC V_1) (branches lacrymale, frontale, naso-ciliaire) ; vv. ophtalmiques ; n. oculomoteur (NC III) (divisions supérieure et inférieure) ; n. trochléaire (NC IV) ; n. abducens (NC VI) ; fibres sympathiques ; branches des aa. méningée moyenne et lacrymale

16. Fissure pétro-squameuse

Localisation : entre la partie pétreuse de l'os temporal et le tegmen tympani

Contenu : aucun élément

17. Fissure pétro-tympanique (scissure de Glaser)

Localisation : entre la partie tympanique de l'os temporal et le tegmen tympani (faisant également partie de l'os temporal) à la base du crâne

Contenu : corde du tympan, lig. antérieur du marteau ; branche antérieure tympanique de l'a. maxillaire

18. Fissure ptérygo-maxillaire

Localisation : entre la lame ptérygoïdienne latérale de l'os sphénoïde et la face postérieure de l'os maxillaire, reliant les fosses infratemporale (fosse ptérygo-maxillaire) et ptérygo-palatine, se continuant en haut par la partie terminale de la fissure orbitaire inférieure

Contenu : branches terminales de l'a. maxillaire y entrant ; nn. alvéolaires postérieurs et supérieurs en sortant

19. Fissure tympano-squameuse

Localisation : entre la partie tympanique de l'os temporal (os tympanal) et la fosse mandibulaire (partie squameuse de l'os temporal) à la base du crâne. Elle est divisée par le tegmen tympani (partie pétreuse de l'os temporal) en fissure pétro-tympanique et fissure pétro-squameuse

Contenu : branche auriculaire profonde de l'a. maxillaire

20. Foramen cæcum (impair)

Localisation : entre la crête frontale de l'os frontal et la crista galli de l'os ethmoïde, dans la fosse crânienne antérieure

Contenu : v. émissaire nasale reliant la région nasale au sinus sagittal supérieur (*NDT* : 1 % des individus)

21. Foramen déchiré

Localisation : entre l'os sphénoïde, l'apex de la partie pétreuse de l'os temporal et la partie basilaire de l'os occipital, dans la fosse crânienne moyenne

Contenu : le foramen déchiré est fermé sur le vivant par du cartilage. L'a. carotide interne sort du canal carotidien, pénètre dans la cavité crânienne en passant d'arrière en avant, au-dessus du foramen déchiré ; *NDT* : le n. grand pétreux passe d'arrière en avant, comme le n. du canal ptérygoïdien (n. vidien)

22. Foramen épineux

Localisation : dans la grande aile de l'os sphénoïde, dans la fosse crânienne moyenne

Contenu : a. et v. méningées moyennes ; rameau méningé du n. mandibulaire (NC V_3)

23. Foramen grand palatin

Localisation : entre l'os maxillaire et l'os palatin, au bord latéral du palais dur

Contenu : vaisseaux et n. grands palatins

24. Foramen incisif

Localisation : ligne médiane antérieure, dans la partie antérieure du palais dur. Ouvertures des canaux incisifs dans la fosse incisive

Contenu : n. naso-palatin ; vaisseaux grands palatins

25. Foramen infra-orbitaire

Localisation : ouverture antérieure du canal infra-orbitaire, sous la marge infra-orbitaire, dans l'os maxillaire.

Contenu : vaisseaux et n. infra-orbitaires

26. Foramen intervertébral (trou de conjugaison)

Localisation : entre les vertèbres, bordé par :

- en haut et en bas : les incisures vertébrales (sup. et inf.) des pédicules (*NDT*) ;
- en avant : les corps vertébraux ;
- en arrière : le lig. jaune couvrant en haut et en bas les processus articulaires

Contenu : a. et v. spinale ; ganglion rachidien ; n. spinal. Les nerfs C1 à C7 émergent via le foramen, au-dessus de la vertèbre de même numéro ; le nerf C8 sort sous la vertèbre C7 et en dessous, tous ces nerfs émergent via le foramen sous la vertèbre de même numéro.

27. Foramen jugulaire

Localisation : entre la fosse jugulaire de la partie pétreuse de l'os temporal et l'os occipital, dans la fosse crânienne postérieure

Contenu : n. glosso-pharyngien (NC IX) ;

n. vague (NC X) ;

n. accessoire (NC XI) ;

les sinus pétreux inférieur et sigmoïde y pénètrent ;

la v. jugulaire interne en émerge vers le bas.

28. Foramen magnum (impair)

Localisation : dans l'os occipital, dans la fosse crânienne postérieure

Contenu : la moelle allongée (bulbe rachidien) ; les méninges ; les aa. vertébrales ; les aa. spinales antérieure et postérieures ; les racines spinales des nn. accessoires (NC XI) ; le plexus sympathique de l'a. vertébrale ; le ligament apical de la dent ; la membrane tectoriale.

29. Foramen mandibulaire (foramen alvéolaire inférieur)

Localisation : côté médial de la branche de la mandibule, bordé en avant par la lingula mandibulaire

Contenu : vaisseaux et n. alvéolaires inférieurs

30. Foramen mastoïdien

Localisation : dans la partie pétreuse de l'os temporal, dans la fosse crânienne postérieure, en arrière du sillon sigmoïde. La sortie s'effectue derrière le processus mastoïde

Contenu : v. émissaire mastoïdienne unissant le sinus sigmoïde aux vv. occipitales ; branche méningée de l'a. occipitale

31. Foramen mentonnier

Localisation : la partie la plus externe du corps de la mandibule, à hauteur de la deuxième prémolaire, conduisant au canal mandibulaire (alvéolaire inférieur)

Contenu : vaisseaux et n. mentonniers

32. Foramen ovale

Localisation : dans la grande aile de l'os sphénoïde, dans la fosse crânienne moyenne

Contenu : n. mandibulaire (NC V_3) ; n. petit pétreux ; a. méningée accessoire

33. Foramen rond

Localisation : dans la grande aile de l'os sphénoïde ; dans la fosse crânienne moyenne

Contenu : n. maxillaire (NC V_2)

34. Foramen sphénoïdal

Localisation : dans la grande aile de l'os sphénoïde, fosse crânienne moyenne jusqu'au foramen ovale (foramen veineux de Vésale) (dans 40 % des crânes étudiés)

Contenu : v. émissaire reliant le sinus caverneux et le plexus ptérygoïdien

35. Foramen sphéno-palatin

Localisation : entre le corps de l'os sphénoïde et l'incisure sphéno-palatine de l'os palatin (bord supérieur de la lame perpendiculaire et processus orbitaires et sphénoïdaux). Dans le mur médial de la fosse ptérygo-palatine

Contenu : a. sphéno-palatine ; nn. naso-palatins et nasal supérieur ; en provenance de la fosse ptérygo-palatine

36. Foramen stylo-mastoïdien

Localisation : entre les processus styloïde et mastoïde de l'os temporal à la base du crâne

Contenu : n. facial (NC VII) et a. stylo-mastoïdienne, branche de l'a. auriculaire postérieure.

37. Foramen supra-orbitaire

Localisation : dans la marge supra-orbitaire de l'os frontal, à 2 cm de la ligne médiane antérieure

Contenu : vaisseaux et n. supra-orbitaires

38. Foramen transversaire

Localisation : dans le processus transverse de la vertèbre cervicale, bordé :

- latéralement par la lame costo-transversaire et les tubercules ant. et post. (*NDT*)
- médialement par le corps vertébral

Contenu : a. et v. vertébrales de C1 à C6 ; v. vertébrale uniquement en C7

39. Foramen vertébral (impair)

Localisation : est bordé :

- en avant par le corps vertébral ;
- en arrière par les lames vertébrales ;
- latéralement par les pédicules et les processus articulaires.

L'ensemble des foramina vertébraux forme le canal vertébral (canal rachidien)

Contenu : moelle épinière ; queue de cheval ; dure-mère, arachnoïde et pie-mère ; liquide cérébro-spinal ; plexus veineux vertébral interne ; aa. spinales

40. Foramen zygomatico-facial

Localisation : au niveau de la surface latérale de l'os zygomatique

Contenu : vaisseaux et n. zygomatico-faciaux

41. Foramen zygomatico-orbitaire

Localisation : dans la surface orbitaire de l'os zygomatique

Contenu : branche zygomatique du n. maxillaire (NC V_2)

42. Foramen zygomatico-temporal

Localisation : dans la surface postéro-médiale de l'os zygomatique

Contenu : vaisseaux et n. zygomatico-temporaux

43. Foramina de la lame criblée et foramina ethmoïdaux

Localisation : lame criblée de l'os ethmoïde, fosse crânienne antérieure.

Contenu : faisceaux de fibres nerveuses olfactives ;

vaisseaux et nerfs ethmoïdaux antérieurs et postérieurs dans les foramina ethmoïdaux respectifs (*NDT*)

44. Foramina petits palatins

Localisation : deux ou trois foramina au niveau médial et inférieur du processus pyramidal de l'os palatin

Contenu : vaisseaux et nn. petits palatins

45. Fosse incisive (impaire)

Localisation : partie médiane et antérieure du palais dur, aboutissant en haut aux foramina incisifs

Contenu : nn. naso-palatins ; vaisseaux grands palatins

46. Méat acoustique interne

Localisation : dans la surface postérieure de la partie pétreuse de l'os temporal, dans la fosse crânienne postérieure

Contenu : n. facial (NC VII) ; n. intermédiaire ; n. vestibulo-cochléaire (NC VIII) ; a. labyrinthique

12

Régions et voies de passage

Notes :

1. Incluant les fosses, les espaces, les anneaux, les canaux, les triangles, les sacs et foramina.
2. Tous pairs à l'exception des indications contraires.

1. Anneau fémoral (et canal fémoral)

(M&D 543-546) (B&L, CD a. fémorale)

Localisation : partie inférieure de l'abdomen. L'anneau fémoral est l'extrémité supérieure du canal fémoral.

Limité :

- en avant par le lig. inguinal
- en dedans par le lig. lacunaire (Gimbernat)
- en arrière par le lig. pectiné et le m. pectiné
- en dehors par une cloison séparant le canal fémoral de la v. fémorale

Contenu : tissu graisseux formant le septum fémoral (*NDT*) ; nœud lymphatique de Cloquet et vaisseaux lymphatiques

2. Anneau inguinal profond

(M&D 193-202) (B&L, CD canal inguinal)

Localisation : évagination du fascia transversalis dans la paroi abdominale inférieure, au-dessus de la partie moyenne du lig. inguinal.

Limité :

- en haut et en dehors : fibres arquées du m. transverse de l'abdomen
- en bas par le lig. inguinal
- en dedans par le fascia transversalis et les vaisseaux épigastriques inférieurs

Le fascia spermatique interne se fusionne à son pourtour.

Contenu : conduit déférent/lig. rond de l'utérus ; aa. et vv. testiculaires, crémastériques et déférentielles ; processus vaginal oblitéré (péritoine) ; branche génitale du n. génito-fémoral, rameaux autonomes ; vaisseaux lymphatiques

3. Anneau inguinal superficiel

(M&D 180-193) (B&L, CD canal inguinal)

Localisation : dans la paroi abdominale inférieure, à l'extrémité médiale du canal inguinal, ouverture en forme de « V » entre les fibres diagonales de l'aponévrose du m. oblique externe de l'abdomen. Le fascia spermatique externe est fusionné à son pourtour.

Contenu

- chez la femme :
  n. ilio-inguinal et lig. rond de l'utérus
- chez l'homme :
  n. ilio-inguinal
  cordon spermatique :
  - conduit déférent,
  - aa. et vv. testiculaires, crémastériques et du conduit déférent (déférentielles)
  - processus vaginal oblitéré (péritoine)
  - branche génitale du n. génito-fémoral,
  - rameaux nerveux autonomes
  - vaisseaux lymphatiques
  - fascias spermatique interne et crémastérique

4. Bourse (cavité) omentale (impaire)

(M&D 215-218)

Localisation : diverticule de la cavité péritonéale générale, dans l'étage supra-mésocolique de l'abdomen, communiquant avec la cavité par le foramen épiploïque (Winslow).

Contenu : son feuillet est en rapport (de haut et bas) avec :

en avant :

- la face postérieure du foie
- le petit omentum
- le fundus et le corps de l'estomac
- le grand omentum

en bas :

- le côlon transverse

en arrière :

- la veine cave inférieure
- les 2,5 premiers cm du duodénum
- l'aorte
- le tronc cœliaque et ses branches
- le corps du pancréas
- la glande surrénale gauche
- le pôle supérieur du rein gauche

en haut :

- le lobe caudé du foie

en dedans (à droite) :

- le foramen épiploïque (Winslow) avec :
  - la veine cave inférieure en arrière
  - la veine porte, l'a. hépatique et le conduit cholédoque en avant

en dehors (à gauche) :

- les ligg. gastro-splénique et liéno-rénal
- la rate entre les deux ligg. précités

5. Canal des adducteurs (Hunter)

(M&D 549) (B&L, CD hiatus tendineux) (B&L, t1 124)

Localisation : espace de la cuisse s'étendant de l'apex du triangle fémoral jusqu'à l'hiatus tendineux de l'adducteur. Il est bordé :

- en avant par le m. vaste médial

- en arrière par les mm. long et grand adducteurs ;

Il est recouvert en dedans par le fascia dans lequel se trouvent le m. sartorius et les nn. cutanés antérieurs de la cuisse.

Contenu : a. et v. fémorales ; n. saphène ; n. du m. vaste médial

6. Canal du foramen obturé (canal obturateur)

(M&D 508) (B&L, CD canal du foramen obturé et m. obturateur interne)

Localisation : se trouve dans la partie antérieure du foramen obturé, face latérale du pelvis.

Il est limité :

- en avant par la branche inférieure du pubis
- en haut, en bas et en dedans par le m. obturateur interne et son fascia

Contenu : vaisseaux et n. obturateurs

7. Canal honteux (Alcock)

(M&D 400) (B&L, CD Alcock) (B&L, t3 336)

Localisation : se situe au sein d'une expansion inférieure du fascia obturateur, dans la paroi latérale de la fosse ischio-rectale, entre la petite échancrure sciatique et l'espace profond du périnée

Contenu : n. honteux ; vaisseaux honteux internes

8. Canal inguinal

(M&D 193-197) (B&L, CD canal inguinal) (B&L, t3 276)

Localisation : situé dans la partie inférieure de l'abdomen, entre les anneaux inguinaux superficiel et profond.

Limité :

- en avant par le m. oblique externe de l'abdomen et des fibres de renforcement du m. oblique interne de l'abdomen ;
- en arrière par le fascia transversalis, les vaisseaux épigastriques inférieurs et la faux inguinale (tendon conjoint) ;
- en haut par les fibres arquées des mm. oblique interne et transverse de l'abdomen
- en bas par le lig. inguinal

Contenu

- conduit déférent/lig. rond de l'utérus
- aa. et vv. testiculaires, crémastériques et déférentielles
- processus vaginal oblitéré (péritoine)
- n. ilio-inguinal, branche génitale du n. génito-fémoral, rameaux nerveux autonomes
- vaisseaux lymphatiques
- fascias spermatique interne et crémastérique

9. Espace axillaire médial (ou espace triangulaire médial)

(M&D 699) (B&L, t2 118) (B&L, CD m. triceps brachial)

Localisation : face postérieure de la région axillaire

Limité par :

- en haut et en dedans : m. subscapulaire (le m. petit rond est situé derrière)
- en bas et en dehors : le m. grand rond
- latéralement : le chef long du m. triceps brachial

Contenu : a. circonflexe postérieure de l'humérus

10. Espace axillaire latéral (ou quadrilatère huméro-tricipital)

(B&L, t2 118)

Localisation : face postérieure de la région axillaire

Limité :

- en haut et en dedans par le m. grand rond
- en bas et en dedans par le chef long du m. triceps brachial
- en dehors par la partie médiale de la diaphyse de l'humérus

Contenu : n. radial ; vaisseaux brachiaux profonds

11. Espace huméro-tricipital (ou espace triangulaire latéral, ou fente huméro-tricipitale)

(M&D 704, 713) (B&L, CD m. triceps brachial)

Localisation : face postérieure de la région axillaire.

Limité :

- en haut par le m. subscapulaire (le m. petit rond étant observé derrière)
- en bas par le m. grand rond
- en dedans par le chef long du m. triceps brachial
- en dehors par la diaphyse de l'humérus

Contenu : n. axillaire ; a. et v. circonflexes postérieures de l'humérus

12. Foramen épiploïque (hiatus de Winslow)

(M&D 216)

Localisation : orifice de pénétration dans la bourse omentale – étage supra-mésocolique de l'abdomen.

Limité par :

en avant :

- la veine porte
- le conduit cholédoque (en avant et latéralement)
- l'a. hépatique (en avant et médialement)

en arrière :

- la veine cave inférieure

en haut :

- le lobe caudé du foie

en bas :

- la partie supérieure du duodénum (D1)

Contenu : néant.

Il permet la communication entre la cavité péritonéale et la bourse omentale. En général, deux doigts peuvent y être introduits (M&D 217).

13. Fosse cubitale (pli du coude)

(M&D 730-733)

Localisation : région triangulaire déprimée située à la face antérieure du coude.

Limitée :

- en haut par une ligne réunissant les épicondyles médial et latéral
- en dedans par le bord latéral du m. rond pronateur
- en dehors par le bord médial du m. brachioradial

Son plancher est formé par les mm. brachial et supinateur. Sa face superficielle est constituée par le fascia profond renforcé par l'aponévrose bicipitale

Contenu : de dedans en dehors :

- n. médian
- a. brachiale (humérale) et ses vv. satellites
- tendon du m. biceps brachial
- nn. radial et interosseux postérieur, observés sous le bord du m. brachio-radial

en surface : le tissu sous-cutané renferme la v. médiane du coude.

14. Fosse ischio-rectale (ischio-anale)

(M&D 398-399)

Localisation : espace cunéiforme situé en dehors du canal anal.

Elle est limitée :

- en dedans par le canal anal et le m. élévateur de l'anus
- en dehors par le m. obturateur interne et la tubérosité ischiatique
- en bas par le corps périnéal, le diaphragme urogénital, le lig. sacro-tubéral[1] et le m. grand fessier

Contenu

- tissu adipeux
- canal honteux contenant le n. honteux et les vaisseaux honteux internes
- n. rectal inférieur et rameaux vasculaires émanant des vaisseaux cités plus haut

15. Fosse poplitée

(M&D 571) (B&L, t1 138-139) (B&L, CD région poplitée)

Localisation : face postérieure du genou, en forme de losange.

Elle est limitée :

- en haut et en dehors par le m. biceps fémoral
- en haut et en dedans par les mm. semi-tendineux et semi-membraneux
- en bas par les chefs latéral et médial du m. gastrocnémien

Le fond (en avant) est occupé par le fémur, la capsule articulaire postérieure du genou, le m. poplité. Elle est recouverte (en arrière – toit de la fosse) par le fascia poplité et la peau.

Contenu : m. plantaire ; a. et v. poplitées et leurs branches ; nn. tibial (SPI), fibulaire commun (SPE), n. cutané sural médial et rameau communicant fibulaire se réunissant pour former le n. sural (n. saphène externe) (*NDT*) ; n. cutané postérieur de la cuisse (n. petit sciatique)

16. Grande ouverture sciatique[2]

(M&D 550)

Localisation : dans le pelvis. Ses limites sont la grande échancrure sciatique (de l'ilium/ischium) et les ligg. sacro-tubéral[3] et sacro-épineux[4].

---

1. anc. grand lig. sacro-sciatique
2. *NDT* : l'échancrure est osseuse tandis que l'ouverture est ostéo-ligamentaire.
3. anc. grand lig. sacro-sciatique
4. anc. petit lig. sacro-sciatique

Contenu : de haut en bas :

- par le foramen supra-piriforme (DNT)
  - les vaisseaux et n. glutéaux supérieurs
- le m. piriforme
- par le foramen infra-piriforme (*NDT*)
  - les vaisseaux et n. glutéaux inférieurs
  - l'a. et la v. honteuses internes
  - le n. honteux
  - le n. sciatique
  - le n. cutané postérieur de la cuisse[5]
  - le n. du m. obturateur interne
  - le n. du m. carré fémoral

17. Petite ouverture sciatique

Localisation : dans le pelvis. Ses limites sont la petite échancrure sciatique (osseuse) et les ligg. sacro-tubéral et sacro-épineux.

Contenu : en sortent :

- le tendon du m. obturateur interne
- la v. honteuse interne

y pénètrent :

- le n. du m. obturateur interne
- l'a. et la v. honteuses internes
- le n. honteux

18. Tabatière anatomique du pouce

(M&D 749) (B&L, t2 245) (B&L, CD pouce) (G 3.39)

Localisation : dépression triangulaire à la face dorsale et latérale de la mai, formée par

- côté ulnaire : le tendon du m. long extenseur du pouce
- côté radial : les tendons des mm. cours extenseur et long abducteur du pouce

Contenu : os scaphoïde et trapèze ; a. radiale ; branches terminales superficielles du n. radial passant au-dessus de la tabatière

19. Triangle cervical antérieur

(M&D 1012-1018)

Localisation : est limité par :

- le bord inférieur de la mandibule
- la ligne médiane antérieure du cou
- le bord antérieur du m. sterno-cléido-mastoïdien

Il est divisé en :

- un triangle carotidien
- un triangle submandibulaire (digastrique)
- un triangle submental
- un triangle musculaire

Contenu :

muscles :

- digastrique
- stylo-hyoïdien
- mylo-hyoïdien
- thyro-hyoïdien
- sterno-hyoïdien
- platysma[6].

os hyoïde

larynx

glandes thyroïde et parathyroïdes

trachée

œsophage

glande submandibulaire

nœuds lymphatiques

artères :

- carotides commune, interne et externe
- branches de l'a. carotide externe :
  - a. thyroïdienne supérieure
  - a. pharyngienne ascendante
  - a. linguale
  - a. faciale (et sa branche submentale)
  - rameau mylo-hyoïdien (issu de l'a. maxillaire via l'a. alvéolaire inférieure)

veines :

- jugulaires antérieure et interne

nerfs :

- hypoglosse (NC XII)
- anse cervicale
- vague (NC X)
  - et ses nn. laryngés interne, externe, & laryngé récurrent
  - et ses branches pharyngiennes
- n. du m. mylo-hyoïdien en provenance du n. mandibulaire (NC V_3) via le n. alvéolaire inférieur

20. Triangle cervical postérieur

(M&D 1003-1012)[7]

Localisation : se situe entre :

- le bord postérieur du m. sterno-cléido-mastoïdien

5. anc. n. petit sciatique
6. couvercle superficiel de la région
7. Le triangle cervical postérieur est divisé par le m. omo-hyoïdien en un grand triangle occipital (supra-omo-hyoïdien) et un petit triangle supraclaviculaire (infra-omo-hyoïdien).

- le bord antérieur du m. trapèze
- et le tiers moyen de la clavicule.

Son plancher (face profonde) correspond à la lame prévertébrale du fascia cervical profond recouvrant :

- le m. splénius capitis et le m. semi-épineux de la tête
- le m. élévateur de la scapula
- le m. scalène moyen
- le m. scalène antérieur

12

Son toit (face superficielle) est formé par la lame superficielle du fascia cervical profond.

Contenu :

artères :

- occipitale
- transverse du cou
- suprascapulaire
- et la troisième partie de l'a. subclavière

veines :

- transverse du cou
- suprascapulaire
- et jugulaire externe

les branches musculaires et cutanées du plexus cervical (nn. petit occipital, grand auriculaire, transverse du cou, supraclaviculaires)

les trois troncs primaires du plexus brachail

la racine spinale du n. accessoire (NC XI)

le ventre inférieur du m. omo-hyoïdien

les nœuds lymphatiques cervicaux superficiels

21. Triangle fémoral (Scarpa)

(M&D 542-545) (B&L, CD trigone fémoral) (B&L, t1 68-69)

Localisation : face antérieure et supérieure de la cuisse.

Limité

- en dedans par le bord latéral du m. long adducteur (*NDT*)
- en dehors par le bord médial du m. sartorius
- en haut par le lig. inguinal

Il est comblé en arrière par les mm. long adducteur, pectiné, psoas iliaque. Il est recouvert par le fascia lata

Contenu : v. a. et n. fémoraux et leurs branches ; nœuds lymphatiques inguinaux profonds

22. Triangle inguinal (Hesselbach)

(M&D 206, 329)

Localisation : région postérieure de la paroi abdominale antérieure, dans la région inguinale.

Limité par :

- en dehors par l'a. épigastrique inférieure
- en dedans par le bord latéral du m. droit de l'abdomen
- en bas par le lig. inguinal

Il est comblé par le fascia transversalis, le tendon conjoint et la paroi postérieure du canal inguinal.

Contenu : néant. C'est le point faible du canal inguinal et le site de la hernie inguinale directe, hernie acquise (*NDT*)

23. Triangle uro-génital[8]

(M&D 390)

Localisation : se situe dans le périnée antérieur

ses bords :

- latéralement : branches ischio-pubiennes
- antérieurement : la face postérieure de la symphyse pubienne
- postérieurement : la ligne transversale unissant les deux tubérosités ischiatiques, à hauteur du centre tendineux du périnée

Contenu :

espace profond du périnée :

- fascia supérieur et fascia inférieur du diaphragme uro-génital
- ces fascias sont traversés par l'urètre entouré de son m. sphincter externe (strié)
- m. transverse profond du périnée
- rameaux des vaisseaux honteux internes et du n. honteux

chez l'homme :

- le diaphragme uro-génital contient les glandes bulbo-urétrales et l'appareil suspenseur du pénis
- le scrotum
- le m. transverse superficiel du périnée

chez la femme :

- le diaphragme uro-génital est traversé par le vagin

8. *NDT* : le triangle uro-génital est situé en avant d'une ligne tendue entre les deux tubérosités ischiatiques. Le triangle anal (périnée postérieur) se situe en arrière de cette ligne et contient l'anus.

13

Niveaux vertébraux et projections des structures anatomiques

Notes :

1. Une barre oblique (/) entre deux niveaux signifie que la structure étudiée se situe **entre** ces deux vertèbres.
2. Une barre horizontale (–) entre deux niveaux signifie que la structure occupe un **niveau équivalent à ces deux hauteurs** vertébrales.
3. *NDT* : la position des viscères tant thoraciques qu'abdominaux varie selon que l'on étudie l'individu en position couchée ou debout (M&D, 115).

C I

La racine spinale du n. accessoire (NC XI) croise le processus transverse de l'atlas (C I)

Ouverture buccale et dent de l'axis (C II)

C II

Ganglion cervical supérieur

C III

Corps de l'os hyoïde

C IV

Bord supérieur du cartilage thyroïde

Bifurcation des aa. carotides communes

C VI

Cartilage cricoïde (M&D 1065)

Jonction laryngo-trachéale

Jonction pharyngo-œsophagienne

Ganglion cervical moyen

L'a. vertébrale pénètre dans le foramen transversaire de la vertèbre C VI.

Tubercule carotidien (*NDT* : tubercule antérieur de C VI – tubercule de Chassaignac)[1]

L'a. thyroïdienne inférieure forme une crosse vers la glande thyroïde[2]

C VII

Premier processus épineux réellement palpable (vertèbre proéminente)

Ganglion cervical inférieur (ganglion étoilé)

T II

Angle supérieur (M&D 676) et bord supérieur de la scapula

T II/T III

Incisure jugulaire du sternum (B&L, t3 164)

1. *NDT* : le repère du niveau C VI – soit le niveau du cartilage cricoïde – est donc essentiel : c'est l'endroit où l'a. carotide commune peut être comprimée contre le processus transverse de la vertèbre dont question (M&D 1065).
2. *NDT* : notons que l'isthme de la glande thyroïde se trouve juste en dessous du cartilage cricoïde.

Chapitre 13

T III

Extrémité médiale de l'épine de la scapula

Extrémité postérieure de la scissure oblique du poumon : processus épineux de T III (ou de T II, voir M&D 113-115 et B&L, t3 249)

T III/T IV

Sommet de l'arc aortique (B&L, t3 227)

T III–T IV

Manubrium sternal

T IV

Terminaison de l'arc aortique

Abouchement de la v. azygos dans la v. cave supérieure (B&L, t3 230)

T IV/T V

Angle sternal (angle formé entre le manubrium et le corps du sternum – anc. angle de Louis)

Bifurcation trachéale (B&L, t3 239)

Origine de l'arc aortique

T V

Croisement de la ligne médiane par le conduit thoracique

T V–T VIII

Sternum

T VI

Limite supérieure de la face diaphragmatique du foie

T VII

Angle inférieur de la scapula

Croisement de la ligne médiane par la v. hémi-azygos accessoire, rejoignant la v. azygos

T VIII

Foramen de la v. cave au niveau du diaphragme :

- v. cave inférieure
- n. phrénique droit

Le n. phrénique gauche traverse le diaphragme au niveau du centre tendineux.

La v. hémi-azygos traverse de la gauche vers la droite pour rejoindre la v. azygos.

T VIII/T IX

Articulation xypho-sternale

T IX

Les vaisseaux épigastriques supérieurs traversent le diaphragme

Processus xiphoïde

T X

Hiatus oesophagien du diaphragme :

- œsophage
- branches des vaisseaux gastriques gauches
- nerfs vagues (*NDT* : le n. vague gauche est antérieurement situé par rapport à l'œsophage – le n. vague droit est postérieur)

T XII

Hiatus aortique du diaphragme :

- aorte
- vv. azygos et hémi-azygos
- conduit thoracique

Origine du tronc cœliaque (à hauteur du bord inférieur de la vertèbre T XII)

Les nn. splanchniques traversent les piliers du diaphragme

Le tronc sympathique passe postérieurement par rapport au lig. arqué médial (*NDT* : arcade du m. psoas)

Le paquet vasculo-nerveux subcostal passe postérieurement par rapport au lig. arqué latéral (*NDT* : arcade du m. carré des lombes)

L I

Plan transpylorique de Addison (ce plan est situé à mi-distance entre l'incisure jugulaire du sternum et la symphyse pubienne)

- fond de la vésicule biliaire
- hiles rénaux
- partie descendante du duodénum (D2)
- col du pancréas
- naissance de l'a. mésentérique supérieure
- formation de la v. porte
- pylore (*NDT* : en position couchée)[3]
- insertion du mésocôlon transverse

3. Malgré le nom donné à ce plan, en général il ne passe pas sur le vivant par le pylore de l'estomac (M&D 232, 325).

- hile de la rate (rapports de la rate : côtes 9, 10 et 11)
- extrémité du 9ème cartilage costal

L I/L II

Naissance des aa. rénales

Cône médullaire (extrémité caudale de la moelle épinière) chez l'adulte

L II

Plan subcostal

- formation des veines azygos et hémi-azygos
- angle duodéno-jéjunal, m. suspenseur du duodénum (m. de Treitz, M&D 235-237) (bord supérieur de L II)

L III

Naissance de l'a. mésentérique inférieure

L III/L IV

Ombilic

L IV

Plan tangent aux crêtes iliaques

- bifurcation aortique

L V

Formation de la veine cave inférieure

S II

Fosse sacrale

Partie moyenne de l'articulation sacro-iliaque

Épine iliaque postéro-supérieure

Extrémité caudale du sac dural

S III

Naissance du rectum

S IV

Hiatus sacral

Extrémité caudale du canal vertébral

Co. I

Insertions du filum terminale

14

Structures dérivant des arcs branchiaux (ou pharyngiens)[1]

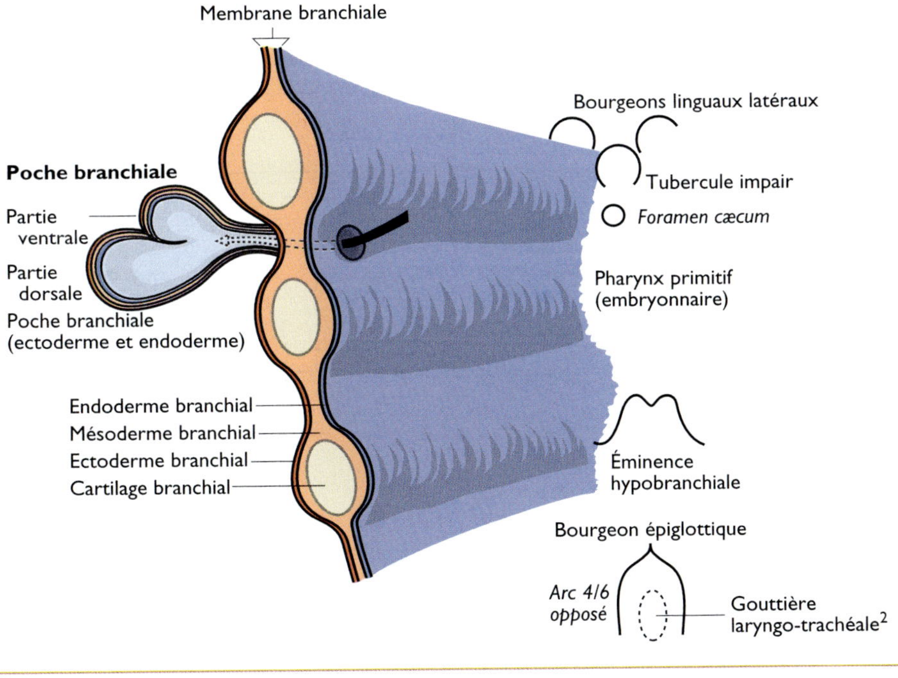

Structures dérivant des arcs branchiaux (ou pharyngiens)

1. *NDT*: chapitre rédigé avec l'aide des Professeurs J. Milaire et S. Louryan.
2. Correction apportée par le Professeur J. Milaire.

Arcs	Dérivés des arcs branchiaux			Dérivés de la poche pharyngienne latérale		Artères	Nerfs
	Mésoderme[3]		Endoderme[4]	Endoderme	Ectoderme		
	Cartilages, os, ligaments	Muscles					
Premier arc branchial « arc mandibulaire » cartilage de Meckel	enclume (partie supérieure) marteau (partie supérieure) lig. antérieur du marteau lig. sphéno-mandibulaire (lingula) (mandibule[5])	m. masséter m. temporal mm. ptérygoïdiens m. mylo-hyoïdien ventre antérieur du m. digastrique m. tenseur du voile du palais m. tenseur du tympan[6]	muqueuse et glandes des deux tiers antérieurs de la langue (*NDT* : il s'agit plutôt de l'ectoderme stomodéal)	tube auditif membrane interne du tympan toute la muqueuse de l'oreille moyenne antre mastoïdien (oreille moyenne)	méat acoustique externe membrane externe du tympan (tragus de l'oreille) (peau de la partie inférieure de la face)	a. vidienne uniquement[7]	nerf mandibulaire (NC V_3) nerf maxillaire (NC V_2) (*NDT* : selon Larsen)
Deuxième arc branchial « arc hyoïdien » cartilage de Reichert	partie supérieure du corps & petites cornes de l'os hyoïde lig. stylo-hyoïdien processus styloïde étrier (bras) et partie inférieure des ébauches du marteau et de l'enclume[8]	m. stapédien[9] m. stylo-hyoïdien ventre postérieur du m. digastrique muscles de la mimique incluant le m. buccinateur et le m. platysma	—	fosse supratonsillaire cryptes tonsillaires épithélium de surface des tonsilles	croissance ajoutée de l'ectoderme et du mésoderme au-dessus des arcs 3, 4 & 6	a. stapédienne[10]	n. facial (NC VII)
Troisième arc branchial « arc thyro-hyoïdien »	partie inférieure du corps & grandes cornes de l'os hyoïde	m. stylo-pharyngien et partie supérieure de la musculature pharyngienne et autres muscles du voile du palais	muqueuse et glandes du tiers postérieur de la langue	partie ventrale : cellules épithéliales du thymus[11] partie dorsale : glandes parathyroïdes inférieures	—	a. carotide commune et segment proximal de l'a. carotide interne (sinus carotidien inclus)	n. glosso-pharyngien (NC IX)

3. Il y a plutôt lieu de parler de mésectoderme (S. Louryan).
4. Cette colonne ne se justifie pas, dans la mesure où un arc branchial — stricto sensu — n'a pas d'endoderme ! (S. Louryan)
5. Il s'agit ici du tissu fibreux de la symphyse mentonnière. La mandibule se forme dans une membrane entourant la partie ventrale du premier arc cartilagineux.
6. m. du marteau.
7. Correction apportée par S. Louryan.
8. J. Milaire.
9. m. de l'étrier.
10. Cette artère passe entre les ébauches des bras de l'étrier, puis s'intègre au réseau de l'a. carotide externe (J. Milaire). Cette artère est transitoire. Le dérivé ultime est l'a. méningée moyenne (S. Louryan).
11. Le tissu lymphoïde des tonsilles et du thymus provient du mésenchyme entourant l'arc et non de l'arc proprement dit.

Arcs	Dérivés des arcs branchiaux			Dérivés de la poche pharyngienne latérale		Artères	Nerfs
	Mésoderme[12]		Endoderme[13]	Endoderme	Ectoderme		
	Cartilages, os, ligaments	Muscles					
Quatrième arc branchial	cartilage thyroïde	m. palato-glosse m. palato-pharyngien m. salpingo-pharyngien m. crico-thyroïdien m. élévateur du voile du palais m. strié de l'œsophage mm. constricteurs du pharynx (partie inférieure)	vallécules et partie antérieure de l'épiglotte	partie ventrale : corps ultimo-branchiaux[14] partie dorsale : glandes parathyroïdes supérieures	—	à droite : une partie de l'a. subclavière droite à gauche : arc aortique	n. vague (NC X) branches pharyngiennes et n. laryngé supérieur
Sixième arc branchial	cartilage cricoïde plis vocaux cartilages aryténoïdes, corniculés et cunéiformes	m. crico-pharyngien tous les muscles intrinsèques du larynx	—		—	partie ventrale : artère pulmonaire partie dorsale : conduit artériel	n. vague (NC X) n. laryngé récurrent

Notes :

1. La glande thyroïde apparaît entre les premier et deuxième arcs branchiaux (pharyngiens), en tant que diverticule (le conduit thyréo-glosse) qui se développe postérieurement quittant le foramen cæcum en tant que son point d'origine.
2. L'épiglotte provient de la partie inférieure de l'éminence hypopharyngienne et n'est pas une structure dérivée d'un arc branchial à proprement parler.
3. Même remarque pour les ébauches de la langue et du larynx ! Ce sont des structures médianes, donc non branchiales (J. Milaire).
4. Le mésectoderme des trois derniers arcs (4, 5, 6) est d'emblée confondu en un champ cellulaire commun et il est impossible de déterminer l'origine précise des dérivés de cette région (J. Milaire).
5. Des informations complémentaires sont disponibles (Larsen, 1996).

12. Il y a plutôt lieu de parler de mésectoderme (S. Louryan).
13. Cette colonne ne se justifie pas, dans la mesure où un arc branchial — stricto sensu — n'a pas d'endoderme ! (S. Louryan)
14. Les corps ultimo-branchiaux se développent des parties ventrales de la quatrième (et surtout de la cinquième — J. Milaire) poche et se fusionnent avec la glande thyroïde en voie de développement, pour donner les cellules parafolliculaires (cellules C), produisant la calcitonine. Les cellules sécrétoires des glandes parathyroïdes ainsi que les thymocytes résultent d'un mélange de cellules ectodermiques et de cellules dérivées des crêtes neurales.

Table des matières